DIAGNÓSTICO MÉDICO EN PEDIATRÍA

Casos clínicos

DIAGNÓSTICO MÉDICO EN PEDIATRÍA

Casos clínicos

Andrew J. White, MD

James P. Keating, MD Professor of Pediatrics
Washington University in St. Louis School of Medicine
St. Louis Children's Hospital
St. Louis, Missouri

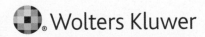

Philadelphia · Baltimore · New York · London
Buenos Aires · Hong Kong · Sydney · Tokyo

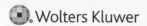

Av. Carrilet, 3, 9.ª planta, Edificio D - Ciutat de la Justícia
08902 L'Hospitalet de Llobregat, Barcelona (España)
Tel.: 93 344 47 18   Fax: 93 344 47 16   e-mail: consultas@wolterskluwer.com

Revisión científica
Enrique Alfonso Gómez Sánchez
Médico Pediatra. Maestro y Doctor en Educación Médica
Facultad de Medicina, UNAM
Hospital de Pediatría, Centro Médico Siglo XXI, Instituto Mexicano del Seguro Social (IMSS), México

Diana Aideé Guerrero Reséndiz
Pediatra, Urgencióloga Pediatra, Médico Adscrito, Profesor adjunto de pregrado
Hospital Infantil de México Federico Gómez
Hospital Español
Universidad La Salle Facultad Mexicana de Medicina

Dirección editorial: Carlos Mendoza
Traducción: Wolters Kluwer
Editora de desarrollo: Cristina Segura Flores
Gerente de mercadotecnia: Simon Kears
Cuidado de la edición: Doctores de Palabras
Adecuación de portada: ZasaDesign / Alberto Sandoval
Impresión: C&C Offset Printing Co. Ltd. / Impreso en China

Esta recopilación está dedicada a la memoria de James P. Keating, MD.

Colaboradores

Miriam Ben Abdallah, MD
Pediatric Resident
Department of Pediatrics
Children's Hospital Colorado
Aurora, Colorado

Shannon C. Agner, MD, PhD
Assistant Professor
Department of Neurology
Washington University School of Medicine
St. Louis, Missouri

Anne Marie Anderson, MD
Resident Physician
Department of Pediatrics
Washington University in St. Louis
St. Louis, Missouri

Kevin T. Barton, MD
Assistant Professor of Pediatrics
Division of Pediatric Nephrology
Department of Pediatrics
Washington University in St Louis
St. Louis, Missouri

Kevin Baszis, MD
Associate Professor
Department of Pediatrics
Washington University School of Medicine
St. Louis, Missouri

Marie L. Batty, MD
Pediatric Chief Resident
St. Louis Children's Hospital
St. Louis, Missouri

Susan J. Bayliss, MD
Professor of Dermatology and Pediatrics
Washington University School of Medicine
St. Louis, Missouri

Nicole Benzoni, MD, MPHS
Critical Care Fellow
Department of Medicine
Washington University in St Louis
St. Louis, Missouri

Tarin M. Bigley, MD, PhD
Rheumatology Fellow
Department of Pediatrics
Washington University in St. Louis
St. Louis, Missouri

Brittany J. Blue, MD
Attending Neonatologist
Pediatrix Medical Group of Florida, Inc
Tampa, Florida

Kylie M. Bushroe, MD
Resident Physician
Department of Pediatrics
Washington University in St. Louis
St. Louis, Missouri

Cecelia L. Calhoun, MD, MPHS
Assistant Professor
Department of Pediatrics, Division of Hematology/Oncology
Department of Medicine, Division of Hematology
Washington University School of Medicine
St. Louis, Missouri

Shelley C. Choudhury, MD
Resident Physician
Department of Pediatrics
Washington University School of Medicine in St. Louis
Saint Louis, Missouri

Áine Cooke, MD
Los Angeles, California

Raja Dandamudi, MD
Assistant Professor
Department of Pediatrics
Division of Pediatric Nephrology
Washington University School of Medicine in St. Louis
Saint Louis, Missouri

Elizabeth A. Daniels, MD
Pediatric Resident
Department of Pediatrics
St. Louis Children's Hospital
St. Louis, Missouri

T. Keefe Davis, MD
Assistant Professor
Department of Pediatrics
University of Saskatchewan
Saskatoon, Canada

Nicholas W. DeKorver, MD, PhD
Resident Physician
Department of Pediatrics
Washington University St. Louis
Saint Louis, Missouri

Jenna N. Diaz, MD
Pediatric Gastroenterology Fellow
St. Louis Children's Hospital
Department of Pediatric Gastroenterology, Hepatology and Nutrition
Washington University in St. Louis
St. Louis, Missouri

Alexa Altman Doss, MD
Clinical Fellow, Allergy/Immunology
Department of Pediatrics
Washington University School of Medicine
Saint Louis, Missouri

Amanda Reis Dube, MD
Instructor
Department of Pediatrics
Washington University in St. Louis
St. Louis, Missouri

Laura A. Duckworth, MD
Clinical Fellow
Department of Pediatric Gastroenterology
Washington University in St. Louis
St. Louis, Missouri

Jennifer Martens Dunn, MD
Assistant Professor
Department of Clinical Pediatrics
Washington University Clinical Associates
St. Louis, Missouri

Adam Eaton, MD
Primary Care Pediatrician
Washington University Clinical Associates
Assistant Professor of Clinical Pediatrics
Department of Pediatrics
Washington University School of Medicine
St. Louis, Missouri

Miranda Edmunds, MD
Physician
Washington University in St. Louis
Saint Louis, Missouri

Farid Farkouh, BS
MD Candidate
Washington University School of Medicine
St. Louis, Missouri

Katherine Ferguson, MD
Child Neurology Resident, PGY3
Washington University in St. Louis
St. Louis, Missouri

Mary E. Fournier, MD, MPH

Assistant Professor
Department of Pediatrics
Washington University School of Medicine in St. Louis
St. Louis, Missouri

Francisco Javier Gortes, MD

Radiologist
Department of Radiology
Mallinckrodt Institute of Radiology
St. Louis, Missouri

Kevin W. Graepel, MD, PhD

Resident Physician
Department of Pediatrics
St. Louis Children's Hospital, Washington University in St. Louis
St. Louis, Missouri

Lauren Gregory, MD

Instructor
Department of Pediatrics
Washington University in St. Louis
St. Louis, Missouri

Jennifer Horst, MD

Assistant Professor of Pediatrics
Department of Pediatrics
Division of Pediatric Emergency Medicine
Washington University in St. Louis
St. Louis, Missouri

Julianne Ivy, MD

Resident Physician
Department of Pediatrics
Washington University in St. Louis
St. Louis, Missouri

Grace Ellen Kennedy, BA (mod.), MB, BCh, BAO

Senior Medical Officer
Health Protection Surveillance Centre
Dublin, Ireland

Lauren Littell, MD

Pediatric Resident Physician
Washington University in Saint Louis Children's Hospital
Saint Louis, Missouri

Audrey R. Odom John, MD, PhD

Chief, Division of Infectious Diseases
Department of Pediatrics
Children's Hospital of Philadelphia
Perelman School of Medicine, University of Pennsylvania
Philadelphia, Pennsylvania

Maleewan Kitcharoensakkul, MD, MSCI
Assistant Professor
Department of Pediatrics
Washington University in St. Louis
St. Louis, Missouri

Ray Kreienkamp, MD, PhD
House Physician
Department of Pediatrics
Washington University School of Medicine
St. Louis, Missouri

Natasha Lalos, MD
Resident Physician
Department of Pediatrics
Washington University in St. Louis
St. Louis, Missouri

Itay Marmor, MD
Clinical Fellow
Division of Rheumatology and Immunology
Department of Pediatrics
Washington University in St. Louis
St Louis, Missouri

Jennifer D. May, MD
Fellow Physician
Department of Pediatric Endocrinology
Washington University in St. Louis
St. Louis, Missouri

Kyle P. McNerney, MD
Assistant Professor
Department of Pediatrics
Division of Endocrinology & Diabetes
Washington University in St. Louis School of Medicine
St. Louis, Missouri

Ali Yusuf Mian, MD
Assistant Professor
Department of Radiology, Neuroradiology Section
Chief
Department of Pediatric Neuroradiology
Director
Department of Neuroradiology Residency Education
Mallinckrodt Institute of Radiology
Washington University School of Medicine
St. Louis, Missouri

Cory P. Miller, MD
Pediatric Resident Physician
Department of Pediatrics
Washington University in St. Louis
St. Louis, Missouri

Caroline Noel, MD
Pediatrician
Department of Pediatrics
Washington University in St. Louis
St. Louis, Missouri

Amir B. Orandi, MD
Consultant, Pediatric Rheumatology
Assistant Professor, Pediatric and Adolescent Medicine
Mayo Clinic
Rochester, Minnesota

William B. Orr, MD, FACC
Assistant Professor of Pediatrics
Division of Cardiology
Washington University School of Medicine
St. Louis, Missouri

Rachel C. Orscheln, MD
Associate Professor
Department of Pediatrics
Washington University in St. Louis
St. Louis, Missouri

Alex S. Plattner, MD, MBA
Resident Physician
Department of Pediatrics
Washington University in St. Louis
St. Louis, Missouri

Sara Procknow, MD, PhD
Clinical Fellow
Department of Pediatrics
Division of Genetics and Genomics Medicine
Washington University in St. Louis
St. Louis, Missouri

Peter Putnam, MD
Associate Professor
Department of Pediatrics
Washington University School of Medicine
St. Louis, Missouri

Patrick J. Reich, MD, MSCI
Associate Professor
Department of Pediatrics
Washington University School of Medicine
St. Louis, Missouri

Brian D. Reinholz, MD
Resident Physician
Department of Pediatrics
Washington University in St. Louis
St. Louis, Missouri

Shruti Sakhuja, MD
Fellow
Department of Pediatric Gastroenterology, Hepatology, and Nutrition
Texas Children's Hospital
Houston, Texas

Julie A. Steinberg, MD
Resident Physician
Mallinckrodt Institute of Radiology
Washington University in Saint Louis
Saint Louis, Missouri

Joshua W. M. Theisen, MD, PhD
Postdoctoral Fellow
Department of Pediatrics
The University of Chicago
Chicago, Illinois

Katherine Velicki, BA
Medical Student
Washington University School of Medicine
St. Louis, Missouri

Luke T. Viehl, MD
Newborn Medicine Fellow
Department of Newborn Medicine
Washington University School of Medicine
St. Louis, Missouri

Jennifer A. Wambach, MD, MS
Associate Professor
Department of Pediatrics
Washington University School of Medicine
St. Louis, Missouri

Julia T. Warren, MD, PhD
Fellow
Department of Pediatrics, Division of Hematology/Oncology
Washington University in St. Louis, School of Medicine
St. Louis, Missouri

Brian T. Wessman, MD, FACEP, FCCM
Associate Professor
Departments of Anesthesiology and Emergency Medicine
Washington University in Saint Louis, School of Medicine
St. Louis, Missouri

Alexander Weymann, MD
Assistant Professor of Clinical Pediatrics
Department of Pediatrics
The Ohio State University College of Medicine
Medical Director, Liver Center and Liver Transplantation
Division of Gastroenterology, Hepatology and Nutrition
Nationwide Children's Hospital
Columbus, Ohio

Andrew J. White, MD

James P. Keating, MD, Professor of Pediatrics
Washington University in St. Louis School of Medicine
St. Louis Children's Hospital
St. Louis, Missouri

Hannah C. B. White, BA

Research Technician II
Department of Neurology
Washington University in St. Louis
St. Louis, Missouri

Robert D. Williams, MD, MS

Pediatric Resident Physician
Department of Pediatrics
Washington University School of Medicine-St. Louis Children's Hospital
St. Louis, Missouri

David B. Wilson, MD, PhD

Professor
Department of Pediatrics and Developmental Biology
Washington University in St. Louis
St. Louis, Missouri

Kimberly Wiltrout, MD

Pediatric Epilepsy Fellow
Department of Neurology, Division of Pediatric Neurology
Washington University in St. Louis
St. Louis, Missouri

Roger D. Yusen, MD, MPH

Associate Professor of Medicine
Division of Pulmonary and Critical Care Medicine
Washington University School of Medicine
St. Louis, Missouri

Ana S. Solís Zavala, MD

Resident Physician
Department of Pediatrics
Washington University in St Louis
St. Louis, Missouri

Nicholas R. Zessis, MD

Instructor
Department of Pediatrics
Northwestern University
Chicago, Illinois

Rachel Zolno, MD

Resident Physician
Department of Pediatric Neurology
Washington University in St. Louis
St. Louis, Missouri

Prólogo

Este libro constituye un epítome de la pediatría académica. Los casos que aquí se presentan son ejercicios de enseñanza y aprendizaje iniciados por mi mentor, amigo y colega, James Peter Keating, en la Washington University y el St. Louis Children's Hospital (SLCH), durante sus 44 años como jefe de residentes, posteriormente, como director del Programa de Residencia Pediátrica General y, finalmente, como profesor emérito. Tras su crianza en una familia de clase obrera en Pittsburgh, una breve carrera como jugador de fútbol americano y su formación en la Facultad de Medicina de Harvard, Jim pasó un año atendiendo a civiles vietnamitas en condiciones precarias. Creo que esto lo convirtió en el pediatra minucioso, atento y experto que llegó a ser, literalmente, el mejor médico que he conocido.

El Dr. Keating se incorporó al SLCH como jefe de residentes en 1968 (cuando yo era estudiante de medicina), en una época en la que aún no había médicos internistas. El aprendizaje que adquirimos a través de la experiencia fue intenso, incluido el proceso de toma de decisiones, independiente y a veces urgente, para el cuidado y la atención de nuestros pacientes. Jim era el mentor, el aglutinante, el maestro y la consciencia de todos nosotros, siempre presente, siempre enseñando, siempre presionándonos para proporcionar los mejores cuidados y siempre disponible durante las situaciones difíciles y las urgencias. Durante sus 34 años como director de la residencia, Jim supervisó de forma directa y comprometida a unos 1000 incipientes pediatras. Para los que trabajamos estrechamente con él (yo como intensivista y cardiólogo durante más de 20 años), Jim era un colega increíble, quien mostraba un conocimiento profundo y un gran criterio. Siempre aprendía y compartía su saber con los demás.

Como parte del programa de residencia, el Dr. Keating creó en 1992 la «Clínica de Diagnóstico», a la que pediatras comunitarios y académicos derivaban a pacientes de mayor complejidad, afectados por síntomas y enfermedades inusuales y difíciles. Al constituir una rotación obligatoria para los residentes, esta se convirtió en una experiencia de aprendizaje académico, así como en el origen de estos escritos y casos de estudio que formarían parte de *El Paciente de la Semana*. Jim solicitó una descripción detallada de los casos, prestando atención tanto a los síntomas tomados de los antecedentes como a los signos físicos que tienen impacto en el diagnóstico diferencial. Se determinaron aquellos resultados de laboratorio que resultaban apropiados y relevantes. El siguiente componente crítico fue un análisis minucioso de los posibles diagnósticos y las características esenciales que conducen al diagnóstico final. Lo más importante es que se haga una revisión de la literatura y la bibliografía pertinente, para que los lectores y los estudiantes puedan profundizar en el tema. Desde hace más de 30 años, estas experiencias académicas han sido distribuidas y revisadas por miles de clínicos interesados en el tema, como yo.

El Dr. Andrew White, que sucedió al Dr. Keating como director de la residencia, ha continuado esta labor de aprendizaje académico pediátrico y ha hecho un trabajo maravilloso al mantener este formato educativo.

Muchos de nosotros seguimos aprendiendo de estos tesoros ocultos de los doctores Keating y White sobre los dilemas diagnósticos. Sabemos que esta obra será de gran utilidad para la pediatría académica.

Arnold W. Strauss
SLCH, 1972

Prefacio

El aprendizaje basado en el estudio de casos es el eje de la educación médica. La búsqueda y reestructuración de la información proveniente de diversas fuentes, si bien forma parte del proceso, no es suficiente por sí misma para realizar el diagnóstico. Comprender y conocer los síntomas y las presentaciones de la mayoría de las enfermedades es un requisito, pero tampoco es suficiente para llegar siempre a un diagnóstico diferencial lógico y coherente. Pensar en estos casos ejemplares es similar a practicar escalas para un músico o a practicar tiros libres para un jugador de baloncesto, es decir, se busca entrenar las habilidades diagnósticas.

Estos casos siguen el modelo de la serie *El Paciente de la Semana*, iniciada en 1991 por el Dr. James P. Keating, como «una forma de enseñar rápidamente temas inusuales de medicina, con una cantidad mínima de trabajo por parte de los médicos residentes para quienes fueron creados». El Dr. Keating esperaba agudizar los sentidos del joven médico para descubrir las perlas de la sabiduría y los indicios diagnósticos que se encuentran en los relatos de los pacientes y ayudarles a sentir el placer que supone brindar una respuesta al problema de un niño, solución que solo proviene de la mente de un clínico. Los casos originales de la serie *El Paciente de la Semana* se compartieron por correo electrónico en 1991. Esta era una forma de comunicación relativamente nueva, la cual Jim utilizó para ampliar el alcance de su enseñanza a una docena o más de residentes que podían asistir al informe que estos presentaban. El nuevo formato le permitió enseñar sin el elemento esencial, pero algo intrusivo, de la participación activa. Jim, un maestro en incentivar este tipo de participación, intentó en ocasiones frenar su «estilo intrusivo» para empoderar a sus alumnos.

Yo he hecho todo lo posible para apegarme a la forma de expresarse de Jim: conservo su desdén por la jerga médica y sus intentos por eliminarla, y promuevo su marco de reflexión sobre cada paciente. Se ha desistido intencionalmente de los esfuerzos por estandarizar los distintos estilos y formatos de presentación, ya que los pacientes no siempre siguen los formatos y el estilo propio de los colaboradores resulta demasiado variado. Sin embargo, en estos relatos de pacientes, el tema común de un indicio diagnóstico es lo que mantiene al lector atento.

Todos los pacientes de estos casos han firmado las autorizaciones de la Health Insurance Portability and Accountability Act. No obstante, para protección adicional de sus identidades, cuando es posible y cuando no es directamente relevante al caso, se han alterado sus edades, sexos, antecedentes médicos y familiares, y ubicaciones geográficas.

Andrew J. White, MD
SLCH, 1997

Contenido

Abreviaturas

3D Tridimensional
ACM Análisis de cariotipo molecular
ACO Anticonceptivos orales
ADAT Aneurisma y disección de la aorta torácica
AEC Articulación esternoclavicular
AEG Adecuado para la edad gestacional
AFRH Anemia ferropénica refractaria al hierro
AHV Ácido homovanílico
AIF Análisis por inmunofluorescencia
AINE Antiinflamatorios no esteroideos
AIP Articulación interfalángica proximal
ALT Alanina-transaminasa
ANA Anticuerpos antinucleares
ANCA Anticuerpos contra el citoplasma de los neutrófilos
AP Abuelo paterno
AR Artritis reumatoide
ARA II Antagonistas de los receptores de angiotensina II
ARM Angiografía por resonancia magnética
ARN Ácido ribonucleico
AST Aspartato-aminotransferasa
AVM Ácido vanililmandélico
BCC Bloqueador de los canales de calcio
BHC Biometría hemática completa
BNP Péptido natriurético tipo B
BUN Nitrógeno ureico en sangre
Ca Calcio
CAP Conducto arterioso persistente
CDC Centers for Disease Control and Prevention
CDIV Consumo de drogas intravenosas
CE Concentrado de eritrocitos
CID Coagulación intravascular diseminada
CII Cuadrante inferior izquierdo
CIV Comunicación interventricular
CMV Citomegalovirus
CONGO Cabeza, ojos, nariz, garganta, oídos
CR Creatinina
CRP Proteína C reactiva
CSC Circulación sanguínea cerebral
CSD Cuadrante superior derecho
CTFH Capacidad total de fijación del hierro
CV Cardiovascular
D Disnea
DAL Deficiencia de adhesión de leucocitos
DBP Proteína de unión a la vitamina D
DECF Deslizamiento de la epífisis de la cabeza femoral
DM Divertículo de Meckel
DPAR Defecto pupilar aferente
ECA Enzima convertidora de angiotensina
ECG Electrocardiograma
ECN Enterocolitis necrosante
EDAMS Encefaloduroarteriomiosinangiosis

EEA Epidermólisis estafilocócica aguda
EEG Electroencefalograma
EGC Enfermedad granulomatosa crónica
EGE Edad gestacional estimada
EGN Enfermedad de Graves neonatal
EGO Examen general de orina
EH Extrahospitalario
EHI Encefalopatía hipóxico-isquémica
EI Endocarditis infecciosa
EII Enfermedad intestinal inflamatoria
ELIG Análisis de liberación del interferón γ
ELISA Análisis de inmunoadsorción enzimática
EM Esclerosis múltiple
EMAD Encefalomielitis aguda diseminada
EMDM Encefalomielitis desmielinizante multifásica
EMTC Enfermedad mixta del tejido conjuntivo
EPI Enfermedad pélvica inflamatoria
ERET Enfermedad renal en etapa terminal
ERGE Enfermedad por reflujo gastroesofágico
ETE Ecocardiograma transesofágico
ETT Ecocardiograma transtorácico
FAIT Fosfatasa alcalina inespecífica de tejido
FBC Factor B del complemento
FC Frecuencia cardiaca
FDA Food and Drug Administration
FHC Factor H proteínico regulador del complemento
FLAIR Recuperación de la inversión atenuada por líquidos
FMF Fiebre mediterránea familiar
FMMR Fiebre manchada de las Montañas Rocosas
FR Frecuencia respiratoria
FSH Hormona foliculoestimulante (folitropina)
FUM Fecha de la última menstruación
GCSF Factor estimulante de las colonias de granulocitos
G6PD Glucosa-6-fosfato-deshidrogenasa
GEFS Glomeruloesclerosis focal y segmentaria
GI Gastrointestinal
Glu Glucosa
GMO Glicoproteína de la mielina de los oligodendrocitos
Hb Hemoglobina
HCL Histiocitosis de células de Langerhans
HII Hipertensión intracraneal idiopática
HIISP Hipertensión intracraneal idiopática sin papiledema
HL Hormona luteinizante (lutropina)
HSH Hombres que tienen sexo con hombres
HTI Hiperfosfatasemia transitoria de la infancia
HVD Hipertrofia ventricular derecha
HVI Hipertrofia ventricular izquierda
I.v. Intravenoso
IBP Inhibidor de la bomba de protones
IDSA Infectious Diseases Society of America
Ig Inmunoglobulina
IgIV Inmunoglobulina intravenosa
IHQ Inmunohistoquímica
IMC Índice de masa corporal
INR Cociente internacional normalizado
IOP Insuficiencia ovárica primaria
IRT Índice de rigidez tiroidea
ISRS Inhibidor selectivo de la recaptación de serotonina
IVRS Infección de vías respiratorias superiores
IVU Infección de vías urinarias
LCR Líquido cefalorraquídeo

LCRod Luxación congénita de la rodilla
LDH Lactato-deshidrogenasa
LES Lupus eritematoso sistémico
LHHF Linfohistiocitosis hemofagocítica
LH Linfoma de Hodgkin
LIV Líquido intravenoso
LLA Leucemia linfoblástica aguda
LPART Lesión pulmonar aguda relacionada con la transfusión
LSD Lóbulo superior derecho
MAP Médico de atención primaria
MAT Microangiopatía trombótica
MAV Malformación arteriovenosa
MAVP Malformación arteriovenosa pulmonar
MEI Manifestación extraintestinal
MEOI Movimientos extraoculares intactos
MIBG Metayodobencilguanidina
MMH Membranas mucosas húmedas
MYH7 Cadena pesada de miosina 7
NCG Neutropenia congénita grave
NG Nasogástrico
NK Linfocitos citolíticos naturales (células NK)
NMO Neuromielitis óptica
NOHL Neuropatía óptica hereditaria de Leber
OMEC Oxigenación por membrana extracorpórea
PA Presión arterial
PCM Proteína cofactor de membrana
PCR Reacción en cadena de la polimerasa
PET Tomografía por emisión de positrones
PFC Plasma fresco congelado
PIC Presión intracraneal
PIRL Pupilas isocóricas y reactivas a la luz
PL Punción lumbar
PMTC Piel marmórea telangiectásica congénita
PRP Pitiriasis roja pilar
PSN Polimorfismo de un solo nucleótido
PTH Hormona paratiroidea (paratirina)
PTI Púrpura trombocitopénica inmunitaria
PTU Propiltiouracilo
PVE Parto vaginal espontáneo
QS Química sanguínea
RAN Recuento absoluto de neutrófilos
RCIU Restricción del crecimiento intrauterino
RCP Reanimación cardiopulmonar
RM Resonancia magnética
RMS Rabdomiosarcoma
RMSE Rabdomiosarcomas embrionarios
RNP Ribonucleoproteína
ROHHAD Obesidad de rápida progresión, disfunción hipotalámica, hipoventilación alveolar y disregulación autonómica
SAO Síndrome de Adams-Oliver
SARM *Staphylococcus aureus* resistente a la meticilina
SASM *Staphylococcus aureus* sensible a la meticilina
SDR Síndrome de dificultad respiratoria
SDVB Síndrome de degeneración de las vías biliares
SGB Síndrome de Guillain-Barré
SHC Síndrome de hiperemesis por canabinoides
SHCA Síndrome del hemangioma cavernoso azul
SIEN Sistema Internacional de Estadificación del Neuroblastoma
sIL2R Receptor de IL2 soluble
SLPA Síndrome linfoproliferativo autoinmunitario
SMU Servicios médicos de urgencias

SNC Sistema nervioso central
SPG Secuenciación de próxima generación
SpO_2 Saturación de oxígeno por pulsioximetría
SS Síndrome serotoninérgico
SSN Solución salina normal
STIR Recuperación de inversión con τ corta
SU Servicio de urgencias
SUH Síndrome urémico hemolítico
SUHa Síndrome urémico hemolítico atípico
T Temperatura
TARAA Terapia antirretroviral de alta actividad
TB Tuberculosis
TC Tomografía computarizada
TEC Terapia electroconvulsiva
TERIA Trastorno por evitación/restricción de la ingesta de alimentos
TGt Transglutaminasa tisular
THC Tetrahidrocanabinol
THH Telangiectasia hemorrágica hereditaria
TNA Traumatismo no accidental
TNAI Trombocitopenia neonatal autoinmunitaria
TNN13 Troponina 13
TP Tiempo de protrombina
TRAb Anticuerpos antirreceptor de TSH
TRRC Terapia de reemplazo renal crónica
TSH Hormona estimulante de la tiroides (tirotropina)
TVP Trombosis venosa profunda
UCI Unidad de cuidados intensivos
UCIP Unidad de cuidados intensivos pediátricos
UV Ultravioleta
VCI Vena cava inferior
VCS Vena cava superior
VEB Virus de Epstein-Barr
VEM Volumen eritrocitario medio
VHL Síndrome de von Hippel-Lindau
VHS Virus del herpes simple
VIH Virus de la inmunodeficiencia humana
VSD Variante de significado desconocido
VSG Velocidad de sedimentación globular
VUP Válvula uretral posterior
VVZ Virus de la varicela zóster

Solo es un virus

Andrew J. White, Patrick J. Reich

MOTIVO PRINCIPAL DE CONSULTA

Fiebre y cansancio.

ANTECEDENTES DE LA ENFERMEDAD ACTUAL

Adolescente de 15 años de edad, mujer, presenta fiebre y cansancio. Hace 1 semana presentó inicio agudo con fatiga, mialgias, cefaleas y dolor de garganta. A esto le siguieron fiebres diarias que oscilaban entre los 38 y 40 °C. Sus síntomas se aliviaron un poco con ibuprofeno, pero nunca se resolvieron del todo. También se quejaba de náusea y de una disminución en la ingesta oral, aunque no tenía vómito ni diarrea. Fue evaluada en el servicio de urgencias (SU) 4 días antes del ingreso y dada de alta con un diagnóstico de «enfermedad viral». Dos días más tarde, comenzó a sentirse mejor y a presentar menor fiebre. Tenía más energía y comía con mayor regularidad. Al día siguiente acudió a su pediatra para una cita regular. Su médico le solicitó una biometría hemática completa (BHC), la cual arrojó las siguientes cifras: leucocitos 1 500, hemoglobina (Hb) 12 000 y plaquetas 77 000. Fue ingresada directamente para evaluar las citopenias por el riesgo de malignidad.

ANTECEDENTES MÉDICOS

- Asma leve intermitente, que nunca requirió hospitalización
- Menorragia, que se alivió al tratarse con acetato de medroxiprogesterona
- Infección por levaduras reciente, tratada con fluconazol
- Alergias estacionales

Medicación

- Cetirizina
- Albuterol (en caso necesario)
- Ibuprofeno (en caso necesario)

Antecedentes familiares/sociales

- Vive con su padre, quien fuma.
- No fuma ni consume drogas ilegales.
- Actividad sexual con una pareja masculina, siempre con preservativos.
- No hay animales domésticos ni exposiciones a animales.
- No hay viajes recientes.

EXPLORACIÓN FÍSICA

- Signos vitales: temperatura (T): 37.5 °C, frecuencia cardiaca (FC): 64 latidos por minuto (lpm), frecuencia respiratoria (FR): 16 respiraciones por minuto (rpm), presión arterial (PA): 109/66 mm Hg, saturación de oxígeno (SpO$_2$): 98% en el aire ambiente.
- Generales: no está angustiada, parece cómoda, conversadora.
- Cabeza, ojos, nariz, garganta, oídos (CONGO): membranas timpánicas claras, esclerótica anictérica, pupilas isocóricas y reactivas a la luz (PIRL), movimientos extraoculares intactos (MEOI), membranas mucosas húmedas (MMH), sin lesiones bucales, bucofaringe clara sin exudados, sin eritema malar.

- Cuello: flexible, con un ganglio linfático cervical posterior de 1 cm, sin dolor.
- Pulmones: limpios, sin sibilancias ni estridor.
- Cardiovascular (CV): frecuencia y ritmo regulares, sin soplos.
- Abdomen: blando, sin dolor ni distensión, sin masas o hepatoesplenomegalia, ruidos intestinales normales.
- Extremidades: cálidas, bien perfundidas, palmas algo sudorosas, sin acropaquia, cianosis o edema.
- Neurológico: alerta, fuerza simétrica 5/5, sensibilidad intacta.
- Piel: no hay exantema.

CONSIDERACIONES DIAGNÓSTICAS

- Se consideró la posibilidad de una leucemia dadas las citopenias, pero el alivio de sus síntomas no sustentaba este diagnóstico.
- Se consideró probable la mononucleosis infecciosa, que puede causar leucopenia, trombocitopenia, elevación de la aspartato-transaminasa (AST)/alanina-transaminasa (ALT) y linfadenopatía.
- Se sabe que el lupus eritematoso sistémico causa citopenia.

Estudios diagnósticos

- BHC: leucocitos: 1.4 > Hb: 10.7 < plaquetas: 88%, bandas: 4%, neutrófilos: 32%, linfocitos: 54%, monocitos: 6%. No se observaron blastocitos en el análisis directo del frotis de sangre.
- Química sanguínea (QS): significativa para AST: 107, ALT: 94.
- Hormona estimulante de la tiroides (TSH, *thyroid-stimulating hormone*): 2.07, T_4 libre: 1.27.
- Lactato-deshidrogenasa (LDH): 352, ácido úrico: 1.8.
- Citomegalovirus (CMV): inmunoglobulina (Ig) M positiva, IgG negativa.
- Virus de Epstein-Barr: IgM negativa, IgG positiva.
- Radiografía de tórax: pulmones normales.
- Hisopado nasofaríngeo: negativo.
- Prueba rápida del virus de la inmunodeficiencia humana (VIH): negativa.

Resultados

- Reacción en cadena de la polimerasa (PCR, *polymerase chain reaction*) para CMV en sangre: negativa.
- Anticuerpos antinucleares y ADN bicatenario: negativos.
- Pruebas de hepatitis: negativas.

DIAGNÓSTICO

Como los resultados fueron normales y se descartaron los diagnósticos principales, se consideró la posibilidad de repetir las pruebas y de realizar otras más específicas. Se envió una prueba de cuarta generación de VIH que resultó **reactiva**, lo que llevó al diagnóstico de **síndrome retroviral agudo** por infección por VIH.

Tratamiento/seguimiento

Cinco días después del alta acudió a la clínica de VIH, donde se le comunicó a ella y a su familia los resultados de las pruebas confirmatorias. Tenía una carga viral de más de 10 000 000 copias/mL con una mutación *K103N* de la transcriptasa inversa. Tras un interrogatorio más detallado, aceptó haber tenido un total de tres parejas masculinas a lo largo de su vida; aun así, afirmó haber utilizado el preservativo de forma sistemática con cada una de ellas. Se le inició una profilaxis con trimetoprima-sulfametoxazol. A las 2 semanas de su diagnóstico, se le empezó a administrar elvitegravir/cobicistat/emtricitabina/disoproxilo de tenofovir (Stribild®), un régimen basado en un inhibidor de la integrasa, de un solo comprimido al día.

PUNTOS DE ENSEÑANZA

- **Actualizaciones en las pruebas del VIH.** La prueba rápida del VIH realizada en el SU resultó negativa, pero la prueba casera del VIH fue positiva. La prueba utilizada en el SU fue un análisis de inmunoadsorción enzimática (ELISA, *enzyme-linked immunosorbent assay*) rápido para VIH de tercera generación, que mide las IgG e IgM contra el VIH 1 y 2. La prueba de tercera generación suele ser positiva en la mayoría de los individuos entre 3 y 6 semanas después de la infección inicial, una vez que el cuerpo haya tenido tiempo para montar una respuesta inmunitaria. Sin embargo, los individuos con infección aguda por el VIH pueden presentar síntomas antes de ese momento, y esta prueba puede resultar negativa durante este periodo. La prueba más reciente disponible para el VIH consiste en ELISA + antígeno p24 de cuarta generación. Esta prueba, al igual que la de tercera generación, explora en busca de anticuerpos contra el VIH 1 y 2, pero también analiza el antígeno p24, un producto temprano de la replicación del VIH que se puede detectar antes que los anticuerpos y que puede ser positivo 10 días después de la infección. La prueba de cuarta generación es la mejor para las infecciones agudas cuando existe sospecha, pero es la más costosa. Si se sospecha una infección aguda y la prueba de cuarta generación resulta negativa, conviene enviar una PCR para ARN del VIH (carga viral). **No** suele estar indicado solicitar una inmunoelectrotransferencia (Western blot, método anterior para confirmar un ELISA positivo para el VIH), ya que las pruebas de cuarta generación pueden salir positivas hasta 3 semanas antes que la inmunoelectrotransferencia.

- **Las guías de evaluación y tratamiento del VIH se actualizan anualmente.** Desde 2016, las guías estadounidenses recomiendan iniciar el tratamiento antirretroviral de alta actividad en todos los nuevos diagnósticos que estén dispuestos y sean candidatos debido a la evidencia de una mejor restauración del sistema inmunitario.
- **Epidemia sostenida en la juventud estadounidense, especialmente en las minorías étnicas.** En los Estados Unidos, **los jóvenes de 13-24 años** representan un segmento de población de alto riesgo, con más de 7 800 nuevas infecciones por VIH en este grupo etario durante el 2018; esto se agudiza en los jóvenes de color y en los hombres que tienen relaciones sexuales con hombres. Las personas infectadas de forma aguda o reciente infectan de forma desproporcionada a otras personas debido a su elevada carga viral. Por lo tanto, el diagnóstico y tratamiento tempranos en un joven con infección aguda por VIH tienen un enorme potencial para disminuir la transmisión en curso en la comunidad.
- **El índice de sospecha es clave.** En un estudio en adultos en un SU, que analizó retrospectivamente muestras de pacientes diagnosticados con un síndrome viral inespecífico, ¡el **1% de los individuos tenían una infección aguda por VIH!** Recuerde que la infección aguda por VIH puede parecerse a la mononucleosis, la gripe y otras enfermedades virales frecuentes. Los hallazgos de laboratorio pueden incluir leucopenia, linfocitosis atípica, trombocitopenia y elevación de las transaminasas. Es probable que los jóvenes no se muestren abiertos a hablar con un desconocido sobre su vida privada, por lo que es posible que no compartan los pormenores de su actividad sexual. En cualquier adolescente con una enfermedad viral lo suficientemente grave como para hacer que busque valoración ambulatoria, ¡el VIH debe estar en el diagnóstico diferencial!

Lecturas recomendadas

Centers for Disease Control and Prevention. HIV and Youth. Consultado en 2019. https://www.cdc.gov/hiv/group/age/youth/index.html

Centers for Disease Control and Prevention. HIV in the United States and Dependent Areas. Consultado en 2019. https://www.cdc.gov/hiv/statistics/overview/ataglance.html

Hecht FM, Busch MP, Rawal B, et al. Use of laboratory tests and clinical symptoms for identification of primary HIV infection. *AIDS*. 2002;16(8):1119-1129.

Panel on Antiretroviral Guidelines for Adults and Adolescents. Guidelines for the use of antiretroviral agents in HIV-1-infected adults and adolescents. Department of Health and Human Services. Consultado en 2019. http://www.aidsinfo.nih.gov/ContentFiles/AdultandAdolescentGL.pdf

Pilcher CD, Eron JJ Jr, Galvin S, Gay C, Cohen MS. Acute HIV revisited: new opportunities for treatment and prevention. *J Clin Invest*. 2004;113(7):937-945.

Rosenberg NE, Pilcher CD, Busch MP, Cohen MS. How can we better identify early HIV infections? *Curr Opin HIV AIDS*. 2015;10(1):61-68.

Routy JP, Cao W, Behraj V. Overcoming the challenge of diagnosis of early HIV infection: a stepping stone to optimal patient management. *Expert Rev Anti Infect Ther*. 2015;13(10):1189-1193.

Rutstein SE, Sellers CJ, Ananworanich J, Cohen MS. The HIV treatment cascade in acutely infected people: informing global guidelines. *Curr Opin HIV AIDS*. 2015;10(6):395-402.

Zetola NM, Pilcher CD. Diagnosis and management of acute HIV infection. *Infect Dis Clin North Am*. 2007;21(1):19-48, vii.

2

Una fractura afortunada

David B. Wilson, Julie A. Steinberg

MOTIVO PRINCIPAL DE CONSULTA

«Se cayó de la cama».

ANTECEDENTES DE LA ENFERMEDAD ACTUAL

Niño de 4 años de edad con drepanocitosis (anemia drepanocítica) que se cayó de su litera 3 días previos a su ingreso. Al llegar al hospital fue llevado al servicio de urgencias para evaluar la intensificación del **dolor** y la **inflamación del brazo**. No ha tenido fiebre ni ningún otro síntoma.

ANTECEDENTES MÉDICOS

- Prematuridad
- Colocación/extracción de sonda G
- Taquicardia supraventricular a los 7 meses de edad, resuelta
- Un episodio de dolor por anemia drepanocítica

Medicación

- Penicilina VK 250 mg, vía oral (v.o.), c/12 h
- Hidroxiurea 250 mg, v.o., c/24 h
- Ibuprofeno (PRN)
- Paracetamol/hidrocodona (PRN)
- Polietilenglicol

Antecedentes familiares/sociales

- **Dieta**: comedor quisquilloso; la dieta carece de alimentos ricos en Fe.
- **Factor hereditario**: rasgos de drepanocitosis en ambos padres.
- **Entorno familiar**: vive con la abuela, la madre y un hermano.

EXPLORACIÓN FÍSICA

- Signos vitales: T: 37.6 °C, FC: 126 lpm, FR: 23 rpm, PA: 116/63 mm Hg.
- Cabeza: normocefálico y sin traumatismos.
- Ojos: PIRL, conjuntivas claras.
- Nariz: limpia, sin secreción.
- Garganta: MMH sin eritema, exudados o petequias.
- Cuello: flexible, sin linfadenopatía.
- Pulmones: limpios a la auscultación; sin sibilancias, roncus o estertores; respira sin dificultad.
- CV: choque de la punta normal. Ritmo y frecuencia con fuerte soplo sistólico II/VI, R_1 y R_2 normales.
- Abdomen: blando, sin dolor. Ruidos normales. Sin tumores ni organomegalias.
- Neurológico: rostro simétrico, mueve el miembro superior derecho y los miembros inferiores espontáneamente contra la gravedad.
- Musculoesquelético: el brazo izquierdo está inflamado y con dolor a la palpación. No hay dolor a la palpación del miembro superior derecho ni de los miembros inferiores.
- Piel: cálida, sin exantemas, sin equimosis.

Consideraciones diagnósticas

La fractura de húmero era la principal y, esencialmente, la única preocupación, aunque se pensaba en una posible luxación. También se consideró que podría presentar una crisis dolorosa por drepanocitosis, por lo que se solicitaron pruebas de laboratorio.

Estudios diagnósticos

- Leucocitos: 12.9, **Hb: 6.6**, reticulocitos: 5%, plaquetas: 368. La revisión de las BHC seriadas mostró microcitosis progresiva (volumen eritrocitario medio [VEM]: 66), lo que sugiere insuficiencia de Fe coexistente.
- QS: normal.
- **Prueba de proteína C reactiva (CRP, *C-reactive protein*): 146.1**.
- **Velocidad de sedimentación globular (VSG): 32**.
- Hemocultivo: negativo.
- **25-OH vitamina D: 11 (nl > 20)**.
- Ferritina: 345.

Resultados

En la figura 2-1 se muestra una radiografía de la fractura. La imagen dio lugar a una serie radiográfica ósea, que a su vez derivó en una resonancia magnética (RM). Serie radiográfica ósea:

- Fractura del húmero izquierdo parcialmente visualizada con aspecto apolillado subyacente del húmero izquierdo y reacción perióstica suprayacente. **Se observan hallazgos similares en la diáfisis tibial media-distal derecha**, con posible **fractura no desplazada a través de la diáfisis tibial distal derecha**.

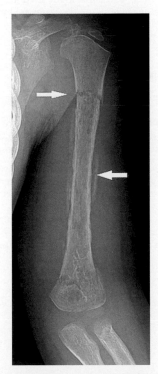

FIGURA 2-1 Radiografía del brazo izquierdo en la que se observa un aspecto apolillado del húmero izquierdo con una reacción perióstica (*flecha blanca inferior*) y fracturas de la diáfisis humeral izquierda (fractura transversa del eje proximal) (*flecha blanca superior*). También son evidentes la fractura diafisaria medial y las fracturas supracondíleas.

- No se identifican fracturas agudas o en proceso de consolidación adicionales.

RM:
- La pérdida difusa de la señal de la médula ósea en el húmero izquierdo, la reacción perióstica generalizada con aspecto de corteza apolillada, la linfadenopatía axilar y la gran acumulación de líquido que rodea al húmero distal son indicadores preocupantes de una posible osteomielitis que se sumaría a la fractura ósea.
- Heterogeneidad de la médula ósea, reacción perióstica inmediatamente distal a la diáfisis tibial. No hay acumulaciones de líquido en los miembros inferiores.

El primer día de hospitalización, el paciente fue llevado al quirófano para la incisión, el drenaje y una biopsia del húmero izquierdo. La purulencia era evidente desde que se hizo la incisión. Se enviaron muestras y cultivos, y en 48 h los **cultivos desarrollaron especies de** *Salmonella* sensibles a la ampicilina, la ceftriaxona y el ciprofloxacino.

Diagnóstico

1. Osteomielitis multifocal por salmonela
2. Fracturas traumáticas del húmero izquierdo y fractura adicional de la tibia derecha
3. Insuficiencia de vitamina D
4. Posible insuficiencia de Fe
5. Drepanocitosis

Tratamiento/seguimiento

Se le hizo una transfusión sanguínea de eritrocitos antes de la operación. Se inició tratamiento antibiótico con ceftriaxona parenteral a su regreso del quirófano. Tras varios días de antibiótico parenteral y tras obtener la sensibilidad de los cultivos, se cambió posteriormente a un tratamiento con amoxicilina v.o. y se completó un curso de 6 semanas. Se le aplicó yeso en el brazo izquierdo y en la pierna derecha. Se le empezó a dar un suplemento de vitamina D y un tratamiento empírico con Fe.

Puntos de enseñanza

Los pacientes con drepanocitosis corren un mayor riesgo de contraer infecciones por salmonela.
Se cree que los factores predisponentes son los siguientes:

- Formación de drepanocitos dentro de los vasos capilares gastrointestinales que puede facilitar la invasión de la salmonela.
- Deterioro de la función de los fagocitos en el hígado y el bazo.
- Función anómala del proceso de opsonización y del sistema del complemento.
- Circulación sanguínea lenta que produce focos isquémicos donde pueden alojarse las bacterias.

La mayoría de las infecciones por *Salmonella* en los pacientes con drepanocitosis afectan los huesos (especialmente los largos) y las articulaciones y se producen con mayor frecuencia en la primera infancia (solo el 18% de los casos se observan después de los 12 años de edad). Por lo general, hay varios sitios involucrados.

Las manifestaciones clínicas más frecuentes son la fiebre alta persistente y el dolor local en el o los huesos afectados, lo que hace que este caso sea inusual en cuanto a su presentación clínica. Es fortuito que este niño sufriera una fractura traumática, ya que esto condujo a la identificación de esta grave infección.

Lecturas recomendadas

Anand AJ, Glatt AE. *Salmonella* osteomyelitis and arthritis in sickle cell disease. *Semin Arthritis Rheum.* 1994;24:211-221.

3

Somnolencia

Amanda Reis Dube

MOTIVO PRINCIPAL DE CONSULTA

Somnolencia.

ANTECEDENTES DE LA ENFERMEDAD ACTUAL

Niña de 4 meses de edad que fue llevada al servicio de urgencias tras 1 día de disminución de la ingesta oral, la diuresis y la energía, así como fiebre al tacto. Durante las últimas 12-16 h, había estado somnolienta y sin interés por alimentarse. No ha tenido contacto con personas enfermas, ni traumatismos o síntomas de resfriado. Fue alimentada exclusivamente con leche materna y no se le dio ningún otro alimento. Los padres comentaron que no había defecado en 6 días, lo que era atípico en ella.

ANTECEDENTES MÉDICOS

Nació a las 39 semanas de gestación por parto vaginal espontáneo, con distocia de hombro y circular de cordón, sin necesidad de reanimación. Las puntuaciones de Apgar fueron 8 y 9. Al nacer, su peso se encontraba en el percentil 80, pero ahora ha bajado al 25. Todavía no ha recibido las vacunas de los 4 meses de edad.

Antecedentes familiares/sociales

Una hermana mayor tiene colitis ulcerosa. Otras dos hermanas están sanas. Ningún miembro de la familia padece trastornos genéticos o metabólicos conocidos ni retrasos del crecimiento en la infancia. Vive en casa con su madre, su padre y sus tres hermanas. No asiste a la guardería.

EXPLORACIÓN FÍSICA

- Signos vitales: T: 36.6 °C, FC: 143 lpm, FR: 30 rpm, SpO$_2$: 100%.
- Generales: lánguida, pero con llanto fuerte.
- CONGO: fontanela anterior abierta, blanda y plana; membranas timpánicas normales; MMH; cuello flexible; **pupilas dilatadas (8 mm)** pero isocóricas y reactivas a la luz.
- CV: frecuencia y ritmo regulares, sin soplos.
- Pulmones: respiración tranquila, con ruidos respiratorios simétricos, sin roncus ni retracciones.
- Abdomen: ruidos intestinales suaves y normales, sin tumores.
- Genitourinario: genitales femeninos externos normales, escala de Tanner I.
- Neurológico: ligeramente hipotónica, disminución de la interacción.

CONSIDERACIONES DIAGNÓSTICAS

- Sepsis
- Infección del sistema nervioso central
- Ingesta (p. ej., de un medicamento anticolinérgico)
- Traumatismo no accidental (es decir, abuso infantil)
- Síndrome de Guillain-Barré
- Miastenia grave congénita
- Atrofia muscular espinal

- Poliomielitis
- Errores congénitos del metabolismo
- Botulismo infantil

Estudios diagnósticos

- BHC: leucocitos: 10.7 (neutrófilos: 15%, linfocitos: 77%), Hb: 12.1, **plaquetas: 562**.
- CRP: 0.25.
- Química sanguínea (QS): Na: 139, K: 4.6, Cl: 101, CO_2: 19, nitrógeno ureico en sangre (BUN, *blood urea nitrogen*): 11, creatinina (CR): 0.2, **glucosa (Glu): 58**, calcio (Ca): 10.3.
- Análisis de orina (muestra obtenida a través de una sonda): cetonas 2+, rastros de sangre, nitritos/esterasa leucocitaria negativos, 0-5 leucocitos, 0-5 eritrocitos, rastros de bacterias.
- Prueba toxicológica en orina: negativa.
- Cultivos de orina y sangre: negativos.

Resultados

El tratamiento inicial se centró en la hipoglucemia. Después de un bolo de D10, la hipotonía se alivió y la niña se mostraba más alerta. Se le diagnosticó una enfermedad viral y fue ingresada en el área de pediatría general. Sin embargo, a lo largo del día, comenzó a mostrar un mayor trabajo respiratorio, disminución del tono y menor estado de alerta. Se le administró una dosis de antibióticos y fue trasladada a la unidad de cuidados intensivos (UCI) pediátrica, donde se le empezó a administrar oxígeno (1 L) mediante cánula nasal por taquipnea/respiración superficial. Su ritmo cardiaco y sus presión sanguínea se volvieron inestables durante el traslado.

En la UCI se le vio más letárgica, con un llanto débil, ligera ptosis palpebral derecha, lengua protuberante, succión deficiente, arcadas débiles y acumulación de secreciones, lo cual sugiere hipotonía bulbar.

Se planteó el botulismo infantil como posible diagnóstico, dada la debilidad bulbar con midriasis, estreñimiento e inestabilidad autonómica. Se pensó que la sepsis era menos probable porque el recuento de leucocitos, la CRP y la ausencia de fiebre eran normales. Se realizaron otros estudios que incluyeron una tomografía computarizada de cráneo (normal), una punción lumbar (no significativa) y estudios metabólicos (aminoácidos séricos, ácidos orgánicos en orina, carnitina y acilcarnitina, todos ellos normales).

Se enviaron muestras de heces en busca de botulismo y se solicitó inmunoglobulina botulínica (BabyBIG®). Durante la noche, su estado respiratorio se deterioró y fue intubada. Al día siguiente le dieron la BabyBIG®. Los estudios de heces resultaron finalmente positivos para la toxina botulínica. Mejoró gradualmente y fue extubada 15 días después.

Tras una nueva conversación, con un interrogatorio más detallado, se descubrió que los padres habían estado en varias obras de construcción mientras buscaban un nuevo hogar. Continuaron negando cualquier exposición a la miel.

Diagnóstico

Botulismo infantil.

Puntos de enseñanza

Clostridium botulinum es una bacteria anaerobia grampositiva, formadora de esporas, que se encuentra en el suelo. Cuando se ingieren las esporas, se libera la toxina. En los adultos, la flora intestinal y el ácido biliar brindan protección contra los efectos nocivos de esta toxina. En los lactantes, la toxina produce el bloqueo de los receptores colinérgicos en la unión neuromuscular, causando desde una leve debilidad hasta una parálisis flácida completa. La primera manifestación suele ser el estreñimiento por la disminución de la motilidad intestinal, seguido de debilidad central y de las extremidades, incluyendo la pérdida de reflejos. La debilidad diafragmática puede ocasionar insuficiencia respiratoria. También puede desarrollarse una disfunción autonómica.

Se calcula que hay unos 250 casos de botulismo infantil al año y el 50% están en California. El 90% de los pacientes se presentan con menos de 6 meses de edad. Aunque la miel es la causa más conocida, se cree que la exposición al polvo y a la tierra resultan responsables en la mayoría (casi dos tercios) de los casos.

Cuando se sospecha de botulismo infantil, un bioanálisis de neutralización de toxinas en heces, realizado en un laboratorio estatal o en los Centers for Disease Control and Prevention de los Estados Unidos, puede confirmar el diagnóstico. Los estudios de conducción nerviosa y la electromiografía pueden mostrar hallazgos característicos en algunos casos, pero no en todos. Las pruebas de laboratorio, los cultivos, el electroencefalograma y las neuroimágenes suelen ser normales.

La atención de apoyo es el pilar del tratamiento, especialmente cuando se produce una insuficiencia respiratoria. En 2003 se desarrolló la inmunoglobulina contra el botulismo humano (BabyBIG®) para disminuir la morbilidad y la mortalidad del botulismo infantil. Se ha demostrado que disminuye significativamente la duración de la estancia hospitalaria en una media de 3 semanas. Antes de la inmunoglobulina contra el botulismo, entre el 50 y 77% de los pacientes eran intubados. Desde su introducción, esta cifra ha disminuido y en una serie de casos de 13 lactantes se informó una tasa de intubación de aproximadamente el 25%.

Con un diagnóstico precoz y un tratamiento de apoyo, el pronóstico suele ser excelente, con altas tasas de supervivencia (hasta el 99% de los tratados en hospitales) y, si no se producen complicaciones, sin secuelas neurológicas. Esta paciente fue dada de alta tras una estancia hospitalaria de 1 mes. Actualmente está muy bien, cumpliendo todas sus etapas de desarrollo.

Lecturas recomendadas

Arnon SS, Midura TF, Damus K, Thompson B, Wood RM, Chin J. Honey and other environmental risk factors for infant botulism. J Pediatr. 1979;94(2):331-336. doi:10.1016/S0022-3476(79)80863-X

Arnon SS, Schechter R, Maslanka SE, Jewell NP, Hatheway CL. Human botulism immune globulin for the treatment of infant botulism. N Engl J Med. 2006;354(5):462-471. doi:10.1056/NEJMoa051926

Cagan E, Peker E, Dogan M, Caksen H. Infant botulism. Eurasian J Med. 2010;42(2):92-94. doi:10.5152/eajm.2010.25

Cox LM, Yamanishi S, Sohn J, et al. Altering the intestinal microbiota during a critical developmental window has lasting metabolic consequences. Cell. 2014;158(4):705-721. doi:10.1016/j.cell.2014.05.052

Fox CK, Keet CA, Strober JB. Recent advances in infant botulism. Pediatr Neurol. 2005;32(3):149-154. doi:10.1016/j.pediatrneurol.2004.10.001

Rosow LK, Strober JB. Infant botulism: review and clinical update. Pediatr Neurol. 2015;52(5):487-492. doi:10.1016/j.pediatrneurol.2015.01.006

Schreiner MS, Field E, Ruddy R. Infant botulism: a review of 12 years' experience at the Children's Hospital of Philadelphia. Pediatrics. 1991;87(2):159-165.

Thompson JA, Filloux FM, Van Orman CB, et al. Infant botulism in the age of botulism immune globulin. Neurology. 2005;64(12):2029-2032. doi:10.1212/01.WNL.0000166950.35189.5E

4

¿No tiene iris? ¡No, no tiene!

Shannon C. Agner, Ali Yusuf Mian

MOTIVO PRINCIPAL DE CONSULTA

«Su injerto de piel se está volviendo blanco».

ANTECEDENTES DE LA ENFERMEDAD ACTUAL

Niña de 5 años de edad con anamnesis complicada que fue ingresada en la unidad de cuidados intensivos pediátricos en el postoperatorio inmediato después de una revisión de injerto de piel. Hace 10 días le realizaron una encefaloduroarteriomiosinangiosis, un procedimiento de revascularización para una vasculopatía similar a la de moyamoya.

Siete meses antes de este ingreso tuvo un ictus (accidente cerebrovascular) isquémico en el territorio de la arteria cerebral anterior derecha, diagnosticado después de que empezara a tener debilidad en el lado izquierdo mientras jugaba al *tee-ball* con su papá. Las imágenes cerebrales revelaron una vasculopatía cerebral, así como un ictus distribuido en la arteria cerebral anterior derecha (fig. 4-1). En ese momento no se determinó una explicación para la vasculopatía.

Durante la hospitalización actual, se realizaron a la paciente tres intentos de injerto de colgajo craneal; el tercero y último fue exitoso.

Se consultaron sus rasgos genéticos para evaluar los episodios de mala cicatrización de heridas y algunas anomalías congénitas.

ANTECEDENTES MÉDICOS

- Anomalías congénitas de las extremidades
- Aniridia
- Vasculopatía cerebral, observada a los 5 años de edad, inexplicable
- Ictus en el territorio de la arteria cerebral anterior derecha a los 5 años de edad
- Malrotación intestinal, reparada a los 4 meses de edad

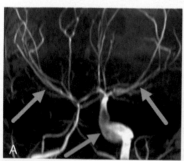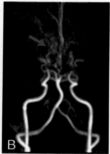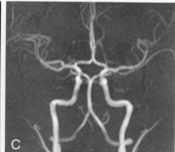

FIGURA 4-1   A. Angiografía por resonancia magnética (ARM) de la cabeza de la paciente con la mutación *ACTA2* descrita en el caso. Obsérvese el curso recto de las arterias cerebrales medias y sus ramas distales (*flechas amarillas*). También se observa una ectasia significativa en la arteria carótida interna (*flecha verde*). **B.** ARM de un paciente con vasculopatía de moyamoya típica. El signo de la «bocanada de humo» (*flecha roja*) es una indicación del suministro de sangre colateral al polígono de Willis. **C.** ARM de un niño sano en la que se aprecia el curso y el calibre normales de las arterias de la circulación anterior del cerebro.

- Arco aórtico hipoplásico, conducto arterioso persistente y comunicación interauricular (reparados a los 3 meses de edad)

Antecedentes familiares/sociales

Antecedentes del desarrollo: normales. A pesar de las anomalías en las extremidades, logró ponerse de pie y caminó a tiempo. Habla utilizando oraciones completas y complejas. No tiene deficiencias en la motricidad fina. Está previsto que asista al jardín de niños en el próximo curso escolar. Los padres y los dos hermanos gozan de buena salud.

EXPLORACIÓN FÍSICA

Lo más destacado es:

- Soplo sistólico 1/6.
- Sinfalangismo de las articulaciones interfalángicas distales de los dedos 3 y 4 de la mano derecha.
- Pie derecho con dedos en forma de nudo sin uñas distinguibles. Del lado izquierdo, remanente posterior de pie con un talón, pero sin la parte anterior. Tiene cinco protuberancias en forma de dedos en el extremo remanente.
- Aspecto oscuro en los colgajos de piel de la frente derecha, la clavícula derecha, el abdomen y el muslo derecho.

Los aspectos más destacados de la exploración neurológica son:

- **Pupilas fijas y dilatadas**.
- MEOI. Rostro simétrico.
- Línea media de la lengua y la úvula.
- La paciente mueve todas las extremidades de manera espontánea.
- Reflejos 2+ en los tendones del bíceps, braquiorradial y rotuliano bilateralmente.

CONSIDERACIONES DIAGNÓSTICAS

Debido a las anomalías en las extremidades, la vasculopatía cerebral y la mala cicatrización de las heridas, existía preocupación por una posible enfermedad vascular sistémica. Entre las posibles causas se encuentran las siguientes:

- El síndrome de Adams-Oliver, un trastorno autosómico dominante que consiste en una secuencia de alteración vascular que produce anomalías vasculares y del tejido conjuntivo, así como anomalías transversales de las extremidades.
- Vasculopatía asociada con los aneurismas de la aorta torácica (AAT).

No obstante, fue la «aniridia» la que proporcionó la principal clave diagnóstica. Tras una cuidadosa exploración física y la revisión de las pruebas oculares anteriores, se encontró que la aniridia se trataba en realidad de una midriasis congénita.

Estudios diagnósticos

El análisis de cariotipo molecular mostró una variante de significado desconocido.
    Estudios adicionales:

- Resonancia magnética (RM)/angiografía por RM:
  - Isquemia aguda en la parte media del hemisferio derecho, compatible con un ictus en el territorio de la arteria cerebral anterior derecha.
  - Arteria carótida interna derecha atrésica. Arteria carótida interna izquierda ectásica.
- Angiograma convencional:
  - Aorta torácica descendente hipoplásica.
  - Ramas arteriales intracraneales pequeñas, alargadas y rectas.
  - Ramas hipoplásicas de la arteria carótida externa, incluyendo arterias temporales superficiales.
- Pruebas genéticas específicas:
  - Prueba del gen *ACTA2*.

Resultados

Se detectó una mutación del gen *ACTA2* en la posición de la arginina 179. Los padres también se sometieron a la prueba y resultaron negativos. Por lo tanto, el paciente tenía una mutación *de novo*.

DIAGNÓSTICO

Mutación del gen *ACTA2*.

PUNTOS DE ENSEÑANZA

El gen *ACTA2* codifica la actina α, un subtipo de actina que se encuentra en el músculo liso. Las mutaciones en *ACTA2* provocan una disfunción de este tipo de músculo. Como la elastina es un inhibidor de la actina, en las arterias con elastina tiende a haber ectasia de los vasos sanguíneos. En las arterias sin elastina, en cambio, se produce una sobreproliferación de células musculares lisas disfuncionales, lo que ocasiona el estrechamiento de estos vasos. Las mutaciones en el gen *ACTA2* se describieron por primera vez en los aneurismas aórticos familiares, pero se han convertido cada vez más en una etiología genética bien reconocida de los ictus pediátricos. Esta mutación también puede asociarse con midriasis congénita (por falta de contractilidad del constrictor de la pupila), malrotación intestinal e hipotonía vesical.

La vasculopatía cerebral es significativa debido a las complicaciones postoperatorias que pueden surgir de la intervención quirúrgica en estos pacientes, ante la disfunción de los vasos sanguíneos; a menudo tienen una mala cicatrización de las heridas y, en última instancia, no consiguen revascularizarse. El patrón vascular cerebral de moyamoya se descarta por la falta de vasos colaterales de tipo «moyamoya» para perfundir el cerebro.

La midriasis congénita en un niño con ictus es casi patognomónica de esta enfermedad. Aunque el gen *ACTA2* se encuentra en el conjunto de pruebas de AAT, se llevaron a cabo pruebas específicas del gen *ACTA2* para esta paciente porque tenía midriasis congénita, además de otras características típicas del fenotipo.

Lecturas recomendadas

Guo DC, Papke CL, Tran-Fadulu V, et al. Mutations in smooth muscle alpha-actin (ACTA2) cause coronary artery disease, stroke, and Moyamoya disease, along with thoracic aortic disease. *Am J Hum Genet A*. 2009;84(5):617-627. doi:10.1016/j.ajhg.2009.04.007

Khan N, Schinzel A, Shuknecht B, Baumann F, Østergaard JR, Yonekawa Y. Moyamoya angiopathy with dolichoectatic internal carotid arteries, patent ductus arteriosus and pupillary dysfunction: a new genetic syndrome? *Eur Neurol*. 2004;51:72-77. doi:10.1159/000076248

Meuwissen ME, Lequin MH, Bindels-de Heus K, et al. ACTA2 mutation with childhood cardiovascular, autonomic and brain anomalies and severe outcome. *Am J Med Genet A*. 2013;161A(6):1376-1380. doi:10.1002/ajmg.a.35858

Milewicz DM, Østergaard JR, Ala-Kokko LM, et al. De novo ACTA2 mutation causes a novel syndrome of multisystemic smooth muscle dysfunction. *Am J Med Genet A*. 2010;152A(10):2437-2443. doi:10.1002/ajmg.a.33657

Moller HU, Fledelius HC, Milewicz DM, Regalado ES, Ostergaard JR. Eye features in three Danish patients with multisystemic smooth muscle dysfunction syndrome. *Br J Ophthalmol*. 2012;96(9):1227-1231. doi:10.1136/bjophthalmol-2011-301462

Munot P, Saunders DE, Milewicz DM, et al. A novel distinctive cerebrovascular phenotype is associated with heterozygous Arg179 ACTA2 mutations. *Brain*. 2012;135(pt 8):2506-2514. doi:10.1093/brain/aws172

Reid AJ, Bhattacharjee MB, Regalado ES, et al. Diffuse and uncontrolled vascular smooth muscle cell proliferation in rapidly progressing pediatric Moyamoya disease. *J Neurosurg Pediatr*. 2010;6(3):244-249. doi:10.3171/2010.5.PEDS09505

Richer J, Milewicz DM, Gow R, et al. R179H mutation in ACTA2 expanding the phenotype to include prune-belly sequence and skin manifestations. *Am J Med Genet A*. 2012;158A(3):664-668. doi:10.1002/ajmg.a.35206

Roder C, Peters V, Kasuya H, et al. Analysis of ACTA2 in European Moyamoya disease patients. *Eur J Paediatr Neurol*. 2011;15(2):117-122. doi:10.1016/j.ejpn.2010.09.002

5 Estertores nacidos en el lecho de un río

Natasha Lalos

MOTIVO PRINCIPAL DE CONSULTA

Disnea.

ANTECEDENTES DE LA ENFERMEDAD ACTUAL

Niño de 13 años de edad que fue transferido de otro centro de salud por disnea y dolor en el tórax, el cual se intensificaba al estar acostado. Estos síntomas habían estado presentes durante aproximadamente 1 semana, por lo que fue ingresado en una institución local donde se le practicó un estudio de embolia pulmonar que resultó negativo. Fue dado de alta con un diagnóstico de pleuritis. Sin embargo, 1 semana más tarde no se observó alivio de los síntomas y su pediatra solicitó un ecocardiograma en el que descubrió un gran derrame pericárdico. En el centro de salud local se le administró un bolo de solución salina normal y se le trasladó directamente a la unidad de cuidados intensivos pediátricos. No tenía fiebre.

ANTECEDENTES MÉDICOS

Obesidad.

Medicación

Ninguna.

Antecedentes familiares/sociales

No se encontró insuficiencia cardiaca de inicio temprano.

EXPLORACIÓN FÍSICA

Primer ingreso:

- Signos vitales: T: 37.2 °C, FC: 104 lpm, FR: 24 rpm, SpO_2: 98% en el aire ambiente.
- Generales: obesidad, en general con un buen desarrollo, conversador.
- CONGO: normocefálico, atraumático, membranas timpánicas normales, PIRL, MEOI, MMH, sin lesiones bucales, bucofaringe limpia sin exudados.
- **Pulmones: taquipnea y disnea que se alivian al sentarse.** No hay sibilancias, dificultad respiratoria, ni dolor en la pared torácica.
- CV: taquicardia leve, sin soplo.
- Abdomen: blando, obesidad, ruidos intestinales normales.
- Extremidades: tibias y bien perfundidas.
- Neurológico: alerta y orientado en persona, lugar y tiempo.

Segundo ingreso:

- Signos vitales: T: 36.9 °C, FC: 102 lpm, FR: 22 rpm, PA: 122/75 mm Hg, SpO_2: 96% en el aire ambiente.
- Generales: aumento del esfuerzo respiratorio, diaforético.

- CONGO: normocefálico, atraumático, PIRL, MEOI, MMH, sin lesiones bucales, bucofaringe limpia sin exudados.
- **Pulmones: aumento del esfuerzo respiratorio, disminución de los ruidos respiratorios sobre el lóbulo inferior izquierdo y en la parte media del pulmón izquierdo (língula).**
- CV: frecuencia y ritmo regulares, sin soplo, sin roce pleural.
- Abdomen: suave y sin dolor, obesidad, ruidos intestinales normales.
- Extremidades: cálidas y bien perfundidas.
- Neurológico: alerta y orientado en persona, lugar y tiempo.
- Piel: sin exantemas.

CONSIDERACIONES DIAGNÓSTICAS

- Derrame pericárdico idiopático.
- Derrame pericárdico infeccioso. Es posible que haya una infección bacteriana, pero la ausencia de fiebre y la cronicidad de las molestias hacen pensar en otras causas. Se consideraron infecciones más sutiles como la tuberculosis o la histoplasmosis.
- Derrame pericárdico secundario. Se consideraron el lupus, la artritis reumatoide y el cáncer.

Estudios diagnósticos

- Estudios de imagen: radiografía, ecocardiografía, electrocardiografía.
- Antígenos: hisopado nasofaríngeo, virus de la inmunodeficiencia humana, virus de Epstein-Barr, citomegalovirus, enterovirus, virus del herpes humano tipo 6, micoplasma, adenovirus, antígenos (Ag) y anticuerpos (Ab) de histoplasma, prueba de la tuberculina (PPD), hemocultivo.
- Reumatológico: CRP, VSG, C3, C4, anti-ADN bicatenario (ADNbc), perfil de antígenos nucleares extraíbles (ENA, *extractable nuclear antigen*), anticuerpos antinucleares (ANA, *antinuclear antibodies*), anticuerpos anticitoplasmáticos de neutrófilos (ANCA, *antineutrophil cytoplasm antibodies*), inmunoglobulina G (IgG).

Resultados

- Ecocardiografía y radiografía de tórax: gran derrame pericárdico (fig. 5-1); péptido natriurético B: 22, troponina: menor de 0.03; electrocardiograma: normal.
- Pericardiocentesis: se drenaron y enviaron a cultivo 900 mL; el tubo de drenaje se dejó en su lugar.
- Segunda ecocardiografía: pericarditis, sin necesidad de colocar drenaje pericárdico.
- Resultado de antígenos: negativos, Ag de histoplasma negativo, Ab de histoplasma pendiente al alta.
- Resultado reumatológico: CRP: 136; VSG: 90; C3 y C4: normal; anti-ADNbc: menor de 1.0; ANA, ENA y ANCA: negativos; IgG: normal.

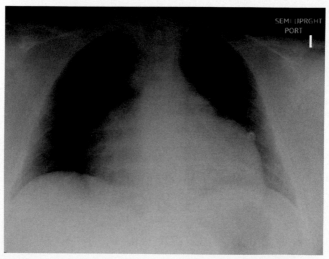

FIGURA 5-1 Derrame pericárdico durante el primer ingreso en la unidad de cuidados intensivos pediátricos.

Tras 1 mes de seguimiento: hay estertores del lado izquierdo. Una nueva radiografía mostró un derrame pleural en el lado izquierdo, con opacificación en el 75% del campo pulmonar izquierdo (fig. 5-2). La prueba de anticuerpos contra histoplasma fue positiva.

DIAGNÓSTICO

1. **Histoplasmosis** pulmonar
2. Pericarditis, secundaria a histoplasmosis
3. Derrame pleural, secundario a histoplasmosis

Tratamiento/seguimiento

Según las pautas sobre histoplasmosis de la Infectious Diseases Society of America (IDSA), los antiinflamatorios no esteroideos (AINE) son suficientes por sí mismos para tratar los casos leves de pericarditis asociada con la histoplasmosis. Se inició, por lo tanto, con AINE dado que había habido alivio tras el drenaje del derrame. Sin embargo, al cabo de varias semanas, el paciente empezó a tener un nuevo dolor torácico. En las nuevas imágenes se observa reacumulación de líquido, por lo que fue ingresado para un nuevo tratamiento. Estos síntomas hicieron que se iniciara tratamiento con itraconazol y esteroides, tal como se indica en las pautas de la IDSA sobre histoplasmosis. Posteriormente, el niño tuvo un aumento en el trabajo respiratorio, y la repetición de la radiografía mostró un gran derrame pleural que ejerce intensa presión, con desplazamiento mediastínico. Se le practicó una toracocentesis, en la que se drenaron 1250 mL de líquido. La repetición de la radiografía 1 semana después mostró un derrame pleural residual (fig. 5-3). El paciente fue tratado con esteroides durante 2 semanas y con itraconazol durante 12 semanas y finalmente se recuperó. Se evaluó una posible inmunodeficiencia subyacente, pero no se encontró un problema detectable. No se identificó la fuente de la infección (p. ej., no criaba pollos), pero vivía cerca del río Misisipi.

PUNTOS DE ENSEÑANZA

- La *histoplasmosis* es una infección micótica que se presenta principalmente en el centro de los Estados Unidos, sobre todo en torno a los valles de los ríos Ohio y Misisipi. Puede encontrarse en suelos que contengan grandes cantidades de excrementos de aves. Las esporas del hongo generalmente son inhaladas. La mayoría de las personas no enferman en absoluto, pero algunas pueden tener infecciones graves.
- Se recomienda el uso de prednisona (0.5-1.0 mg/kg diarios) en los pacientes con histoplasmosis y evidencia de compromiso hemodinámico o con síntomas que no remiten tras varios días de tratamiento con AINE.
- La extracción de líquido pericárdico está indicada en los pacientes con compromiso hemodinámico.

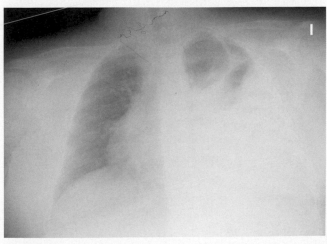

FIGURA 5-2 Radiografía de tórax que muestra un gran derrame pleural con presión significativa, durante el segundo ingreso.

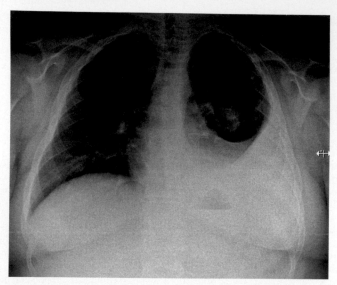

FIGURA 5-3 Radiografía de tórax el día del alta, que muestra un derrame pleural residual, que se resolvió tras la toracocentesis (extracción de 1 250 mL).

- Se recomienda itraconazol (200 mg c/8 h, durante 3 días, y luego cada 12 o 24 h durante 6-12 semanas) si se administran corticoesteroides.
- La carga micótica suele ser elevada en los pacientes que tienen infiltrados difusos tras 1 mes de exposición. Se recomienda realizar pruebas de antígenos y anticuerpos para obtener la máxima sensibilidad.
- Las secuelas crónicas de la histoplasmosis pulmonar incluyen la histoplasmosis cavitaria crónica, la mediastinitis granulomatosa, la mediastinitis fibrosa, la broncolitiasis y los histoplasmomas (nódulos pulmonares de larga duración).

Lecturas recomendadas

Azar MM, Hage CA. Clinical perspectives in the diagnosis and management of histoplasmosis. *Clin Chest Med*. 2017;38(3):403-415. PMID: 28797485.
Wheat LJ, Azar MM, Bahr NC, Spec A, Relich RF, Hage C. Histoplasmosis. *Infect Dis Clin North Am*. 2016;30(1):207-227. PMID: 26897068.2019.
Wheat J, Freifeld AG, Kleiman MB, et al; Infectious Diseases Society of America. Clinical practice guidelines for the management of patients with histoplasmosis: 2007 update by the Infectious Diseases Society of America. *Clin Infect Dis*. 2007;45(7):807-825.

6

Pero yo no me lastimé

Natasha Lalos

MOTIVO PRINCIPAL DE CONSULTA

Fiebre y petequias.

ANTECEDENTES DE LA ENFERMEDAD ACTUAL

Niño de 13 años de edad que presenta exantema pruriginoso con petequias y pústulas. También tiene una gran equimosis de color violáceo-negro en la parte superior del muslo. La primera vez que notó esta especie de moretón en su muslo fue hace 1 semana; los otros exantemas se produjeron unos días después. La enfermera del colegio le diagnosticó las equimosis y le dijo que mejoraría en unos días, aunque él negó haberse lastimado y se mostró escéptico. También tenía otros síntomas, como rinorrea, congestión nasal y dolor de garganta. Tres días más tarde, tuvo náusea, comenzó a vomitar y desarrolló una fiebre de 38.8 °C. En el cuarto día, la equimosis del muslo se volvió dolorosa y fue entonces cuando aparecieron petequias por todo el cuerpo. En el quinto día, tuvo un brote pustuloso en la frente, la espalda y los genitales. Su piel se encuentra adolorida de forma difusa.

No hay antecedentes de viajes recientes. No tuvo contacto con enfermos. No tiene conocidos con un exantema similar. No se conocen exposiciones a animales. No ha visto ninguna garrapata ni se ha arrancado ninguna. Tiene perros en casa, por lo que puede haber tenido una exposición desconocida a las garrapatas.

ANTECEDENTES MÉDICOS

Ninguno.

Medicación

Ninguna.

Antecedentes familiares/sociales

Perro de compañía, que puede salir al exterior.

EXPLORACIÓN FÍSICA

- Signos vitales: T: 37.4 °C, FC: 90 lpm, FR: 15 rpm, PA: 110/68 mm Hg, SpO$_2$: 100% en el aire ambiente.
- **Aspectos generales: se observa angustiado, con dolor y tembloroso.**
- CONGO: presencia de úlceras aftosas en la lengua. PIRL, MEOI.
- CV: frecuencia y ritmo regulares, sin soplo.
- Pulmones: esfuerzo normal, ruidos respiratorios normales. Sin dificultad respiratoria.
- Abdomen: blando, sin dolor, con ruidos intestinales normales.
- **Genitourinario: exantema pustuloso en el dorso del pene y el escroto.** No hay chancro.
- Musculoesquelético: amplitud normal de movimiento. No muestra ningún dolor.
- Ganglios linfáticos: tiene adenopatía cervical, no hay otra linfadenopatía palpable.
- Neurológico: orientado y alerta en persona, tiempo y lugar. Muestra reflejos normales. Presenta un tono muscular normal.
- **Piel: eritrodermia difusa, plana y no palpable. Las pústulas (de 1 mm) están presentes en el cuello (fig. 6-1), la espalda y los genitales. El muslo presenta una mácula violácea-negra de 5-6 cm (figs. 6-2 y 6-3), con ámpulas dispersas, que es dolorosa al tacto.**

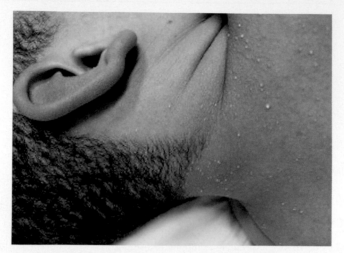

FIGURA 6-1 Pustulosis del cuello.

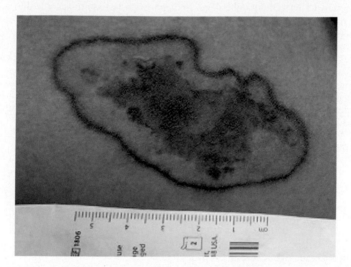

FIGURA 6-2 Muslo izquierdo con mácula violácea-negra al ingreso.

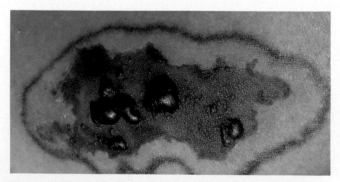

FIGURA 6-3 Mácula violácea-negra en el muslo izquierdo el día 4 del ingreso.

Consideraciones diagnósticas

Con base solo en el aspecto, el diagnóstico diferencial incluye loxoscelismo. La piel dolorosa y la eritrodermia sugieren epidermólisis estafilocócica aguda. Otros posibles diagnósticos son las enfermedades transmitidas por garrapatas (fiebre manchada de las Montañas Rocosas [FMMR], erliquiosis, anaplasmosis) y la sífilis secundaria. Niega cualquier actividad sexual o la presencia en el pasado de una úlcera indolora, lo que hace de la sífilis una causa menos probable. La mayoría de las casas del medio oeste de los Estados Unidos suelen albergar *Loxosceles reclusa*, y su presencia se planteó y confirmó con el padre del paciente.

Estudios diagnósticos

* Identificación: hisopado de pústulas, FMMR, estudios de erliquiosis, anaplasmosis, sífilis, virus de la inmunodeficiencia humana (VIH) y hemocultivo.
* BHC y pruebas de función renal cada 12 h, con vigilancia de la hemólisis, rabdomiólisis y un posible daño renal.
* Tiempo de protrombina (TP), tiempo de tromboplastina parcial (TTP) e índice internacional normalizado (INR, *international normalized ratio*).
* VSG y CRP.

Resultados

* Hisopado de pústulas: especies de estafilococos coagulasa-negativos; FMMR, *Ehrlichia* y *Anaplasma*: negativos; sífilis y VIH: negativos. Hemocultivo: no hay crecimiento.
* BHC: 11.0, Hb/H: 10.8/32.9, plaquetas: 160.
* TP, TTP e INR: normales.
* VSG: 28, CRP: 76.

Diagnóstico

Loxoscelismo viscerocutáneo.

Tratamiento/seguimiento

Se inició con vancomicina, clindamicina, doxiciclina y ceftriaxona para cubrir las causas más probables. Se suspendió la vancomicina y se le mantuvo con ceftriaxona y clindamicina una vez al día. También se empezó a aplicar bacitracina tópica para la escara del muslo izquierdo. Tuvo un agravamiento del prurito difuso y de la ortostasis, con eosinofilia, al segundo día de tratamiento con ceftriaxona, lo cual se atribuyó a una reacción alérgica, por lo cual se suspendió este medicamento. Las concentraciones de Hb descendieron de 10 g/dL en el ingreso a 7.1 g/dL en el quinto día, secundario a la conocida complicación hemolítica del loxoscelismo. Se le administró 1 U de eritrocitos, con lo que se logró la resolución de los mareos y el aturdimiento. Tras 7 días de clindamicina, fue dado de alta.

Puntos de enseñanza

* El loxoscelismo es causado por la picadura de la araña reclusa parda, *L. reclusa*, que vive en el interior de muchos hogares del mundo, en particular en el medio oeste de los Estados Unidos. Al ser criaturas tímidas, salen de noche y a menudo corren a esconderse cuando son descubiertas. Suelen estar en sótanos, áticos, detrás de estanterías y contenedores, y en zonas oscuras, tranquilas y poco transitadas. La ropa olvidada en el piso es otro lugar privilegiado para descubrir arañas. Los síntomas se deben al veneno y suelen ser locales, causando una zona de necrosis normalmente indolora. En ocasiones, el veneno tiene efectos sistémicos, provocando el síndrome de loxoscelismo viscerocutáneo. En general, los antibióticos no tienen cabida en el tratamiento, y aunque las heridas necróticas suelen parecer infectadas, es poco frecuente que esto realmente ocurra.
* Las reacciones viscerocutáneas suelen ser más frecuentes con las picaduras de la araña reclusa o violinista sudamericana.
* Se sabe que tanto la hemólisis autoinmunitaria como la directa son complicaciones tardías de una mordedura y deben tenerse en cuenta cuando se atiende a los pacientes en el periodo de seguimiento. A menudo se presenta 1 semana después del envenenamiento.

- Se cree que la esfingomielinasa causa la escara necrótica característica de las picaduras de araña reclusa y activa el complemento, la quimiotaxis de los neutrófilos, la apoptosis y la expresión de la gelatinasa.
- Las mordeduras suelen producirse cuando la araña queda atrapada entre la persona y un objeto (a menudo, la ropa); por ello, las mordeduras suelen verse en zonas cubiertas, como la parte superior del brazo, el tórax y la parte interior de los muslos.
- Una pequeña serie de casos sugiere que el loxoscelismo en pacientes pediátricos puede ser grave, informando un 65% de niños con morbilidad importante.

Lecturas recomendadas

Hubbard JJ, James LP. Complications and outcomes of brown recluse spider bites in children. *Clin Pediatr.* 2011;50(3):252.

Mueller M, Doucette E, Freeman S, Williams A, Lindbloom E. Viscerocutaneous loxoscelism in an adult with acute generalized exanthematous pustulosis. *Mo Med.* 2014;111(2):139-142.

Tambourgi DV, Paixão-Cavalcante D, Gonçalves de Andrade RM, Fernandes-Pedrosa Mde F, Magnoli FC. *Loxosceles* sphingomyelinase induces complement-dependent dermonecrosis, neutrophil infiltration, and endogenous gelatinase expression. *J Invest Dermatol.* 2005;124(4):725-731.

7

Transmisión poco convencional

Kevin W. Graepel, Kevin T. Barton, Raja Dandamudi,
Rachel C. Orscheln

MOTIVO PRINCIPAL DE CONSULTA

Creatinina alta y disminución de sodio.

ANTECEDENTES DE LA ENFERMEDAD ACTUAL

Niño de 5 años de edad que se presenta 9 días después de trasplante renal con dolor abdominal, disminución de la ingesta oral, hiponatremia y elevación de la creatinina. Fue dado de alta del hospital 3 días antes con pruebas de laboratorio normales. Tenía un dolor abdominal difuso y heces blandas, pero no presentaba diarrea. Tenía poco apetito para los sólidos, pero bebía agua. Tenía hematuria macroscópica que se filtraba por la sonda uretral colocada de forma habitual tras el trasplante. No se produjo drenaje del sitio quirúrgico. No hay fiebre, tos, rinorrea, cambios en las mucosas, exantemas, cefalea ni rigidez de cuello.

Su hermana es positiva para el SARS-CoV-2, pero no ha tenido contacto directo con ella durante 2 semanas. No hay trabajadores de la salud en la familia, ni factores de riesgo de tuberculosis. No hay antecedentes de viajes, exposición a animales o insectos, actividades recreativas en zonas boscosas, ni exposición a agua estancada.

Pruebas de laboratorio:

- Na: **123 mmol/L.**
- Bicarbonato: 18 mmol/L.
- Brecha aniónica: 10 mmol/L.
- CR: 0.69 mg/dL (0.35 mg/dL al alta 3 días antes).
- Leucocitos: 8.6 con 75% de neutrófilos (neutrófilos absolutos: 6.5).
- Análisis de orina que muestra 11-20 leucocitos, más de 50 eritrocitos, esterasa leucocitaria 2+, sin nitritos.
- Excreción fraccionada de sodio: 0.3%.

ANTECEDENTES MÉDICOS

- Enfermedad renal en etapa terminal secundaria a uropatía obstructiva de las válvulas uretrales posteriores.
- Hiperparatiroidismo, por insuficiencia renal.
- Asma.
- Trasplante de riñón de donante fallecido 9 días antes del ingreso. Él y el donante tenían serologías concordantes para el virus de Epstein-Barr pero discordantes para citomegalovirus (donante positivo, paciente negativo). La inmunosupresión de inducción incluyó timoglobulina 1.5 mg/kg × 3 dosis y metilprednisolona intravenosa 7 mg/kg una sola vez, seguida de 5 días de reducción rápida de la prednisona.

Medicación

- Inmunosupresión: micofenolato y tacrólimus.
- Profilaxis antimicrobiana: trimetoprima-sulfametoxazol, valganciclovir, nistatina.
- Asma: montelukast, fluticasona, albuterol.
- Otros: amlodipino, ácido acetilsalicílico, suplemento de fosfato potásico-sódico.

Antecedentes familiares/sociales

Vive con su madre y sus cinco hermanas en una casa unifamiliar en una zona urbana.

EXPLORACIÓN FÍSICA

* Signos vitales: T: 36.4 °C, FC: 98 lpm, FR: 24 rpm, PA: 92/56 mm Hg, SpO_2: 99% en el aire ambiente.

Niño activo y sonriente con dolores leves. Normocefálico. PIRL; edema periorbitario leve; MMH, sin lesiones. Cuello flexible. Ritmo cardiaco regular sin soplos. Respiración sin dificultad y clara a la auscultación. Abdomen blando y adolorido, con acumulación de líquido palpable en el tejido subcutáneo sobre la incisión quirúrgica de la línea media. No hay drenaje, calor o eritema en la incisión. Las extremidades estaban calientes y bien perfundidas, sin edema. No tenía linfadenopatías.

CONSIDERACIONES DIAGNÓSTICAS

Se consideró el rechazo al nuevo riñón, complicado por la pérdida gastrointestinal debido a la diarrea. Fue ingresado por deshidratación y tratado con líquidos intravenosos; la CR se normalizó. El día siguiente al ingreso presentó fiebre de 38.3 °C y se le empezó a administrar ceftriaxona.

Estudios diagnósticos

Tras revisarlo con el servicio de trasplantes, se exploró la acumulación de líquido de la incisión, el cual contenía un gran hematoma cuyo cultivo resultó negativo.

Los análisis para búsqueda de infecciones adicionales incluyeron hemocultivos, cultivos de orina, ARN e inmunoglobulina G del SARS-CoV-2 y pruebas para infecciones respiratorias virales. Continuó con fiebres diarias a pesar de ampliarse la cobertura antibiótica con cefepima y desarrolló pancitopenia (leucocitos: 1.7, Hb: 6.5, plaquetas: 28). Se consultó al área de enfermedades infecciosas para evaluar la fiebre persistente y la pancitopenia. Se realizó un estudio de las causas infecciosas de la pancitopenia, incluyendo infecciones virales, micóticas y aquellas transmitidas por garrapatas. También se le evaluó por un posible síndrome inflamatorio multisistémico pediátrico, dado que se sabía que un miembro de su familia tenía el SARS-CoV-2 y otros familiares pudieran haberse infectado y habérselo transmitido.

Resultados

La PCR para la detección de *Ehrlichia* fue positiva, y la evaluación de laboratorio resultó preocupante ante una posible linfohistiocitosis hemofagocítica asociada con *Ehrlichia* (LHAE). Su ferritina alcanzó un máximo de 13 354 y sus triglicéridos fueron de 287 (normal: < 99), pero no cumplía con todos los criterios de la LHAE. Se le empezó a dar doxiciclina. Su dificultad respiratoria se agravó y fue trasladado a la unidad de cuidados intensivos pediátricos para recibir presión positiva de dos niveles en las vías respiratorias; 4 días después fue posible interrumpir el suministro de oxígeno y regresó a piso. Finalmente se recuperó sin secuelas a largo plazo.

Las conversaciones con los servicios de trasplantes revelaron que los otros pacientes que recibieron órganos del mismo donante también estaban enfermos. Al parecer, durante la adquisición de los órganos, se encontró una garrapata incrustada en el donante. Por lo tanto, se recomendó la realización de pruebas de *Ehrlichia* en los otros receptores de órganos. La prueba resultó positiva en el otro receptor de riñón, quien también era un paciente pediátrico.

DIAGNÓSTICO

1. **Erliquiosis**, derivada de un donante de riñón
2. **LHAE parcial asociada con la erliquiosis**

PUNTOS DE ENSEÑANZA

La erliquiosis es causada por especies de *Ehrlichia*, como *Ehrlichia chaffeensis*, *Ehrlichia ewingii* y *Ehrlichia muris eauclairensis*; la primera es la que produce la mayoría de los casos. Las especies de *Ehrlichia* son bacterias intracelulares obligadas (predominantemente linfocitos) que se transmiten principalmente por la picadura de la garrapata estrella solitaria (*Amblyomma americanum*) y la garrapata de patas negras (*Ixodes scapularis*). La erliquiosis se reconoció por primera vez como una enfermedad en la década de 1980, pero su actividad comenzó a notificarse hasta 1999. La incidencia de la erliquiosis ha ido en constante aumento, con 200 casos en el año 2000 y 1799 en 2018. Es más habitual en los estados del centro-sur y del sureste de los Estados Unidos, con cuatro estados que representan más de la mitad de los casos informados: Arkansas, Misuri, Virginia y Nueva York. Los meses de mayor contagio son entre mayo y agosto.

Los síntomas de la erliquiosis suelen comenzar entre 1 y 2 semanas después de la picadura de la garrapata y pueden incluir síntomas inespecíficos como fiebre, cefaleas, mialgias, trastornos digestivos y exantema. El retraso en la administración del tratamiento antibiótico adecuado (doxiciclina) aumenta el riesgo de desarrollar una enfermedad grave. Las manifestaciones graves pueden incluir el síndrome de dificultad respiratoria aguda, meningoencefalitis, disfunción multiorgánica sistémica y choque. Se ha descrito la presentación grave de la erliquiosis, incluyendo LHAE, en asociación con tratamientos en los que se administran sulfonamidas.

El reconocimiento oportuno de la enfermedad por rickettsias en el periodo postrasplante temprano es un desafío único, dada la reciente e intensa inmunosupresión, que conduce a una función inmunitaria significativamente suprimida y a una respuesta atenuada en el receptor. Además, la mayoría de las infecciones en el periodo postrasplante se deben a la reactivación de infecciones latentes, por lo que las infecciones adquiridas no pueden considerarse en el periodo postinfeccioso temprano. La mayoría de los casos de erliquiosis en los receptores de trasplantes de órganos sólidos se han producido más de 6 meses después del trasplante, por lo que son especialmente difíciles de diagnosticar en el periodo temprano. Masterson y cols. realizaron una revisión de todos los casos de erliquiosis desde 1995 hasta la actualidad en receptores de trasplantes de órganos sólidos. Encontraron 103 casos en 102 pacientes, y la mayoría de ellos se produjeron en el trasplante renal. Identificaron dos casos producidos por transmisión de los donantes, que se presentaron a las 3 semanas del trasplante. Los síntomas clínicos predominantes fueron fiebre y cefaleas, con algunas molestias gastrointestinales menores. Las anomalías de laboratorio más frecuentes fueron leucopenia, elevación de transaminasas y trombocitopenia. La hiponatremia se notificó con poca frecuencia. El 82% de las infecciones se debieron a *E. chaffeensis* y el 18% a *E. ewingii*. Todos los pacientes de esta serie sobrevivieron a la infección.

La transmisión de infecciones de forma no convencional (derivada del donante) es poco frecuente, pero confiere una morbilidad y una mortalidad significativas. Se cree que la incidencia global de las infecciones derivadas de los donantes es del 0.2%, pero esto es poco preciso debido a la falta de informes estandarizados. Shingde y cols. realizaron una revisión en la literatura sobre este tema y encontraron 207 casos de receptores entre 1948 y 2017. La infección más frecuentemente transmitida fue la viral (116, 56%); el de la inmunodeficiencia humana fue el virus transmitido con mayor frecuencia (20, 9.7%). Hubo un relativo empate entre las infecciones bacterianas, micóticas y parasitarias, todas ellas en torno al 15%. Las bacterias más frecuentemente transmitidas fueron *Mycobacterium tuberculosis* y *Pseudomonas aeruginosa*. Las especies de *Candida* y *Toxoplasma gondii* fueron las infecciones parasitarias más usuales. La rabia confirió la mayor probabilidad de mortalidad con un 90%, con una mediana de tiempo hasta la muerte de 2.8 meses después del trasplante.

Lecturas recomendadas

Masterson, Gupta S, Jakharia N, Peacock JE Jr. Ehrlichiosis in a recent kidney transplant recipient: the repellent that did not repel! A case report and literature review of ehrlichiosis in solid organ transplant recipients. *Transpl Infect Dis*. 2020;20:e13299.

Peters TR, Edwards KM, Standaert SM, et al. Severe ehrlichiosis in an adolescent taking trimethoprim-sulfamethoxazole. *Pediatr Infect Dis J*. 2000;19:(2):170-172.

Shingde RV, Reuter SE, Graham GG, et al. Unexpected donor-derived infectious transmissions by kidney transplantation: a systematic review. *Transpl Infect Dis*. 2018;20:e12851.

8

Una consideración remota, pero siempre en mente

Alexander Weymann

MOTIVO PRINCIPAL DE CONSULTA

Pruebas de función hepática elevadas.

ANTECEDENTES DE LA ENFERMEDAD ACTUAL

Niña de 9 años de edad que fue a consulta con su pediatra dos veces en 1 semana, inicialmente por dolor de garganta y fiebre baja. Su temperatura osciló en torno a los 37.7 °C, pero aumentó a 38.8 °C la noche anterior a su ingreso. Ahora suma 7 días con fiebre, pero de forma intermitente, no diaria. Tenía ampollas en la boca (labio inferior, paladar, bucofaringe) que al principio eran dolorosas, pero el dolor disminuyó una vez que se rompieron. La mayoría de ellas ya se han resuelto. Unos días después, regresó quejándose de prurito que no respondía a la difenhidramina ni a la cetirizina. El prurito se agravaba por la noche y al bañarse, y no ha podido dormir las dos últimas noches por culpa de ello. Desarrolló dolor en el cuadrante superior derecho el día del ingreso, y su pediatra encontró el abdomen con ligero dolor a la exploración. El doctor solicitó pruebas de laboratorio, y su bilirrubina y transaminasas estaban elevadas.

Fue ingresada en el servicio de hepatología y recibió consulta del área de enfermedades infecciosas. La revisión de sus antecedentes reveló que su peso para la edad había disminuido del 55% al 10% en los últimos 6 años. Manifiesta pérdida de apetito, náusea y saciedad precoz.

ANTECEDENTES MÉDICOS

- Reflujo
- Asma leve intermitente
- Sin cirugías

Medicación

- Albuterol (inhalador de dosis medida)
- Fluticasona (inhalador de dosis medida)

Antecedentes familiares/sociales

Vive con sus progenitores. No hay viajes recientes ni contactos con enfermos. Antecedentes familiares de asma y alergias.

EXPLORACIÓN FÍSICA

- Estatura: 142 cm (82%).
- Peso: 25 kg (9%).
- Signos vitales: T: 38.3 °C, FC: 153 lpm, FR: 24 rpm, PA: 123/74 mm Hg.
- Aspecto general: alerta, no muestra estrés agudo, parece cansada y enferma, pálida. Cabeza y cuello: normocefálica, atraumática; sin dolor, sin linfadenopatía local.
- Ojos: no hay edema palpebral, ni hiperemia o exudado en conjuntiva, no hay ictericia.
- Nariz, garganta y oídos: las fosas nasales están permeables, las mucosas están húmedas, no hay agrandamiento de las amígdalas, ni exudado amigdalino; hay dos úlceras en la superficie mucosa

del labio inferior: una de 2 mm de diámetro y otra de 4-5 mm; ninguna de ellas era dolorosa al tocarla con el depresor lingual (abatelenguas); no hay gingivitis ni otras lesiones bucofaríngeas.
- Ganglios: no hay linfadenopatía cervical, supraclavicular, axilar o inguinal.
- CV: frecuencia y ritmo regulares, sin soplo, llenado capilar rápido.
- Pulmones: ruido respiratorio claro en ambos campos pulmonares, sin dificultad respiratoria.
- Abdomen: blando, sin distensión, sin tumores, no se aprecia hepatomegalia ni esplenomegalia; con dolor en el cuadrante superior derecho a la palpación superficial, con defensa muscular voluntaria y signo de Murphy positivo; sin dolor en otros lugares.
- Extremidades: no se observa inflamación de las extremidades ni de las articulaciones.
- Piel: caliente, seca y sin exantemas.

CONSIDERACIONES DIAGNÓSTICAS

Lista de problemas:

1. Fiebre intermitente prolongada de al menos 5 días, y probablemente de 7-8 días
2. Úlceras bucales
3. Elevación de las transaminasas e hiperbilirrubinemia directa
4. Náusea sin vómito
5. Anemia microcítica
6. Marcadores inflamatorios elevados

Diagnóstico diferencial:

- Colecistitis alitiásica
- Colangitis aguda
- Coledocolitiasis
- Enfermedad de Kawasaki atípica
- Hepatitis viral aguda (*virus de Epstein-Barr [VEB], citomegalovirus [CMV], virus del herpes simple [VHS], enterovirus, parechovirus, adenovirus, virus de la hepatitis A, menos probable virus de la hepatitis B o C*)
- Hepatitis autoinmunitaria
- Enfermedad de Wilson
- Infiltración maligna del hígado

Estudios diagnósticos

Laboratorio: electrolitos séricos: normales. Bilirrubina total: 2.6 mg/dL, directa: 2.2 (0.1-1.0), fosfatasa alcalina: 489 U/L (151-342), **AST: 257 U/L (15-50), ALT: 315 U/L (< 40)**, albúmina: 3.5 g/dL (3.4-5.3), proteínas totales: 7.4 g/dL (5.8-8.7), lipasa: 268 U/L (< 202), leucocitos: $7.1 \times 10^3/\mu L$ (5-14.5), Hb: 9.4 g/dL (11.5-15.5), VEM: 64.8 fL (77-95), índice de distribución eritrocítica: 17.1% (10-14.1), plaquetas: $411 \times 10^3/\mu L$ (140-440), VSG: 125 mm/h (< 13), CRP: 13.3 mg/dL (< 1.2), tiempo de protrombina 15.4 s (12.4-14.7) e INR: 1.2.

Más resultados de laboratorio: serologías de hepatitis A, B y C: negativas. PCR para enterovirus, adenovirus, parechovirus, VEB, CMV, VHS e histoplasma (sangre): negativa. ANA: positivos 1:320 (moteado/nuclear); anticuerpos contra el músculo liso y anticuerpos microsómicos hepáticos/renales: negativos; inmunoglobulina G sérica total: normal. Ceruloplasmina: 56 mg/dL (21-53).

Resultados

Ecografía

- Hígado: ligeramente hipoecoico con espacios porta prominentes. El lóbulo derecho se extiende por debajo del borde renal, lo que sugiere una leve hepatomegalia. No hay dilatación de la vía biliar intrahepática ni tumor focal.
- Colédoco: calibre normal (1.7 mm de diámetro).
- Vesícula biliar: llena de bilis, sin cálculos biliares ni engrosamiento de la pared vesicular. La bilis es anecoica. No hay líquido pericolecístico.
- Ascitis: ausente.

- Páncreas: bien visualizado y de aspecto ecográfico normal. No hay calcificaciones pancreáticas ni líquido peripancreático. Hay pequeños ganglios linfáticos en el hilio hepático y adyacentes a la cabeza del páncreas, con un eje corto máximo de 6 mm.
- Bazo: el bazo mide 9.7 cm de longitud y parece normal. Hay un pequeño bazo accesorio adyacente a la punta del bazo, de 0.9 cm de diámetro.

Curso clínico

Enviaron a la paciente a casa sin un diagnóstico, a pesar de las pruebas de laboratorio y de imagen. Cuatro días después del alta inicial (48 h), el padre llamó para informar que su hija no estaba mejor. Siguió presentando fiebre, cansancio y malestar. El médico había observado que los ANA eran positivos y sugirió la posibilidad de lupus eritematoso sistémico.

Se remitió a reumatología y, debido a las fiebres persistentes que sumaban casi 2 semanas, se ordenó una ecocardiografía para ayudar a descartar la enfermedad de Kawasaki.

Más resultados

Ecocardiograma: hay una masa tumoral mediastínica posterior de aproximadamente 6 × 4 cm que está comprimiendo la aurícula izquierda. No parece afectar la función cardiaca. No se observan anomalías valvulares. Tamaño ventricular y función sistólica normales. Orígenes normales de las arterias coronarias. No hay dilatación coronaria, ectasia o aneurismas. Raíz aórtica ligeramente dilatada. Sin derrame pericárdico.

Tomografía computarizada de tórax con contraste: hay una gran masa tumoral mediastínica derecha que se extiende desde el nivel T1-T8. Se observa un efecto de masa sobre la vena braquiocefálica izquierda y la vena cava superior. El tumor envuelve parcialmente la arteria braquiocefálica con un leve efecto de masa. Hay atrapamiento y efecto de masa en los bronquios del lóbulo superior, medio e inferior derecho con estrechamiento de la luz.

Se realizó un procedimiento diagnóstico, que consistió en una biopsia de los ganglios linfáticos.

DIAGNÓSTICO

Linfoma de Hodgkin (LH) de celularidad mixta.

PUNTOS DE ENSEÑANZA

La presentación clínica de esta paciente era compatible con una hepatitis colestásica aguda, colangitis, colecistitis u obstrucción biliar, y el diferencial incluía principalmente causas infecciosas, con una menor probabilidad de padecimientos autoinmunitarios o genéticos/metabólicos; la malignidad era solo una consideración remota. Sin embargo, la enfermedad hepatobiliar como manifestación inicial del LH es bien conocida.

Se ha descrito la obstrucción del colédoco por linfadenopatía o infiltración, insuficiencia hepática aguda, enfermedad por CMV, «colestasis idiopática», colangitis esclerosante primaria y hepatitis autoinmunitaria, todas asociadas con el LH.

La mayoría de las publicaciones sobre el tema son informes de casos del síndrome de la degeneración de las vías biliares (SDVB) paraneoplásico, una destrucción progresiva y pérdida eventual de las vías biliares intrahepáticas, que conduce a la colestasis. La hepatitis colestásica aguda como presentación inicial del LH es menos frecuente, pero en uno de esos casos la biopsia constató una lesión prominente de las vías biliares asociada con una reacción inflamatoria con enrojecimiento, y se ha especulado que este patrón precede al desarrollo definitivo del SDVB.

Se desconocen los mecanismos patogénicos que subyacen a ambos procesos, por lo que las estrategias de tratamiento son limitadas. Para el SDVB, se ha utilizado con éxito en algunos pacientes el rituximab, un anticuerpo monoclonal quimérico (sin fundamento científico) contra el CD20, que se expresa con frecuencia en el LH. Otra estrategia ha sido utilizar la plasmaféresis, además de la quimioterapia y la radiación. Los datos sobre el tratamiento de la colestasis y el prurito con fármacos coleréticos (ursodiol, rifampicina) o resinas fijadoras de ácidos biliares (colestiramina) son limitados.

En esta paciente, la hepatitis colestásica se resolvió rápida y completamente tras el inicio del tratamiento. Sigue abierto a debate si la respuesta al tratamiento se debió de manera exclusiva a la quimioterapia o si el ursodiol, que se administró al principio del curso, desempeñó al menos un papel complementario.

Este caso ilustra que el LH debe considerarse en el diagnóstico diferencial de cualquier niño que presente una hepatitis colestásica aguda.

Lecturas recomendadas

Bakhit M, McCarty TR, Park S, et al. Vanishing bile duct syndrome in Hodgkin's lymphoma: a case report and literature review. World J Gastroenterol. 2017;23(2):366-372.

Cervantes F, Briones J, Bruguera M, et al. Hodgkin's disease presenting as a cholestatic febrile illness: incidence and main characteristics in a series of 421 patients. Ann Hematol. 1996;72(6):357-360.

Das A, Mitra S, Ghosh D, et al. Vanishing bile duct syndrome following cytomegalovirus infection in a child with Hodgkin lymphoma. J Pediatr Hematol Oncol. 2018;40(1):83-84.

Gottrand F, Cullu F, Mazingue F, Nelken B, Lecomte-Houcke M, Farriaux JP. Intrahepatic cholestasis related to vanishing bile duct syndrome in Hodgkin's disease. *J Pediatr Gastroenterol Nutr*. 1997;24(4):430-433.

Gunasekaran TS, Hassall E, Dimmick JE, Chan KW. Hodgkin's disease presenting with fulminant liver disease. *J Pediatr Gastroenterol Nutr*. 1992;15(2):189-193.

Lefkowitch JH, Falkow S, Whitlock RT. Hepatic Hodgkin's disease simulating cholestatic hepatitis with liver failure. *Arch Pathol Lab Med*. 1985;109(5):424-426.

Liangpunsakul S, Kwo P, Koukoulis GK. Hodgkin's disease presenting as cholestatic hepatitis with prominent ductal injury. Eur J Gastroenterol Hepatol. 2002;14(3):323-327.

Marinone G, Lazzari R, Pellizzari F, Marinone MG. Acute cholestatic Hodgkin's lymphoma: an unusual clinical picture. Haematologica. 1989;74(3):293-296.

Mrzljak A, Gasparov S, Kardum-Skelin I, Colic-Cvrlje V, Ostojic-Kolonic S. Febrile cholestatic disease as an initial presentation of nodular lymphocyte-predominant Hodgkin lymphoma. World J Gastroenterol. 2010;16(35):4491-4493.

Yusuf MA, Elias E, Hübscher SG. Jaundice caused by the vanishing bile duct syndrome in a child with Hodgkin lymphoma. J Pediatr Hematol Oncol. 2000;22(2):154-157.

9

Infección tropical

Amir B. Orandi

MOTIVO PRINCIPAL DE CONSULTA

Fiebre y dolor de piernas.

ANTECEDENTES DE LA ENFERMEDAD ACTUAL

Niño de 10 años de edad que comenzó hace 4 días con dolor repentino en la parte media del muslo izquierdo. Este se exacerbaba al caminar, al extender la rodilla y al palpar o presionar la pierna. El dolor se aliviaba con el reposo y cuando se mantenía la rodilla ligeramente flexionada, con la pierna extendida hacia un lado. Sus síntomas se han agravado progresivamente, de tal manera que ahora apenas puede soportar peso o caminar.

Otros síntomas incluyen fiebre de hasta 39.4 °C durante los últimos 3 días y un episodio de vómito sin sangre ni bilis. No hay exantemas, disnea, cefalea o dolor en otras áreas. No se observa inflamación de la articulación. Sus síntomas comenzaron cuando ayudaba a su familia a mover cajas en el almacén, pero no recuerda haber tenido una lesión específica. La familia regresó recientemente de un viaje de 1 semana a Florida, Estados Unidos.

ANTECEDENTES MÉDICOS

No hay afecciones médicas crónicas, antecedentes de cirugía, medicación diaria o antecedentes familiares pertinentes.

EXPLORACIÓN FÍSICA

* Signos vitales: T: 38.2 °C, FC: 100 lpm, FR: 20 rpm, PA: 103/51 mm Hg.
* Chico con buen aspecto y simpático.
* Las exploraciones torácica, abdominal y neurológica son normales.
* Exploración musculoesquelética: para colocarse en reposo, posiciona la rodilla izquierda ligeramente flexionada, con la pierna en rotación externa. Manifiesta dolor con cualquier extensión de la rodilla o rotación interna de la cadera. Tiene dolor a la palpación profunda a lo largo de la parte media del muslo, pero la piel no está caliente, roja, ni tensa. La articulación de la rodilla no presenta derrame ni calor, y en la parte inferior de la pierna, el tobillo y el pie no se observa ninguna anomalía.

Estudios iniciales

* Radiografía del fémur izquierdo: normal.
* Ecografía de la cadera izquierda: sin derrame.
* Leucocitos: 6.6 (neutrófilos: 48%, linfocitos: 34%), Hb: 13, plaquetas: 267.
* QS: normal. Creatina-cinasa: 70.
* VSG: 25, CRP: 59.6.

CONSIDERACIONES DIAGNÓSTICAS

Infeccioso	Ortopédico/traumatológico	Reumatológico	Oncológico
Osteomielitis	Epifisiolistesis de la cabeza femoral	Artritis idiopática juvenil	Sarcoma de Ewing
Piomiositis	Hematoma	Miositis inflamatoria idiopática	Osteosarcoma
Artritis séptica	Miositis osificante	Sinovitis transitoria	

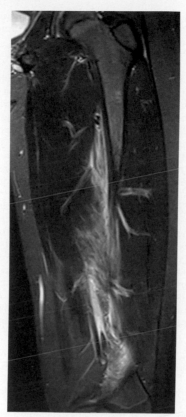

FIGURA 9-1 Resonancia magnética en la que se observa una vista coronal ponderada en T2 del muslo izquierdo, con miositis purulenta en el vasto medial izquierdo y la fascia intermuscular.

Estudios diagnósticos y resultados

- Resonancia magnética (RM) con y sin contraste del fémur izquierdo (fig. 9-1): hiperintensidad en T2/recuperación de inversión de τ corta (STIR, *short-tau inversion-recovery*) y realce centrado en el vasto medial izquierdo que se extiende a la fascia intermuscular, colindando con la cara posteromedial del eje femoral. Una pequeña lesión hiperintensa sin realce en T2, entre el músculo vasto medial y la corteza femoral, con restricción a la difusión, resulta representativa de un absceso no drenable.
- Hemocultivo: crecimiento de *Staphylococcus aureus* sensible a la meticilina (SASM) a las 16 h.

DIAGNÓSTICO

1. **Piomiositis** del muslo izquierdo por SASM
2. Bacteriemia por SASM

PUNTOS DE ENSEÑANZA

También conocida como *miositis tropical*, la *piomiositis* es una infección bacteriana intramuscular aguda ocasionada por diseminación hematógena al músculo esquelético. No deriva de una infección del hueso adyacente ni de un traumatismo penetrante. Descrita por primera vez por Scriba en Japón, hacia 1885, se le conoce como *miositis tropical*, ya que se le suele ver con gran frecuencia en algunas regiones geográficas tropicales. Presenta un predominio masculino de 2:1 y hasta el 50% de los casos ocurren en niños y adultos jóvenes. Hacia finales del siglo xx, se informó cada vez más su presencia en regiones templadas, pero en la actualidad sigue teniendo predilección por las regiones del sur de los Estados Unidos. Aunque la mayoría de los casos se observan en individuos previamente sanos, cada vez se informa más su presencia en los pacientes inmunodeprimidos, particularmente aquellos con el virus de la inmunodeficiencia humana.

La patogenia se describe en tres etapas: una fase invasiva temprana en la que se producen síntomas musculares de dolor e inflamación durante un máximo de 2 semanas, seguida de una fase supurativa en la que comienzan los síntomas sistémicos y se desarrolla la formación de un absceso local (el 90% de los pacientes se presentan en esta fase). Si no se trata, puede producirse una tercera fase septicémica. La leucocitosis y los marcadores inflamatorios elevados se observan en las etapas segunda y tercera. Los estudios de imagen son la herramienta diagnóstica más útil: la RM es la modalidad preferida por su alta sensibilidad para identificar los abscesos y diferenciarlos de la fascitis necrosante. La enfermedad puede presentarse con lesiones únicas o múltiples; las ubicaciones más habituales son la pelvis y la musculatura de los miembros inferiores.

S. aureus es el patógeno más frecuente, pero se publican casos polimicrobianos y estériles. También se ha informado el aumento de la incidencia de *S. aureus* resistente a la meticilina adquirido en la comunidad.

Aunque la cadera izquierda no pudo ser examinada completamente debido al dolor, los síntomas se ubican en zonas no articulares de la pierna, lo que debería hacer pensar en diagnósticos distintos a la patología articular de la cadera. La presencia de fiebre alta, la progresión de los síntomas y los hallazgos durante la exploración física sugieren una infección a nivel profundo, como osteomielitis, piomiositis o, menos probable, artritis séptica. Cualquier sospecha de estas entidades debería motivar la realización de pruebas mediante cultivo para descartar una infección del torrente circulatorio.

No es de esperar que la enfermedad reumática se presente de una forma tan aguda. La sinovitis transitoria de la cadera es una posibilidad; sin embargo, los síntomas no se ubican en la articulación de la cadera. Además, la fiebre alta concurrente con los síntomas musculoesqueléticos sería incompatible con la sinovitis transitoria, la cual suele ser un proceso reactivo postinfeccioso.

Lecturas recomendadas

Chou H, Teo HE, Dubey N, Peh WC. Tropical pyomyositis and necrotizing fasciitis. *Semin Musculoskelet Radiol*. 2011;15(5):489-505.

Christin L, Sarosi GA. Pyomyositis in North America: case reports and review. *Clin Infect Dis*. 1992;15(4):668-677.

Comegna L, Guidone PI, Prezioso G, et al. Pyomyositis is not only a tropical pathology: a case series. *J Med Case Rep*. 2016;10(1):372.

Lemonick DM. Non-tropical pyomyositis caused by methicillin-resistant Staphylococcus aureus: an unusual cause of bilateral leg pain. *J Emerg Med*. 2012;42(3):e55-e62.

Pannaraj PS, Hulten KG, Gonzalez BE, Mason EO Jr, Kaplan SL. Infective pyomyositis and myositis in children in the era of community-acquired, methicillin-resistant *Staphylococcus aureus* infection. *Clin Infect Dis*. 2006;43(8):953-960.

10 «Me duele sentarme»

Ray Kreienkamp, Jenna N. Diaz

MOTIVO PRINCIPAL DE CONSULTA

«Me duele sentarme».

ANTECEDENTES DE LA ENFERMEDAD ACTUAL

Adolescente de 14 años de edad, mujer, acude al servicio de urgencias debido a un dolor creciente en la nalga izquierda de 7 días de evolución. El dolor se intensificó de manera notable durante la semana anterior, hasta el punto de que la paciente ya no podía sentarse ni agacharse. Negó haber sufrido alguna lesión en la zona; haber tenido fiebre, náusea, vómito, diarrea, deposiciones sanguinolentas, artralgias, exantemas, antecedentes familiares de infección por *Staphylococcus aureus* resistente a la meticilina; o haber viajado recientemente. Era notablemente pequeña para su edad. Peso: 21.9 kg ($z = -7.66$), estatura: 139 cm ($z = -3.39$) e índice de masa corporal ($z = -6.49$). Su padre informó que comía tres veces al día, pero que se saciaba pronto, por lo que terminaba comiendo menos de un 50% de lo que se le ofrecía. No ha ganado peso adecuadamente durante los últimos años, y recientemente ha tenido una pérdida de peso de 9 kg. La paciente y su padre no informaron de ningún problema de seguridad alimentaria.

ANTECEDENTES MÉDICOS

A la edad de 10 años, se le sometió a pruebas en busca de enfermedad celíaca debido a su escaso crecimiento. La transglutaminasa tisular (TGt)-inmunoglobulina (Ig) G era de 14 U/mL (normal: < 10 U/mL) y la TGt-IgA era menor de 2 U/mL, mientras que la IgA total (207 mg/dL) era normal y los anticuerpos IgA endomisiales eran negativos. Sin embargo, se le inició una dieta sin gluten (que no cumplía de manera regular) y se le indicó un «estimulante del apetito».

Antecedentes familiares/sociales

Factores hereditarios: no hay lupus eritematoso sistémico, enfermedad celíaca, enfermedad inflamatoria intestinal (EII), artritis reumatoide u otros trastornos autoinmunitarios. No hay malignidad de inicio. No se conocen trastornos endocrinos.

Entorno familiar: no ha acudido a un médico de atención primaria en los últimos 2 años. Vive con su padre y está entrando al primer año de la escuela secundaria.

EXPLORACIÓN FÍSICA

- Signos vitales: T: 37.1°C, FC: 168 lpm, FR: 36 rpm, PA: 98/65 mm Hg, SpO_2: 96%.
- Generales: alerta, cooperativa, con dolor, gravemente desnutrida, parece más joven que la edad declarada.
- Ojos: conjuntivas claras, PIRL, MEOI.
- Bucofaringe: MMH, no se observan lesiones.
- Nariz: sin secreciones.
- Cuello: flexible y sin linfadenopatías.
- Pulmones: limpios a la auscultación, trabajo respiratorio normal y buena entrada y salida de aire.
- CV: taquicardia; ritmo regular; R_1 y R_2 normales; sin soplos, roces o ritmo de galope.
- Axilas: no hay linfadenopatía axilar.
- Abdomen: tejido adiposo mínimo, sin dolor, sin distensión, ruidos intestinales presentes, sin masas tumorales ni organomegalias.

- Genitourinario: nalga izquierda con una zona caliente y fluctuante a lo largo del pliegue glúteo, de 3 × 4 cm de superficie. Hay material purulento que drena espontáneamente en la parte superior. Sensibilidad intacta.
- Extremidades: calientes y bien perfundidas; sin edema, dolor o inflamación articular; sin rasguños.
- Pulso: pulsos radiales 2+, simétricos.
- Piel: sin exantemas, pelo fino disperso, injertos de piel en los pies.
- Neurológico: alerta, rostro simétrico, PIRL, mueve todas las extremidades, tiene tono normal.

CONSIDERACIONES DIAGNÓSTICAS

- Enfermedad de Crohn
- Absceso
- Anorexia
- Enfermedad celíaca
- *Helicobacter pylori*
- Neoplasia maligna
- Negligencia

Estudios diagnósticos

- **Resultados de las pruebas de laboratorio**:
  - BHC: leucocitos: 15100/mm^3, Hb: 8.4 g/dL, hematocrito: 28.1%, plaquetas: 620000/mm^3, VEM: 59.0 fL.
  - QS: albúmina: 3.1 g/dL, fosfatasa alcalina: 107 U/L, ALT: < 5 U/L, AST: 12 U/L.
  - VSG: 35 mm/h, CRP: 92.2 mg/L.
  - TSH: 4.18 μUI/mL, fT$_4$: 1.22 ng/dL.
  - Fósforo: 3.0 mg/dL.
  - IgA: 202 mg/dL, tTG-IgA: < 0.5 U/mL.
  - Hierro: 8 μg/dL, capacidad total de fijación de hierro (CTFH): 186 μg/dL, saturación de transferrina: 4%.
  - 25-hidroxivitamina D: 8 ng/mL.
- **Estudios de imagen:**
  - Ecografía de pelvis: absceso en la nalga izquierda de 3.4 × 3.1 × 3.1 cm^3.

Resultados

Procedimientos quirúrgicos

Observaciones del cirujano: bajo anestesia general, se realizó una incisión y se drenó el absceso glúteo izquierdo. Se identificó un trayecto fistuloso que iba desde la cavidad del absceso hasta el conducto anal y el recto, justo distal a la línea dentada. Se drenaron cerca de 20 mL de pus. Se irrigó la herida y se colocó un drenaje.

Estudios de imagen adicionales

Resonancia magnética de abdomen: segmento de 10 cm de íleon distal y de ciego con indicios de inflamación y cambio flemonoso circundante debido a enfermedad penetrante. Acumulación de líquido interesfinteriano con forma de herradura y restricción de la difusión, con drenaje colocado del lado izquierdo.

DIAGNÓSTICO

Enfermedad de Crohn, con absceso y fístula perianales.

Tratamiento/seguimiento

- Prednisolona 1 mg/kg, c/24 h.
- Ciprofloxacino 250 mg, c/12 h.
- Metronidazol 220 mg, c/8 h.
- Suplemento alimenticio, c/8 o 12 h (adicional a las comidas) para mejorar el estado nutricional.
- Colecalciferol 2 000 UI, c/24 h.

- Multivitamínico con ácido fólico, c/24 h.
- Plan para iniciar con infliximab una vez que la infección y el absceso se hayan aliviado.

PUNTOS DE ENSEÑANZA

La *enfermedad de Crohn* es una EII inmunomediada que destaca por la naturaleza transmural de la inflamación. Este patrón transmural conduce al desarrollo de fístulas y abscesos alrededor del ano y en otras ubicaciones a lo largo del tubo digestivo (como sucedió en este caso). La mayoría de los pacientes presentan manifestaciones intestinales, como dolor abdominal, diarrea, pérdida de peso o rectorragia.

Esta paciente presentaba una enfermedad de Crohn *perianal*, definida como una inflamación en el ano o cerca de él, que incluye marcas, fisuras, fístulas, abscesos o estenosis. Los pacientes pueden presentar dolor, prurito, sangrado, secreción purulenta o incontinencia fecal. Se puede intentar el drenaje quirúrgico (como en este caso) para aliviar la presión y el dolor, con un tratamiento subsecuente con antibióticos. Se ha utilizado el metronidazol con eficacia, pero a menudo se asocia con una alta tasa de recidivas tras su suspensión. A menudo se utilizan el metronidazol, el ciprofloxacino o una combinación de ambos, aunque es necesario seguir investigando, especialmente en los pacientes pediátricos, para determinar cuál es el mejor régimen.

Los pacientes con enfermedad de Crohn corren el riesgo de sufrir múltiples déficits nutricionales. El de vitamina D es frecuente y puede provocar una disminución de la densidad ósea. También es frecuente la anemia, a menudo secundaria a la insuficiencia de hierro. Sin embargo, en este contexto, la anemia podría reflejar una enfermedad crónica con una baja CTFH, como sucedió en este caso. Los pacientes con enfermedad de Crohn y alteración del intestino delgado, especialmente los que tienen una enfermedad que afecta al íleon terminal, deben ser examinados para detectar una insuficiencia sérica de la vitamina B_{12}.

Este caso presenta varias características didácticas. Las alteraciones graves del crecimiento son cada vez más infrecuentes, ya que la consciencia en la comunidad, las derivaciones tempranas y la facilidad de la colonoscopia han facilitado el diagnóstico temprano de la enfermedad de Crohn. La desnutrición de esta paciente se atribuyó inicialmente de forma errónea a la enfermedad celíaca sin realizar más pruebas, lo que retrasó el diagnóstico de la EII.

La *enfermedad celíaca* es un trastorno inmunomediado desencadenado por el gluten y otras prolaminas del trigo, la cebada y el centeno. La pruebas de enfermedad celíaca deben considerarse en aquellos pacientes con síntomas gastrointestinales como diarrea crónica, dolor abdominal, distensión o pérdida de peso sin otra causa identificable, como en este caso. La mejor prueba para la enfermedad celíaca es la tTG-IgA. Cuando hay deficiencia de la IgA, se requiere un estudio de tTG-IgG, de anticuerpos antiendomisiales o de anticuerpos contra los péptidos de gliadina desamidados para corroborar la enfermedad celíaca. Sin embargo, estas pruebas no se recomiendan como estudio de detección inicial en los individuos capaces de producir IgA, ya que una prueba de IgG positiva aislada con una prueba de IgA negativa, en un individuo que produce IgA, es poco probable que se trate de una enfermedad celíaca. Las anomalías en estas pruebas solo son indicativas de la necesidad de realizar una endoscopia con biopsia que confirme o descarte el diagnóstico de enfermedad celíaca. En este caso, la pérdida de peso que se creía asociada con la enfermedad celíaca quizá era una manifestación propia de la enfermedad de Crohn. De hecho, se ha informado de serologías celíacas positivas en pacientes con enfermedad de Crohn mal tratada.

Lecturas recomendadas

de Zoeten EF, Pasternak BA, Mattei P, et al. Diagnosis and treatment of perianal Crohn disease: NASPGHAN clinical report and consensus statement. *J Pediatr Gastroenterol Nutr.* 2013;57:401-412.

Di Tola M, Sabbatella L, Anania MC, et al. Anti-tissue transglutaminase antibodies in inflammatory bowel disease: new evidence. *Clin Chem Lab Med.* 2004;42:1092-1097.

Hill ID, Fasano A, Guandalini S, et al. NASPGHAN clinical report on the diagnosis and treatment of gluten-related disorders. *J Pediatr Gastroenterol Nutr.* 2016;63:156-165.

Husby S, Koletzko S, Korponay-Szabo I, et al. European society paediatric gastroenterology, hepatology and nutrition guidelines for diagnosing coeliac disease 2020. *J Pediatr Gastroenterol Nutr.* 2020;70:141-156.

Nitzan O, Elias M, Peretz A, et al. Role of antibiotics for treatment of inflammatory bowel disease. *World J Gastroenterol.* 2016;22:1078-1087.

Rufo PA, Denson LA, Sylvester FA, et al. Health supervision in the management of children and adolescents with IBD: NASPGHAN recommendations. *J Pediatr Gastroenterol Nutr.* 2012;55:93-108.

11 Agallas

Audrey R. Odom John, Andrew J. White

MOTIVO PRINCIPAL DE CONSULTA

Exantema con prurito.

ANTECEDENTES DE LA ENFERMEDAD ACTUAL

Niña de 8 años de edad que estaba visitando una cabaña en el bosque, cerca de un lago, a 1 hora al oeste de San Luis (Misuri, Estados Unidos), durante la primera semana de septiembre. Había pasado el día entrando y saliendo del lago; cada vez que entraba se ponía el traje de baño que había dejado a secar colgado en la terraza de la cabaña. A primera hora de la tarde, se quitó el bañador y encontró pápulas dispersas y vesículas pequeñas en una distribución de «traje de baño». Eran intensamente pruriginosas, muy molestas y perturbaban su sueño. No tenía fiebre ni exantema en otras partes y se sentía bien.

ANTECEDENTES MÉDICOS

Infección de las vías urinarias a las 6 semanas de edad.

Medicación

Ninguna.

Antecedentes familiares/sociales

Ha estado durmiendo en una cabaña con evidente cohabitación de ratones, ha estado haciendo senderismo en el bosque y nadando en un lago de agua dulce, y ha recibido numerosas picaduras de mosquitos. Ha encontrado algunas garrapatas caminando sobre ella, aunque ninguna estaba incrustada. Su familia tiene dos perros sanos en casa, los cuales los acompañaron a la cabaña. Había hojas de roble sobre la terraza de la cabaña. No se sabe de exposición a la varicela o al herpes zóster.

EXPLORACIÓN FÍSICA

Hay pápulas dispersas en el tórax, el abdomen, la ingle y la espalda (fig. 11-1), pero no en la cara, el cuello y las extremidades. Todas las lesiones tenían un aspecto similar (no había unas más antiguas que otras). La mayoría eran eritematosas, de entre 2 y 3 mm de diámetro, y algunas lesiones eran vesiculares.

CONSIDERACIONES DIAGNÓSTICAS

Las consideraciones iniciales en este caso se centraron en lo siguiente:

1. Varicela en un niño vacunado. Esto se consideró poco probable dada la aparición simultánea de todas las lesiones, la vacunación previa, la relativa escasez de vesículas y la falta de una exposición conocida.
2. Picaduras de niguas (insectos de la familia *Trombiculidae*, también conocidos como chinches de las bayas, ácaros de la cosecha, ácaros rojos y ácaros de los matorrales). Esta etiología era compatible con la intensidad del prurito observado en este caso y también con el aspecto vesicular de algunas lesiones. Sin embargo, las picaduras de niguas se consideraron poco probables dada la distribución observada, ya que la dermatitis por niguas se observa con mayor frecuencia en

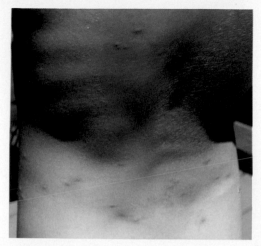

FIGURA 11-1   Exantema.

los miembros inferiores, donde los insectos entran en contacto con las personas que suelen caminar entre hierbas altas.

3. Cercariosis cutánea (también conocida como *prurito del nadador* o *dermatitis por cercarias*). La cercariosis cutánea es un prurito frecuente y transitorio causado por la reacción a las cercarias del esquistosoma (larvas de gusanos planos), que están presentes en muchos lagos de los Estados Unidos. Los seres humanos son hospederos finales de estos parásitos zoonóticos, que no deben confundirse con los agentes causantes de la esquistosomosis humana (*Schistosoma mansoni* y *Schistosoma haematobium*). No obstante, la dermatitis por cercarias tiende a estar ampliamente distribuida en las partes del cuerpo expuestas al agua, y no coincide con la distribución del exantema en este caso.

La evidente distribución «en traje de baño», el hecho de que esta prenda se haya dejado a secar en la terraza y algunas otras consideraciones adicionales, llevaron al diagnóstico.

DIAGNÓSTICO

Dermatitis por ácaros de la hoja del roble.

PUNTOS DE ENSEÑANZA

Los seres humanos son hospederos accidentales de unos ácaros diminutos (no distinguibles a simple vista) que se alimentan de las *mosquitas de la avispa de la hoja del roble*.

Las avispas de las agallas (de la familia **Cynipidae**, **orden** *Hymenoptera* [de las que hay más de 1300 especies]) ponen huevos en las hojas de los árboles y, cuando los huevos eclosionan, las larvas, llamadas *mosquitas*, se alimentan de las hojas. Al principio, esto provoca un borde marrón en las hojas, pero finalmente las hojas forman «agallas» o crecimientos anómalos, como se ve en la figura 11-2.

Dentro de estas agallas, hay numerosas crías de avispas (mosquitas) y también un *segundo insecto oportunista*, el ácaro de la agalla de la hoja del roble **Pyemotes herfsi**, el cual se alimenta de las mosquitas (*P. herfsi* inyecta una potente neurotoxina que paraliza a la mosquita, lo que permite al ácaro alimentarse de esta a placer dentro de su linfa).

Estos ácaros son muy pequeños y atraviesan fácilmente los mosquiteros de las ventanas. Pueden ser dispersados por el viento con facilidad, y cuando entran en contacto con los seres humanos, se complacen en morderlos, produciendo un exantema intensamente pruriginoso. Por lo tanto, los ectoparásitos son los responsables de la enfermedad humana, no las avispas de las agallas en sí. El tratamiento con antihistamínicos tópicos u orales suele ser suficiente, y es muy recomendable eliminar la exposición a los ácaros.

Desenlace: en la terraza donde se secaban los trajes de baño había numerosas hojas de roble con agallas evidentes.

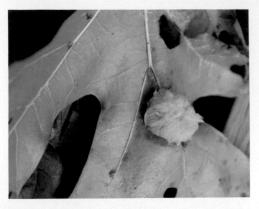

FIGURA 11-2   Agalla de la hoja del roble.

Lecturas recomendadas

Broce AB, Zurek L, Kalisch JA, et al. Pyemotes herfsi (Acari: pyemotidae), a mite new to North America as the cause of bite outbreaks. *J Med Entomol*. 2006;43(3):610-613.
Hansen G, Taylor C, Goedeke J, et al. Outbreak of pruritic rashes associated with mites—Kansas, 2004. *MMWR (Morb Mortal Wkly Rep)*. 2005;54(38):952-955.

12

Está en los genes

Lauren Littell, Grace Ellen Kennedy

MOTIVO PRINCIPAL DE CONSULTA

Dolor abdominal.

ANTECEDENTES DE LA ENFERMEDAD ACTUAL

Adolescente de 13 años de edad, varón, acude al servicio de urgencias con 2 semanas de dolor abdominal epigástrico y en el cuadrante superior derecho (CSD). El dolor era constante, sordo y se intensificaba con el movimiento. Tuvo algunos episodios de emesis no sanguinolenta ni biliosa. También se encontraba debilitado y cansado, tenía poco apetito y sentía calor. Le costaba subir y bajar escaleras y se cansaba rápidamente cuando jugaba al baloncesto.

En el servicio de urgencias, su FC era de 104 lpm y su FR de 22 rpm. La evaluación incluyó:

- Inmunoglobulina (Ig) M contra el virus de Epstein-Barr (VEB) negativa, IgG contra el VEB positiva.
- QS: proteína: 5.7 g/dL, **ALT: 192 U/L, AST: 127 U/L.**
- Leucocitos: 11 500/mm³, Hb: 12 g/dL.
- **El tiempo de protrombina y el INR se elevaron a 20.4 s y 1.8, respectivamente.**
- Pruebas de hepatitis viral: negativas.
- La ecografía abdominal completa fue normal, con excepción de pequeños derrames pleurales bilaterales.
- En la radiografía de tórax (fig. 12-1) se observa una cardiomegalia leve.

Debido al vómito, el dolor abdominal y la elevación de las transaminasas, el paciente fue ingresado en el servicio de gastroenterología con un presunto diagnóstico de **hepatitis**.

ANTECEDENTES MÉDICOS

Ninguno.

Antecedentes familiares/sociales

Vive con sus padres. Acaba de regresar de unas vacaciones familiares en Cancún (México).

EXPLORACIÓN FÍSICA

- FC: 100-110 lpm.
- Generales: joven alerta, de aspecto cansado.
- Ojos: pupilas isocóricas, redondas y reactivas a la luz, sin ictericia escleral ni eritema conjuntival.
- Pulmones: limpios, sin sibilancias, estertores o roncus.
- Cardiovascular: frecuencia y ritmo regulares, R_1 y R_2 normales. No hay soplos, roces o ritmos de galope. Precordio normal.
- Abdomen: blando, sin distensión. Dolor difuso leve a la palpación, el cual se acentúa en el epigastrio y en el CSD. El borde del hígado se encontraba 2.54 cm por debajo del borde costal. No hay esplenomegalia.

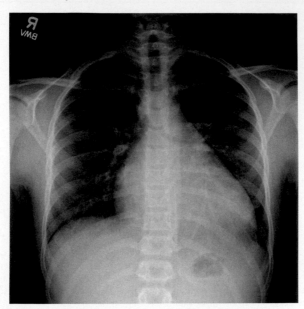

FIGURA 12-1 Radiografía de tórax.

CONSIDERACIONES DIAGNÓSTICAS

La combinación de cardiomegalia, hepatomegalia y cansancio por esfuerzo llevó a los residentes de ingreso a considerar la insuficiencia cardiaca como una posible causa.

Estudios diagnósticos

Los resultados de las nuevas pruebas de laboratorio mostraron un ligero empeoramiento de las transaminasas, pero una mejoría de la función sintética, con un INR más bajo.

El péptido natriurético de tipo B estaba elevado, con cifras de 1388 pg/mL (rango de referencia 0-39 pg/mL).

Se consultó con el servicio de cardiología y se realizó una ecocardiografía que mostró una drástica reducción de la función sistólica biventricular, con una fracción de acortamiento del 7% y una fracción de eyección del 19%.

DIAGNÓSTICO

Miocardiopatía dilatada.

Tratamiento/seguimiento

El paciente fue trasladado a la unidad de cuidados intensivos cardiacos y tratado con una infusión de milrinona. Se le diagnosticó una miocardiopatía dilatada de causa (inicialmente) desconocida. No mejoró y fue incluido en la lista de trasplantes. Posteriormente, recibió su trasplante cardiaco.

Un análisis de cariotipo molecular mostró mutaciones en la cadena pesada de la miosina 7 (*MYH7*) y en la troponina 13 (*TNN13*). A continuación, se realizaron pruebas a los progenitores, quienes resultaron positivos para la variante *TNN13*; la madre fue positiva para la variante *MYH7*.

PUNTOS DE ENSEÑANZA

La insuficiencia cardiaca puede producirse como consecuencia de una causa estructural (por lo general congénita) o funcional (p. ej., una miocardiopatía). Las cardiopatías congénitas son una de las principales causas de insuficiencia cardiaca en los lactantes, con una incidencia de aproximadamente 8 por cada 1000 nacidos vivos, de los cuales el 20% desarrollan insuficiencia cardiaca.

Las características clínicas de la insuficiencia cardiaca en los lactantes son inespecíficas e incluyen alimentación deficiente o sudoración durante las tomas, dificultad respiratoria y escaso aumento de peso. Los niños mayores pueden presentar características similares a la presentación clásica de los adultos, como intolerancia al ejercicio, disnea de reposo, ortopnea y edema o ascitis, pero estas pueden no ser reconocidas inicialmente. Aunque la insuficiencia cardiaca es un tema al que se dedica mucha atención en los extremos de la edad, los pediatras deben aprender a reconocer también la presentación en los niños mayores.

La miocardiopatía está presente en alrededor del 12-15% de los niños con insuficiencia cardiaca; la miocardiopatía dilatada representa alrededor del 90% de todas las miocardiopatías pediátricas. Según el Pediatric Cardiomyopathy Registry de los Estados Unidos, en aproximadamente dos tercios de los casos de miocardiopatía dilatada primaria no se identifica ninguna causa. De los que tienen una causa conocida, alrededor de la mitad se deben a miocarditis, y el resto a enfermedades neuromusculares, sobre todo a distrofia muscular de Duchenne y Becker, errores congénitos del metabolismo o síndromes de malformación. También puede producirse una miocardiopatía dilatada secundaria, debida a la toxicidad de los fármacos o a trastornos endocrinos.

Considerado inicialmente como un paciente con enfermedad gastrointestinal, el equipo de ingreso descubrió que se trataba de una miocardiopatía con base en la exploración física y la radiografía de tórax. Las transaminasas elevadas no eran particularmente altas, lo que ayudó al equipo a pensar en posibilidades alternas (ajenas al ámbito hepático).

La presencia de dos mutaciones es interesante. Los padres del paciente eran ambos heterocigotos para el gen *TNNI3* y el propio paciente era homocigoto, lo que cuadra con el patrón de herencia autosómico recesivo propio de esta forma de miocardiopatía. Sin embargo, para el gen *MYH7*, que se cree que es autosómico dominante, tanto el paciente como su madre eran portadores de mutaciones, aunque solo el paciente era sintomático. Se recomendó que la propia madre se sometiera a una electrocardiografía y una ecocardiografía, en busca de una posible miocardiopatía.

El riesgo de muerte o de trasplante cardiaco a los 5 años para los pacientes con miocardiopatía dilatada es del 50%, pero estos porcentajes varían en función de la causa subyacente. El paciente de este caso presentaba factores de riesgo que se sabe tienen un peor pronóstico: mayor edad, insuficiencia cardiaca congestiva más avanzada y una función ventricular deficiente. Aunque el trasplante de corazón le salvó la vida, este conlleva sus propios riesgos y problemas a largo plazo.

Lecturas recomendadas

Jayaprasad N. Heart failure in children. *Heart Views*. 2016;17(3):92-99.

OMIM Entry—#611880—Cardiomyopathy, Dilated, 2A; CMD2A [Internet]. Omim.org; 2008. Consultado el 12 de enero de 2020. https://omim.org/entry/611880

OMIM Entry—#160760—Myosin, Heavy Chain 7, Cardiac Muscle, Beta; MYH7 [Internet]. Omim.org; 1986. Consultado el 12 de enero de 2020. https://www.omim.org/entry/160760

Rossano JW, Kim JJ, Decker JA, et al. Prevalence, morbidity, and mortality of heart failure-related hospitalizations in children in the United States: a population-based study. *J Card Fail*. 2012;18:459-470.

Taylor M, Carniel E, Mestroni L. Cardiomyopathy, familial dilated. *Orphanet J Rare Dis*. 2006;1(1):27.

Towbin JA, Lowe AM, Colan SD, et al. Incidence, causes, and outcomes of dilated cardiomyopathy in children. *J Am Med Assoc*. 2006;296(15):1867-1876.

13 El secretillo de Benjamín

Peter Putnam

MOTIVO PRINCIPAL DE CONSULTA

Niño de 10 años de edad que «regresa la comida» todos los días desde los 3 o 4 años. La madre y el padre describieron con mucha precisión lo que sucede, aunque el niño (Benjamín) aportó gran parte de la información por sí mismo.

ANTECEDENTES DE LA ENFERMEDAD ACTUAL

Cuando Benjamín tenía 3 o 4 años de edad, poco después de que la familia se trasladara del medio oeste a la costa oeste de los Estados Unidos (el padre es ingeniero y la familia ha viajado a menudo), la madre comenzó a notar un olor agrio en el aliento de Benjamín hacia el final del día, el cual a veces asociaba con una remasticación de la comida en la parte posterior de la boca. El padre admite que Benjamín no es consciente de su comportamiento. Por su parte, el niño dice que lo hace al menos unas 20 veces al día. Dice que tiene una sensación «rara» en el estómago, la cual desaparece cuando regresa algo de comida o líquido. A veces se lo traga inmediatamente, mientras que otras vuelve a masticar la comida para volverla a tragar. Rara vez expulsa la comida. Este comportamiento parece no causarle ninguna molestia.

Dice que los alimentos procesados, como las salchichas y los almuerzos escolares, en contraste con la comida preparada por su madre, parecen agravar el problema. También lo hacen los productos lácteos. Ha bebido «leche con lactobacilos» durante 3 años, pero no ha notado ningún cambio en sus síntomas. Se le preguntó si sus compañeros de clase habían percibido el olor a vómito y habían decidido sentarse lejos de él. Él dijo que no, pero la madre ha notado ese olor.

Esta actividad parece formar parte de su vida cotidiana y no parece afectarle mucho. No interrumpe sus clases ni su vida social porque sus amigos y profesores la desconocen, ya que es discreto al realizarla. No se queja de dolor o sensación de ardor en el tórax o en el epigastrio. Nunca ha tenido fiebre, disfagia u otros síntomas de esofagitis. Lleva un seguimiento regular cada 6 meses con un dentista, quien ha observado muchos problemas. Tiene algunos empastes en sus muelas.

La madre es observadora y acepta el hábito de Benjamín, pero, preocupada por la posibilidad de que dicho hábito traiga consecuencias para su hijo en el futuro, le ha alentado a que intente reducir la frecuencia. Sigue notando la halitosis de su hijo hacia el final del día. Ella le ha sugerido previamente que trate de inhibir la regurgitación cuando sienta este impulso, al menos de manera ocasional. Esto no ha parecido disminuir el hábito de Benjamín, quien teme que la sensación extraña que tiene en el estómago dure más tiempo o se agrave si suprime la regurgitación.

ANTECEDENTES MÉDICOS

Benjamín fue un recién nacido de término que no tuvo problemas durante la primera infancia. Fue amamantado durante los primeros 6 meses de vida y luego recibió leche de fórmula; desde entonces lleva una dieta regular y equilibrada. Durante los primeros 3 años de vida, no tuvo problemas de vómito, diarrea, estreñimiento o crecimiento. Siempre ha crecido en el percentil 50 de altura y peso.

ANTECEDENTES DEL DESARROLLO

A Benjamín siempre le ha ido bien en la escuela. Al hablar con él y explorarlo, se deja ver que es un niño muy brillante para su edad. Es muy observador y verbalizó sus propios pensamientos, ideas y preguntas acerca de la discusión que tuvo lugar sobre su hábito. Él, al igual que sus padres, no parecía demasiado preocupado, parecía bien adaptado y se ve que disfruta de muchas cosas en su vida.

Antecedentes familiares/sociales

Se encuentra en cuarto grado de primaria, juega baloncesto y practica otros deportes. La familia vive en un terreno de 12 ha. Benjamín es el hijo mayor y vive con su madre, su padre y una hermana de 6 años; todos se encuentran bien. El padre es un ingeniero que supervisa equipos de perforación petrolera. Es un trabajo que le satisface y les proporciona la seguridad financiera que requieren para vivir en el lugar que prefieren, actualmente en el medio oeste de los Estados Unidos. El padre está fuera durante 1 mes y luego en casa durante otro mes. La madre se queda en casa.

EXPLORACIÓN FÍSICA

- Signos vitales: estatura: 140 cm, peso: 30 kg, ambos rangos en el percentil 50 para su edad.
- Aspecto general: con crecimiento adecuado, bastante observador y buen conversador para su edad.
- CONGO: normal.
- Bucofaringe: normal y sin úlceras. La parte posterior de sus dientes se aprecian normales (sin caries).
- Pulmones: despejados bilateralmente.
- Cardiovascular: frecuencia y ritmo regulares, R_1/R_2 normales sin soplo ni ritmo de galope.
- Abdomen: normal, sin masas tumorales ni hepatoesplenomegalia y sin dolor.
- Extremidades: dentro de los límites normales.
- Neurológico: dentro de los límites normales.

Benjamín parecía mostrar cierto tono de orgullo y desconcierto en su voz y en su rostro cuando era el «centro de atención» de la conversación. Se impuso en la anamnesis, sin que se le dirigieran las preguntas específicamente; respondió a la mayoría de ellas sin mirar a ninguno de los progenitores, solo al interrogador, un comportamiento diferente en un entorno que resulta intimidante para muchos niños de su edad. Proyecta confianza en sí mismo, un estilo que podría ser reflejo de su inteligencia y de la frecuente ausencia de su padre.

CONSIDERACIONES DIAGNÓSTICAS

- Enfermedad por reflujo gastroesofágico
- Privación de estímulos
- Actividad autoestimulante
- Comportamiento «compensatorio» en respuesta a una dieta restrictiva
- Acidemia propiónica
- Acalasia

Estudios diagnósticos

El ácido propiónico, el amoníaco y los anticuerpos antigluten en suero resultaron normales. Se obtuvo un estudio de tránsito gastroduodenal que se interpretó como normal.

DIAGNÓSTICO

Mericismo, benigno.

Tratamiento/seguimiento

1. Calmar al paciente: como los niños que regurgitan y redeglutan los alimentos pueden convertirse en objeto de burlas de sus compañeros por el olor que despiden, se le alentó a que intentara suprimirlo cada vez más. Cuando se le propone, dice que si intenta retener la comida, la sensación extraña en el estómago continúa y a veces «se agrava». Se le animó a que participara activamente para que esa sensación se le pasara, sin necesidad de sacar la comida, haciendo una serie de respiraciones profundas y relajando los músculos del vientre.
2. Medidas de contingencia: se le comunicó a él y a sus padres que, si el mericismo continuaba o si aparecían otros síntomas, se debería considerar una reevaluación que incluyera una endoscopia superior, una manometría, una terapia de biorretroalimentación o una de modificación del comportamiento.

PUNTOS DE ENSEÑANZA

Con un desarrollo físico y psicológico normal, lo más probable es que este mericismo se trate de un hábito/comportamiento benigno y no sea síntoma de una enfermedad subyacente.

Este caso ilustra importantes lecciones que el Dr. Keating me enseñó y que son relevantes para mi práctica en la pediatría general. En primer lugar, los problemas sociales y de comportamiento pueden imitar una fisiopatología; de ahí que una revisión cuidadosa y completa de los antecedentes pueda descubrir estas posibilidades diagnósticas. En segundo lugar, como si de un detective se tratara, las observaciones del Dr. Keating sobre el comportamiento del chico, y no solo sus respuestas a las preguntas, ayudaron a «resolver el caso». Por último, aunque este caso terminó con un diagnóstico específico, muchos pacientes que vieron al Dr. Keating nunca recibieron una «respuesta» diagnóstica. A menudo, el trabajo del médico consiste en identificar las condiciones normales y benignas y tranquilizar a los pacientes y a las familias, protegiendo a los niños del riesgo de una evaluación adicional.

Lecturas recomendadas

Amarnath RP, Abell TL, Malagelada JR. The rumination syndrome in adults. A characteristic manometric pattern. *Ann Intern Med*. 1986;105:513-518.

Alexander RC, Greenswag LR, Nowak AJ. Rumination and vomiting in Prader-Willi syndrome. *Am J Med Genet*. 1987;28:889-895.

Hillman RE, Keating JP, Williams JC. Biotin-responsive propionic acidemia presenting as the rumination syndrome. *J Pediatr*. 1978;92:439-441.

Levine DF, Wingate DL, Pfeffer JM, Butcher P. Habitual rumination: a benign disorder. *Br Med J (Clin Res Ed)*. 1983;287:255-256.

Mackalski BA, Keate RF. Rumination in a patient with achalasia. *Am J Gastroenterol*. 1993;88:1803-1804.

Menking M, Wagnitz JG, Burton JJ, Coddington RD, Sotos JF. Rumination—a near fatal psychiatric disease of infancy. *N Eng J Med*. 1969;280:802-804.

Shay S, Johnson LF, Wong RK, et al. Rumination, heartburn, and daytime gastroesophageal reflux. A case study with mechanisms defined and successfully treated with biofeedback therapy. *J Clin Gastroenterol*. 1986;8:115-126.

14 La Odisea

Adam Eaton

MOTIVO PRINCIPAL DE CONSULTA

Crisis epilépticas.

ANTECEDENTES DE LA ENFERMEDAD ACTUAL

Lactante masculino de 20 meses de edad que ha tenido crisis epilépticas desde el nacimiento. El día del ingreso, se le pusieron los ojos en blanco y no estuvo consciente de su entorno durante un periodo breve. Los estudios de imagen que le realizaron previamente fueron interpretados como encefalomalacia multiquística, de la cual no se conocía la causa. Desde entonces hasta el día de su ingreso, fue tratado con fenobarbital 3 mL, dos veces al día (3 mg/kg por día). Hoy se le ha valorado en un servicio de urgencias local, y las crisis han cesado, pero se le ha remitido por una prueba de laboratorio anómala que resulta preocupante.

ANTECEDENTES MÉDICOS

Los resultados de laboratorio del servicio de urgencias son los siguientes:

- Hb: 15.3.
- Leucocitos: 16.
- VEM: 81.
- Plaquetas: 550 000.
- Glu: 71.
- BUN: 10.
- ALT: 23.
- AST: 24.
- **Fosfatasa alcalina: 4 892 UI/L** (110-302).
- Albúmina: 4.5.
- Na: 138.
- K: 4.9.
- CO_2: 22.
- Ca: 10.5.

Antecedentes familiares/sociales

Dieta: mixta, que incluye leche de vaca con vitamina D, 400 U/L. Nadie más en casa tiene crisis epilépticas.

EXPLORACIÓN FÍSICA

- Peso: 25%, estatura: 50%, perímetro cefálico: 25%.
- No se observa palidez, ictericia o cianosis.
- No se encontraron muñecas inflamadas, rodillas arqueadas, rosario costal ni frente prominente o masa tumoral abdominal. No hay rasgos dismórficos.

Las enzimas séricas no se pidieron de forma particular o específica, sino que formaban parte de un conjunto de pruebas, en este caso, de una QS. El objetivo principal del tratamiento en el servicio de urgencias era mejorar el control de las crisis epilépticas, lo cual se consiguió aumentando la dosis de fenobarbital. El problema restante era la fosfatasa alcalina significativamente elevada.

CONSIDERACIONES DIAGNÓSTICAS

* Tumor oculto
* Raquitismo u otra enfermedad ósea
* Obstrucción del árbol biliar

Estudios diagnósticos

No se realizaron estudios adicionales en el momento del ingreso.

DIAGNÓSTICO

Se determinó un diagnóstico de **fosfatasemia hiperalcalina transitoria** y el niño fue dado de alta a su casa.

Tratamiento/seguimiento

La repetición de la fosfatasa alcalina sérica, 1 mes después, fue normal, con **294 UI/L**.

DIAGNÓSTICO FINAL

Hiperfosfatasemia transitoria de la infancia (HTI), un síndrome benigno poco reconocido.

PUNTOS DE ENSEÑANZA

La hiperfosfatasemia transitoria se ha descrito en más de 180 casos desde 1980. Esta afección autolimitada y benigna se ha denominado *síndrome de Ulises* debido a la larga, errante y a veces peligrosa búsqueda de una enfermedad subyacente que logre explicar la prueba de laboratorio. Las elevaciones suelen ser mayores que las observadas en los procesos patológicos que se asocian con la hiperfosfatasemia: la enfermedad biliar o el raquitismo rara vez producen concentraciones de fosfatasa alcalina por encima de 3 000 (normalmente están entre 600 y 1 800). Los niños con HTI suelen tener entre 1 500 y 12 000 UI/L.

La causa de esta afección sigue siendo incierta. Los estudios isoenzimáticos muestran una enzima derivada tanto del hígado como del hueso. Parece que la alta concentración sérica se debe a una degradación retardada de una molécula anómala (ácido siálico adicional), más que a una mayor liberación de enzima del tejido.

La fosfatasa alcalina suele volver a la normalidad en 1 mes, pero ocasionalmente aumenta antes de bajar de manera definitiva. A menudo se le descubre cuando se realiza una QS. El niño suele padecer alguna enfermedad no relacionada (con frecuencia diarrea), lo que lleva a realizar las pruebas.

Cuando se informa un valor muy alto de la fosfatasa alcalina, se puede sospechar la naturaleza benigna de este problema, tranquilizar a los padres y repetir la prueba en 1 mes, en lugar de embarcarse en el famoso **Argo** de Jasón.

Punto final

Este caso siempre ha sido interesante para mí, no necesariamente por la elevación de la fosfatasa alcalina, sino porque su naturaleza nos recuerda el concepto de probabilidad prepueba y su relación con la utilidad que tienen las pruebas de laboratorio. Tal vez fue en las décadas de 1990 y 2000 cuando los perfiles de laboratorio se convirtieron en algo habitual, y ahora son la norma. Esto aumenta la probabilidad de que cualquiera de nosotros se distraiga con un valor anómalo. La realización de pruebas adicionales o la atención médica excesiva puede ser costosa y carente de sentido para el paciente o, lo que es peor, peligrosa.

Además, el estado actual de la atención médica da un nuevo significado a este caso. No se realizaron pruebas de seguimiento durante el ingreso; en cambio, se repitió la fosfatasa alcalina meses después y fue normal. Esto requirió la coordinación de esfuerzos entre el hospital y el médico de cabecera del paciente, para garantizar que se ordenara la prueba posteriormente, evitando así análisis de sangre adicionales. A medida que avanzamos hacia la atención hospitalaria y se observa una mayor brecha entre la medicina hospitalaria y la ambulatoria, podría ser tentador, pero a menudo innecesario, realizar estudios adicionales mientras el paciente está hospitalizado. Durante esta evolución de la atención sanitaria, todos somos responsables de mantener rutinas apropiadas de derivación (médico a médico), especialmente en estos casos en los que el tiempo y un seguimiento adecuado pueden ser de más ayuda para el paciente que las pruebas adicionales.

Lecturas recomendadas

Cohen MM, Baum BJ. Studies in Stomatology and Craniofacial Biology. IOS Press; 1996:245-273.

Crofton PM. What is the cause of benign transient hyperphosphatasemia. A study of 35 cases. *Clin Chem.* 1988;34:335-340.

Kraut JR, Merick M, Maxwell NR, Kaplan MM. Isoenzyme studies in transient hyperphosphatasemia of infancy. *Am J Dis Child.* 1985;139:736-740.

Kraut JR, Shah B. Simultaneous transient hyperphosphatasemia in a set of twins. *Am J Dis Child.* 1989;143:881-882.

Kruse K, Kurz N. Further evidence for infectious origin of isolated transient hyperphosphatasemia. *Eur J Pediatr.* 1989;148:453-454.

Oggero R, Mostert M, Spinello M, Iavarone A, Buffa J. Transient hyperphosphatasemia of infancy. Fifteen new cases. *Acta Paediatr Scand.* 1988;77(2):257-259.

Posen S, Lee C, Vines R, Kilham H, Latham S, Keefe JF. Transient hyperphosphatasemia of infancy—an insufficiently recognized syndrome. *Clin Chem.* 1977;23:292-294.

Rosalki SB, Foo AY. More on transient hyperphosphatasemia of infancy. *Clin Chem.* 1983;29:723.

Schmidt DE, Rosenblum JL, Rothbaum RJ, Keating JP. Transient isolated hyperphosphatasemia: a variant of the Ulysses syndrome. *Pediatr Res.* 1985;19:365-368.

15

Caramelos

Julianne Ivy

MOTIVO PRINCIPAL DE CONSULTA

Orina oscura.

ANTECEDENTES DE LA ENFERMEDAD ACTUAL

Niño de 12 años de edad ingresa por dolor abdominal y orina de color oscuro. Tres días antes del ingreso, se comió dos o tres bolas de naftalina porque «pensó que eran caramelos». Esa noche, inició con una diarrea leve y acuosa, y al día siguiente comenzó a experimentar oleadas de dolor abdominal moderado en el cuadrante superior derecho e izquierdo. Durante los 2 días siguientes, el dolor abdominal se hizo mucho más intenso, tuvo dos episodios de emesis no sanguinolenta ni biliosa, y su orina se volvió de color marrón rojizo. Su madre, preocupada principalmente por el cambio de color de la orina, lo llevó a un servicio de urgencias (SU) externo.

En el SU estaba ictérico pero sin estar angustiado. En la exploración presentaba dolor abdominal moderado, especialmente en el cuadrante superior derecho. En los resultados de laboratorio destacaba una Hb de 11.3 g/dL, bilirrubina total de 14.1 mg/dL, con una bilirrubina directa de 0.3 mg/dL, y transaminasas y fosfatasa alcalina normales. En el análisis de orina se encontró una orina de color ámbar, sin sangre ni bilirrubina. La concentración de metahemoglobina era del 4.2%. El paciente fue ingresado directamente al hospital, trasladado desde el SU externo.

ANTECEDENTES MÉDICOS

Negó haber padecido enfermedades o haber requerido de hospitalizaciones en el pasado.

Medicación

Ninguna.

Antecedentes familiares/sociales

No hay miembros de la familia con antecedentes médicos significativos. El paciente y su familia se mudaron de otro estado hace unos meses.

EXPLORACIÓN FÍSICA

- Signos vitales: T: 37.1 °C, FC: 104 lpm, FR: 22 rpm.
- Aspecto general: alerta, con buen aspecto, conversador, no tiene problemas agudos.
- Abdomen: blando; sin distensión; dolor moderado difuso a la palpación, especialmente en el cuadrante superior derecho; sin masas tumorales palpables ni organomegalias.
- Piel: ictericia difusa.

CONSIDERACIONES DIAGNÓSTICAS

- Metahemoglobinemia
- Anemia hemolítica
- Insuficiencia hepática aguda, idiopática
- Hepatitis viral aguda

Estudios diagnósticos y resultados

Se contactó con el servicio de toxicología, el cual consideró que la presentación del paciente era incompatible con una metahemoglobinemia inducida por las bolas de naftalina, ya que su concentración de metahemoglobina estaba muy por debajo del umbral terapéutico del 20%. Sugirieron, entonces, que de forma ocasional puede producirse anemia hemolítica tras la ingesta de bolas de naftalina, pero solo en los pacientes con deficiencia de la glucosa-6-fosfato deshidrogenasa (G6PD). Por otra parte, en urgencias, la Hb del paciente era más alta de lo que cabría esperar en una verdadera crisis hemolítica.

La madre del paciente llegó entonces al hospital donde fue ingresado. En la entrevista, recordó que el paciente había sido ingresado hace unos 10 años en un hospital de otro estado. No recordaba ninguno de los detalles del ingreso, salvo que «le habían dado sangre». Tras algunos trámites y faxes se obtuvieron los registros, los cuales mostraron que, de hecho, el paciente había sido diagnosticado a los 21 meses de edad con deficiencia de G6PD, tras presentar una crisis hemolítica aguda precipitada por una infección viral de las vías respiratorias superiores. La familia desconocía por completo este diagnóstico.

La repetición de las pruebas de laboratorio obtenidas tras el ingreso mostraron un descenso de la Hb de 2.4 g/dL en un plazo de 6 h. La LDH era de 363 U/L.

DIAGNÓSTICO

* Anemia hemolítica aguda
* Ingesta de naftalina
* Deficiencia de G6PD

Tratamiento/seguimiento

Continuó con hemólisis activa durante los siguientes 5 días. Su Hb más baja fue de 5.5 g/dL. Se le administraron un total de cuatro unidades de concentrado de eritrocitos durante su curso hospitalario. Después de casi 1 semana, la hemólisis terminó, y fue dado de alta en buenas condiciones. Se informó a su familia sobre la deficiencia de G6PD y se organizó un seguimiento estrecho con hematología y su pediatra de atención primaria.

PUNTOS DE ENSEÑANZA

La G6PD es una enzima que interviene en la protección de las células, especialmente de los eritrocitos, contra el estrés oxidativo. En circunstancias normales, la mayoría de los individuos con deficiencia de G6PD siguen teniendo suficiente cantidad de esta enzima para evitar que los oxidantes se acumulen en concentraciones tóxicas. Sin embargo, se sabe que algunos factores desencadenantes, como algunas infecciones y medicamentos, las habas y el naftaleno contenido en las bolas de naftalina, provocan un estrés oxidativo superior al que pueden soportar las células con deficiencia de G6PD. Cuando estos desencadenantes están presentes, los eritrocitos se hemolizan rápidamente y los pacientes comienzan a mostrar síntomas como dolor de espalda o abdominal, ictericia y orina oscura. Las pruebas de laboratorio revelan anemia con un número elevado de reticulocitos, hiperbilirrubinemia indirecta y un incremento de la LDH.

El tratamiento de estos episodios agudos de hemólisis se basa principalmente en los síntomas. Se administran analgésicos para el dolor y se transfunden eritrocitos para preservar la capacidad de transporte de oxígeno. Se puede utilizar hiperhidratación para prevenir el daño renal agudo hemoinducido y se puede recurrir a la diálisis si el daño renal se vuelve demasiado grave. Una vez que la hemólisis termina su curso, los pacientes suelen recuperarse bien.

En los Estados Unidos, el diagnóstico de la deficiencia de G6PD suele hacerse solo después de que el paciente sufre su primera crisis hemolítica. Sin embargo, si los pacientes fueran evaluados con antelación, parte de esta morbilidad podría evitarse. Los niños y los adultos que saben que tienen una deficiencia de G6PD deben evitar muchos de los desencadenantes de las crisis hemolíticas, incluida la medicación oxidativa conocida, las habas y, por supuesto, la naftalina. Un estudio realizado en Cerdeña descubrió que un sólido programa de educación, las pruebas de cribado en recién nacidos y en cualquier persona ingresada en el hospital conduce a un descenso del 75% en la incidencia del *fabismo*, es decir, de crisis hemolíticas precipitadas por la ingesta de habas.

Dentro de los Estados Unidos, solo en Washington, D.C. y en Pensilvania se incluyen las pruebas de G6PD en las pruebas de cribado para recién nacidos. La American Academy of Pediatrics recomienda la realización de pruebas de G6PD solo en los neonatos que requieran fototerapia y que:

1) respondan mal a esta, o 2) tengan antecedentes familiares o un origen étnico que los sitúe en mayor riesgo de deficiencia de G6PD. Las directrices de la Organización Mundial de la Salud, en cambio, recomiendan pruebas de cribado en todas las poblaciones en las que la prevalencia sea superior al 3-5% de los hombres, lo que incluiría a la población afroamericana de los Estados Unidos. En la actualidad, el debate sobre las pruebas de cribado de la G6PD sigue abierto, y está por verse si más estados de los Estados Unidos ampliarán sus políticas de cribado.

Lecturas recomendadas

American Academy of Pediatrics Subcommittee on Hyperbilirubinemia. Management of hyperbilirubinemia in the newborn infant 35 or more weeks of gestation. *Pediatrics*. 2004;114(1):297-316.

Cappellini MD, Fiorelli G. Glucose-6-phosphate dehydrogenase deficiency. *Lancet*. 2008;371(9606):64-74.

Glucose-6-phosphate dehydrogenase deficiency. WHO Working Group. *Bull World Health Organ*. 1989;67(6):601-611.

Meloni T, Forteleoni G, Meloni GF. Marked decline of favism after neonatal glucose-6-phosphate dehydrogenase screening and health education: the northern Sardinian experience. *Acta Haematol*. 1992;87(1-2):29-31.

Watchko JF, Kaplan M, Stark AR, Stevenson DK, Bhutani VK. Should we screen newborns for glucose-6-phosphate dehydrogenase deficiency in the United States? *J Perinatol*. 2013;33(7):499-504.

16

Uno, otro o tal vez ambos

Caroline Noel

MOTIVO PRINCIPAL DE CONSULTA

«Tuve una convulsión».

ANTECEDENTES DE LA ENFERMEDAD ACTUAL

Adolescente de 16 años de edad, mujer, que presentó dos episodios de dificultad para encontrar palabras (afasia) y una convulsión. Una semana antes de la presentación, estaba trabajando en una tarea escolar y durante un periodo de 10 min se encontró con que no podía formular palabras para redactar su trabajo. El día de la presentación, estaba hablando con una amiga y no se le ocurrían palabras que usar en medio de la conversación. Ese mismo día, en el colegio, se cayó al suelo mientras caminaba y tuvo una crisis tónico-clónica generalizada que duró 45 s. Varios estudiantes fueron testigos del temblor que sacudía todo su cuerpo, sin ninguna incontinencia urinaria o intestinal. La crisis se resolvió sin ningún tipo de medicación, y la paciente volvió a su estado mental ordinario 20 min después. Parecía haber perdido el conocimiento y no recordaba nada de lo sucedido. No tenía ningún otro síntoma o enfermedad reciente.

ANTECEDENTES MÉDICOS

Ninguno.

Antecedentes familiares/sociales

Nadie en la familia presenta crisis convulsivas o neoplasias malignas. Nació y creció en Illinois, Estados Unidos. No tenía mascotas ni estaba expuesta a animales. No hay exposición a la tuberculosis (TB). Había visitado la India en su infancia, y su última visita a este país fue hace 2 años. Es vegetariana y no ha consumido carne recientemente. No tiene exposición conocida a cuevas ni a sitios de construcción. No ha nadado en agua dulce. No consume alcohol, tabaco o drogas.

EXPLORACIÓN FÍSICA

- Generales: alerta y orientada, con buen aspecto.
- Cabeza: normocefálica, atraumática.
- Ojos: PIRL, MEOI, sin enrojecimiento.
- Bucofaringe: clara, con mucosas húmedas.
- CV: frecuencia y ritmo regulares, sin soplos.
- Pulmones: limpios a la auscultación bilateral.
- Abdomen: blando, sin distensión, sin dolor.
- Piel: no hay exantemas ni equimosis.
- Neurológico: nervios craneales II-XII intactos. 5/5 de fuerza en los miembros superiores e inferiores. Sensibilidad general intacta en todo momento. Marcha normal. Coordinación dedo-nariz normal. Signo de Babinski negativo. Reflejos 2+ en todo momento.

Valoración inicial

- La tomografía computarizada (TC) craneal reveló pequeñas lesiones en forma de anillo sin calcificaciones. No se encontró efecto de masa.
- La resonancia magnética (RM) cerebral reveló dos lesiones bien definidas con bordes realzados (la mayor de 1.3 × 0.8 cm) en el lóbulo parietal, con edema vasogénico perilesional.

CONSIDERACIONES DIAGNÓSTICAS

- Las principales consideraciones diagnósticas para las lesiones en forma de anillo en el encéfalo son infecciosas, como la neurocisticercosis, la TB, las infecciones micóticas o las infecciones TORCH (toxoplasma, otros microbios, virus de la rubéola, citomegalovirus y virus del herpes simple). Otras causas podrían ser de tipo inflamatorio, como la vasculitis del sistema nervioso central (SNC), el linfoma del SNC o un tumor cerebral primario.
- La neurocisticercosis suele presentarse con una lesión intracraneal solitaria y convulsiones de nuevo inicio; sin embargo, no es endémica en los Estados Unidos. Se pensó que la TB del SNC era menos probable en este caso, dada la falta de factores de riesgo, aunque el remoto antecedente de viajes a la India mantuvo esta posibilidad en la lista. Los tuberculomas suelen ser de mayor tamaño, múltiples y posteriores, y suelen ir acompañados de infección en otros sitios. Un linfoma primario del SNC era menos probable dada la normalidad de su sistema inmunitario.
- Los estudios de imagen por sí solos suelen ser indicativos, aunque no necesariamente diagnósticos, de la neurocisticercosis, mientras que la TC puede detectar calcificaciones o cisticercos parenquimatosos. La RM es más útil para encontrar un escólex o identificar el edema o la degeneración de un quiste.
- En este caso no se visualizó un escólex, pero la cantidad de edema era desproporcionada con respecto a la lesión, lo que aumentó la sospecha de neurocisticercosis.

Resultados

- BHC, CRP y VSG normales.
- Radiografía y ecocardiograma normales.
- La TC de tórax/abdomen/pelvis para evaluar otros focos de enfermedad y linfadenopatías compatibles con linfoma o TB fue negativa.
- Las serologías para histoplasmosis, blastomicosis, antígeno (Ag) criptocócico, galactomanano, toxoplasma, virus de la inmunodeficiencia humana, huevos y parásitos en heces × 3, y el cultivo de sangre fueron todos negativos.
- Estudios del líquido cefalorraquídeo: proteína, glucosa y tinción de Gram: normales. Cultivos anaeróbicos, aeróbicos y micóticos: negativos. Tinción de bacilos acidorresistentes: negativa. Ag criptocócico: negativo.

Estudios diagnósticos

Se consultó a infectología, neurología, neurocirugía y oncología, que concluyeron que una biopsia cerebral ayudaría a diferenciar mejor los posibles diagnósticos. Se consultó a oftalmología, y su exploración no mostró evidencia de cisticercosis intraocular.

La prueba cutánea de la tuberculina fue positiva, con una induración de 10 mm a las 48 h. Sin embargo, el ensayo de liberación de interferón γ fue negativo. Se le diagnosticó TB latente.

A la espera de los resultados de la biopsia y de las pruebas serológicas, comenzó el tratamiento, tanto de la neurocisticercosis como de la TB latente. El análisis de inmunoadsorción enzimática (ELISA) resultó positivo para la detección de inmunoglobulina G contra la cisticercosis.

DIAGNÓSTICO

1. **Neurocisticercosis**
2. **TB** latente

Tratamiento/seguimiento

Tratamiento:

- Disminución progresiva de la dexametasona
- Albendazol durante 14 días
- Levetiracetam, para un curso de 6 meses
- Tratamiento con isoniazida y piridoxina durante 9 meses, para la infección tuberculosa latente

Seguimiento:

- La biopsia cerebral mostró una inflamación focal y restos necróticos de la corteza, así como un nódulo fibroso que contenía elementos granulomatosos, lo que sugiere una infección remota en vías de resolución. No había pruebas definitivas de infección o neoplasia.

- En una RM realizada varios meses después de finalizado el tratamiento con el albendazol, se encontró una disminución del tamaño de las lesiones y la resolución del edema.

PUNTOS DE ENSEÑANZA

- Existe un conjunto de criterios diagnósticos absolutos, mayores, menores y epidemiológicos para determinar el grado de certeza en el diagnóstico de la neurocisticercosis. Estos criterios se basan en los hallazgos de los estudios de imagen, las manifestaciones clínicas, la exposición epidemiológica y la exclusión de otras posibles causas.
- Los resultados negativos de la serología no descartan el diagnóstico de neurocisticercosis cuando los hallazgos clínicos y radiológicos son compatibles con la enfermedad. Aunque se recomienda la serología, hay que recordar que estas pruebas pueden ser negativas en la enfermedad que comprende un solo quiste o muy pocos cisticercos.
- Las crisis convulsivas son una de las presentaciones clínicas más frecuentes de los quistes intraparenquimatosos. En la enfermedad extraparenquimatosa, es más probable que los pacientes presenten algunos signos como aumento de la presión intracraneal, cefalea, náusea, vómito o deficiencias neurológicas focales.
- Es un error pensar que la neurocisticercosis se adquiere exclusivamente al comer carne de cerdo poco cocida y contaminada. Los seres humanos suelen convertirse en portadores de la *Taenia solium* al ingerir carne de cerdo poco cocida que contiene cisticercos. Sin embargo, la cisticercosis también puede adquirirse tras la ingesta de los huevos desprendidos en las heces de un portador humano de *T. solium*. Por lo tanto, la transmisión puede incluir el contacto de persona a persona con un portador asintomático, la autoinfección o producirse a través de alimentos contaminados.
- El tratamiento consiste en una terapia antihelmíntica y la coadministración de corticoesteroides. A medida que los quistes son eliminados por la terapia antihelmíntica, la respuesta inflamatoria podría aumentar el riesgo de convulsiones e impedir la resolución de la lesión. Los corticoesteroides que atraviesan la barrera hematoencefálica (es decir, la dexametasona) pueden regular la inflamación cerebral y sus efectos. Se recomiendan los fármacos antiepilépticos en los pacientes con convulsiones, aunque no existe una recomendación clara sobre la duración del tratamiento antiepiléptico.

Lecturas recomendadas

Bueno EC, Snege M, Vaz AJ, et al. Serodiagnosis of human cysticercosis by using antigens from vesicular fluid of *Taenia crassiceps* cysticerci. *Clin Diagn Lab Immunol*. 2001;8:1140-1144.

Cantey PT, Coyle CM, Sorvillo FJ, et al. Neglected parasitic infections in the United States: cysticercosis. *Am J Trop Med Hyg*. 2014;90:805-809.

Del Brutto OH, Nash TE, White AC, et al. Revised diagnostic criteria for neurocysticercosis. *J Neurol Sci*. 2017;372:202-210.

Gabriël S, Blocher J, Dorny P, et al. Added value of antigen ELISA in the diagnosis of neurocysticercosis in resource poor settings. *PLoS Negl Trop Dis*. 2012;6(10):e1851.

Schantz PM, Moore AC, Muñoz JL, et al. Neurocysticercosis in an Orthodox Jewish community in New York City. *N Engl J Med*. 1992;327:692-695.

White AC Jr, Coyle CM, Rajshekhar V, et al. Diagnosis and treatment of neurocysticercosis: 2017 clinical practice guidelines by the Infectious Diseases Society of America (IDSA) and the American Society of Tropical Medicine and Hygiene (ASTMH). *Clin Infect Dis*. 2018;66(8):e49-e75.

Zhao BC, Jiang HY, Ma WY, et al. Albendazole and corticosteroids for the treatment of solitary cysticercus tranuloma: a network meta-analysis. *PLoS Negl Trop Dis*. 2016;10:e0004418.

17 Picaduras de niguas

Kylie M. Bushroe

MOTIVO PRINCIPAL DE CONSULTA

Niña de 13 años de edad con leucemia linfoblástica aguda (LLA) de células pre-B de alto riesgo, actualmente en quimioterapia de mantenimiento, se presenta por dolor en el muslo derecho de 10 días de evolución.

ANTECEDENTES DE LA ENFERMEDAD ACTUAL

Mencionó el dolor en la pierna durante una cita reciente en la clínica de oncología. Se le realizó una radiografía de los miembros inferiores que fue negativa para una fractura; en los resultados de laboratorio se encontró una neutropenia leve estable (recuento absoluto de neutrófilos [RAN]: 1360). Se le tranquilizó y se le dieron recomendaciones para continuar con el tratamiento para el dolor con un medicamento de venta libre. Sin embargo, el dolor persistía y se intensificó el día anterior al ingreso. Acudió al servicio de urgencias con dificultad para soportar peso sobre su pierna derecha, así como con un dolor que se intensificaba y que ahora calificaba como de 10/10 de intensidad. En la exploración física solo se observaron picaduras de niguas, presentes desde hace 1 semana en la parte inferior de su pierna derecha. Informa que inicialmente aparecieron en el pie derecho, después de una visita que hizo a su abuela hace 2 semanas. Ha sentido calor en los últimos días.

ANTECEDENTES MÉDICOS

LLA de células pre-B, diagnosticada hace 2 años. Ingresada hace 4 meses por fiebre y neutropenia; con diagnóstico de neumonía en el lóbulo inferior izquierdo, fue tratada con 10 días de antibióticos intravenosos (i.v.).

Medicación

Oxicodona 5 mg cada 4 h, según la necesidad; mercaptopurina/metotrexato para quimioterapia en casa.

Antecedentes familiares/sociales

Vive en casa con sus padres y una hermana, y actualmente está en segundo grado de secundaria. Tiene exposiciones recientes a perros, hámsteres y periquitos. No recuerda una exposición específica a los gatos, pero le gustan. Visitó a su abuela hace 2 semanas, donde jugó al aire libre y usó sandalias en la hierba alta. Tras conversar con los equipos de atención primaria y de enfermedades infecciosas, el padre recuerda que la abuela había llamado algún tiempo después de la consulta para informar que le acababan de diagnosticar herpes zóster. La madre tiene ansiedad y depresión. La abuela materna tiene antecedentes de cáncer de ovario.

EXPLORACIÓN FÍSICA

- Signos vitales: T: 38.4 °C, FC: 105 lpm, FR: 22 rpm, PA: 91/57 mm Hg, SpO$_2$: 99%.
- Generales: alerta, buen aspecto.
- Cabeza: normocefálica, atraumática.
- Ojos: conjuntivas claras, MEOI.
- Nariz: sin secreciones.
- Bucofaringe: MMH.
- Tórax: catéter venoso central intacto, seco y limpio.
- Pulmones: limpios a la auscultación bilateral, trabajo respiratorio normal y movimiento de aire apropiado bilateralmente.

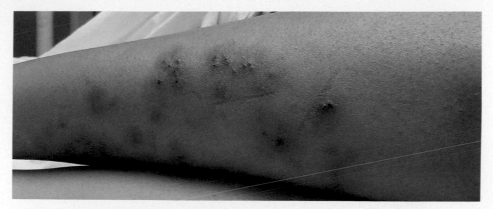

FIGURA 17-1 Fotografía del exantema.

- CV: frecuencia y ritmo regulares, R_1 y R_2 normales, sin soplos, roces o ritmo de galope.
- Abdomen: blando, ruidos intestinales presentes, sin dolor ni distensión.
- Extremidades: dolor en la parte lateral del muslo derecho que se intensifica con los movimientos pasivos y activos del pie, la rodilla y la cadera derechos; dolor a la palpación en la parte lateral del muslo y la cadera derecha sin inflamación, enrojecimiento o calor evidentes en la articulación o la extremidad.
- Piel: numerosas pápulas pequeñas en la pierna derecha con leve eritema circundante, algunas con costra y unas pocas con escara central sin estrías ni secreción; dos lesiones puntiformes en el dorso del pie izquierdo; una lesión en el abdomen; unas pocas en la parte lateral del cuello, dos en el cuero cabelludo y una lesión en la mandíbula izquierda (fig. 17-1).
- Neurológico: alerta, rostro simétrico, pupilas isocóricas, redondas y reactivas a la luz, movimiento de todas las extremidades.

CONSIDERACIONES DIAGNÓSTICAS

Las reflexiones iniciales se centraron en osteomielitis, osteonecrosis y neoplasia maligna recurrente. Se inició tratamiento con cefepima y se controló el dolor con morfina i.v. Se añadió vancomicina al día siguiente. No se observó mejoría clínica con el tratamiento antibiótico exclusivo, por lo que se amplía el diagnóstico diferencial para incluir posibles causas virales y micóticas. El antecedente adicional mencionado por la abuela hizo que se añadiera el virus de la varicela-zóster (VVZ) al diferencial. Además, se consideraron el virus del herpes simple y las infecciones micóticas diseminadas, como la aspergilosis, la criptococosis, la blastomicosis y la histoplasmosis, aunque se piensa que son menos probables por no presentar mayores síntomas sistémicos.

Estudios diagnósticos

1. Se repitió la BHC y la QS, los cuales se encontraron dentro de rangos normales.
2. Los hemocultivos diarios fueron negativos.
3. En la resonancia magnética (RM) de la cadera, el muslo y la rodilla derechos no se encontró nada destacable.
4. Se obtuvo una RM de la columna vertebral para descartar una metástasis espinal como fuente del dolor.
5. Se completaron las pruebas infecciosas en suero.
6. Las vesículas abiertas se limpiaron con un hisopo y se les tomaron muestras para una biopsia.

Resultados

1. RM completa de la columna vertebral, con y sin contraste (fig. 17-2): la RM de la columna fue normal. Se encontraron múltiples áreas bilaterales de consolidación pulmonar nodular que requieren de mayor estudio. Los hallazgos son preocupantes por una posible neumonía multifocal en esta paciente inmunodeprimida. Se recomienda una tomografía computarizada (TC) de tórax.

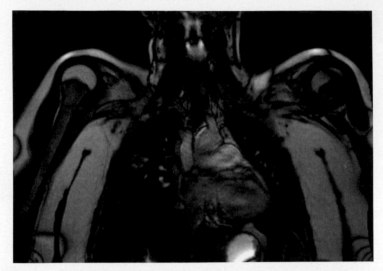

FIGURA 17-2 Resonancia magnética de la columna vertebral en la que se observan infiltrados pulmonares.

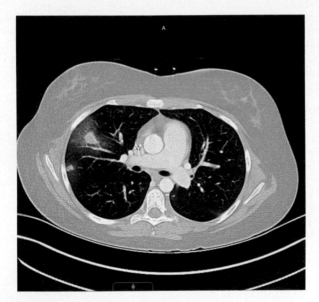

FIGURA 17-3 Tomografía computarizada del tórax.

2. TC de tórax con contraste (fig. 17-3): numerosos nódulos pulmonares bilaterales, predominantemente de distribución periférica, rodeados de opacidades en vidrio esmerilado. Los hallazgos hacen pensar en una neumonía micótica multifocal.
3. Pruebas séricas:
   a. Antígeno de galactomanano para *Aspergillus*: negativo.
   b. PCR para enterovirus: negativa.
   c. PCR para el virus del herpes simple: negativa.
   d. PCR para el VVZ: *positiva*.
4. Estudios de las vesículas:
   a. Cultivo aeróbico y tinción de Gram: negativos.
   b. Cultivo y tinción para micobacterias acidorresistentes: negativos.
   c. Cultivo y tinción micológica: negativos.

   d. PCR para el VVZ: *positiva*.
5. Patología quirúrgica:
   a. Biopsia mediante punción de la piel de la pierna derecha: *infección por VVZ*.

Diagnóstico

Infección por varicela diseminada.

Tratamiento/seguimiento

Se inició con aciclovir y se continuó una vez que se confirmó el diagnóstico por PCR. Se cambió el aciclovir i.v. por el valaciclovir oral una vez que la paciente mejoró clínicamente. El curso del tratamiento antiviral total fue de 10 días. En el seguimiento clínico, 2 semanas después, las lesiones habían formado una costra y el dolor se había resuelto por completo.

Puntos de enseñanza

El VVZ puede diseminarse por vía hematógena y causar neumonía. Más del 90% de las neumonías por VVZ se diagnostican en adultos, pacientes con linfoma o personas inmunodeprimidas. La tasa de mortalidad puede llegar al 20%. Por lo general, las lesiones aparecen durante 7-14 días, con una media de 6 días antes del inicio de la neumonía. Los síntomas pueden incluir fiebre, tos, disnea, taquipnea y dolor torácico. El riesgo de desarrollo de neumonía está relacionado con el RAN al momento de la infección. Las características histológicas incluyen un infiltrado inflamatorio mononuclear intersticial con exudado proteínico. En la TC de tórax se suelen encontrar nódulos pequeños con opacidades en vidrio esmerilado circundantes.

La introducción de la vacuna contra la varicela en los Estados Unidos redujo la incidencia de la infección en un 90%, la mortalidad por varicela en un 66% y la tasa de hospitalización por el virus en un 80%. En 2006, los Centers for Disease Control and Prevention ampliaron la recomendación a fin de incluir una segunda dosis de la vacuna a los pacientes de entre 4 y 6 años de edad, y al menos 3 meses después de la dosis inicial. Esto mejoró la eficacia a más del 95%. Las infecciones «por recaída» son más frecuentes en los pacientes inmunodeprimidos (a pesar de la inmunización adecuada) y, por lo general, se producen en los 5 años siguientes a la vacunación. Además de la neumonía, las complicaciones de la varicela recurrente pueden incluir meningitis, encefalitis, queratitis, conjuntivitis, hepatomegalia, hepatitis y septicemia.

El tratamiento incluye aciclovir i.v. 10 mg/kg por dosis durante 10 días. Los estudios han demostrado que la inmunoglobulina hiperinmunitaria anti-VVZ (Ig VVZ) y el aciclovir tienen una eficacia similar, aunque la Ig VVZ puede ser costosa y difícil de conseguir. El riesgo de propagación del virus es mínimo una vez que las lesiones cutáneas han formado costras.

Lecturas recomendadas

Bozzo J, Jorquera JI. Use of human immunoglobulins as an anti-infective treatment: the experience so far and their possible re-emerging role. *Expert Rev Anti Infect Ther*. 2017;15(6):585-604.
Feldman S. Varicella-zoster virus pneumonitis. *Chest*. 1994;106:22S-27S.
Kim JS, Ryu CW, Lee SI, Sung DW, Park CK. High-resolution CT findings of varicella-zoster pneumonia. *Am J Roentgenol*. 1999;72:113-116.
Leung J, Broder KR, Marin M. Severe varicella in persons vaccinated with varicella vaccine (breakthrough varicella): a systematic literature review. *Expert Rev Vaccines*. 2017;16(4):391-400.
Mangioni D, Grasselli G, Abbruzzese C, Muscatello A, Gori A, Bandera A. Adjuvant treatment of severe varicella pneumonia with IV varicella zoster virus-specific immunoglobulins. *Int J Infect Dis*. 2019;85:70-73.
Mirouse A, Vignon P, Piron P, et al. Severe varicella-zoster virus pneumonia: a multicenter cohort study. *Crit Care*. 2017;21:137.
Shapiro ED, Vazquez M, Esposito D, et al. Effectiveness of 2 doses of varicella vaccine in children. *J Infect Dis*. 2011;203:312-315.

18

Una fiebre al día

Brian D. Reinholz

MOTIVO PRINCIPAL DE CONSULTA

Fiebre.

ANTECEDENTES DE LA ENFERMEDAD ACTUAL

Niña de 7 años de edad que presenta episodios de fiebre de baja intensidad con picos intermitentes, desde hace 3 meses. Al principio se producían cada 3 o 4 días y oscilaban entre 37.7 °C y 38.8 °C. Inicialmente presentó un cuadro de diarrea acuosa, no sanguinolenta, que se resolvió al cabo de unos días. Recibió consulta de su pediatra, quien le diagnosticó infección por *Mycoplasma pneumoniae* después de realizar un hisopado que resultó positivo. Fue tratada con un curso de azitromicina.

Sin embargo, a pesar de los antibióticos, las fiebres persistían. Un mes antes de su ingreso, se hicieron progresivamente más frecuentes, predecibles y siguieron una rutina. Se produjeron todos los días, entre las 5 y las 6 de la tarde y oscilaron entre 38.3 °C y 40 °C. Sus padres la trataban con paracetamol o ibuprofeno, que parecían controlar la fiebre lo suficiente como para que pudiera conciliar el sueño a la hora de dormir. Si no le daban la medicación, tenía sudores nocturnos y no lograba dormir. Cuando las fiebres estaban presentes, se cansaba, tenía cefaleas y un exantema ocasional en la parte interna de la rodilla izquierda.

Fue evaluada por reumatología y se le hicieron varias pruebas, entre ellas CRP y VSG: elevadas, quantiFERON Gold: indeterminado, anemia normocítica: leve, QS: normal, coprocultivo: normal y ANA y factor reumatoide: negativos.

Fue ingresada para una valoración más profunda, a pesar de que al momento del ingreso se encontraba asintomática, sin tos, vómito, diarrea reciente, dolor abdominal, exantema, artralgias o mialgias. No tuvo contacto con enfermos, ni viajes o exposiciones a animales. No ha ganado peso durante el último año.

ANTECEDENTES MÉDICOS

Saludable.

Medicación

Paracetamol o ibuprofeno diario para aliviar la fiebre.

Antecedentes familiares/sociales

Todos los miembros de la familia están sanos. Vive con su madre, su padre y su hermano.

EXPLORACIÓN FÍSICA

- Signos vitales: sin fiebre.
- Generales: delgada pero con buen aspecto, alerta, cooperativa y tranquila.
- Cabeza: normocefálica, atraumática.
- Ojos: conjuntiva clara, PIRL, MEOI.
- Nariz: sin secreciones.
- Bucofaringe: MMH, sin lesiones bucales, faringe posterior limpia y sin caries.

- Cuello: flexible y sin linfadenopatía.
- Pulmones: limpios a la auscultación bilateral, ruidos respiratorios normales y buen transporte de aire.
- CV: frecuencia y ritmo regulares, R_1 y R_2 normales y sin soplos, roces o ritmo de galope.
- Abdomen: blando, ruidos intestinales presentes, sin dolor ni distensión; no se encuentran masas tumorales ni organomegalia; sin abscesos, marcas o fístulas perianales.
- Extremidades: tibias y bien perfundidas, sin edema, dolor o inflamación de las articulaciones.
- Linfático: no hay linfadenopatía cervical, axilar o inguinal.
- Pulso: pulsos 2+, simétricos.
- Piel: no hay exantema, lesiones o ictericia.
- Neurológico: alerta, rostro simétrico, PIRL, mueve todas las extremidades, tono normal.

Consideraciones diagnósticas

Se consideró un extenso diferencial, el cual se agrupó en términos generales en enfermedades malignas, infecciosas, inflamatorias y gastrointestinales. Reumatología consideró los diagnósticos de artritis idiopática juvenil sistémica, síndrome de Castleman y síndrome de fiebre periódica, como alternativas probables.

Estudios diagnósticos

Las pruebas para virus de la inmunodeficiencia humana, citomegalovirus, virus de Epstein-Barr, bartonelosis, brucelosis, blastomicosis e histoplasmosis resultaron negativas. En los cultivos de sangre y orina no se encontró ningún crecimiento. El ecocardiograma y la ecografía abdominal resultaron negativos para endocarditis y abscesos intraabdominales.

Resultados

El estudio gastrointestinal incluyó una prueba de sangre oculta en heces, que salió negativa, y una calprotectina fecal, que quedó pendiente al ingreso. Se sometió a una esofagogastroduodenoscopia (EGD)/colonoscopia que mostró una pequeña erosión en la unión gastroesofágica, pero que por lo demás era benigna. Posterior a la EGD/colonoscopia, la elastografía por resonancia magnética (ERM) reveló indicios de enfermedad de Crohn activa (30 cm de colitis activa dentro del sigmoide y el colon descendente, con enfermedad ileal asociada). Se repitió la calprotectina fecal tras la ERM y se encontraron valores de 463 µg/g de heces (normal < 50).

Diagnóstico

Enfermedad de Crohn.

Tratamiento/seguimiento

Se le empezó a dar prednisona oral. Después de iniciar el tratamiento con esteroides, no volvió a presentar fiebre durante el resto de su estancia hospitalaria.

Puntos de enseñanza

La *enfermedad de Crohn* es una enfermedad inflamatoria intestinal (EII) poco frecuente, que puede presentarse a cualquier edad con una gran variedad de síntomas. Mientras que la mayoría de los pacientes con enfermedad de Crohn experimentan principalmente síntomas gastrointestinales, como diarrea de larga duración o dolor abdominal vago, el 25 % de los casos son descubiertos cuando un paciente presenta manifestaciones extraintestinales (MEI) inespecíficas de inicio, independientes de los síntomas gastrointestinales. Las MEI más usuales son la pérdida de peso (55-80%), la fiebre (38%), la letargia (13-27%), la anemia (69%) y la osteopenia (8-41%). Otras manifestaciones habituales son las enfermedades musculoesqueléticas, las úlceras bucales y la afectación cutánea. Los síntomas adoptan muchas formas y pueden afectar prácticamente cualquier sistema orgánico. Los médicos pueden diagnosticar erróneamente o no reconocer estas MEI de presentación vaga, que son en realidad el comienzo de la EII. Las MEI tienden a producirse en una fase temprana del curso de la EII. Este es un punto importante a recordar cuando se trabaja con poblaciones pediátricas, que representan alrededor del 25 % de todos los casos de EII. Aunque la fiebre aparece en cerca del 38% de los casos, su alcance y duración en la enfermedad de Crohn no están bien establecidos. En este caso, la paciente había experimentando fiebres diarias durante meses, lo que le causaba importantes molestias.

Lecturas recomendadas

Jose FA, Heyman MB. Extraintestinal manifestations of inflammatory bowel disease. *J Pediatr Gastroenterol Nutr*. 2008;46(2):124-133.

Rosen MJ, Dhawan A, Saeed SA. Inflammatory bowel disease in children and adolescents. *JAMA Pediatr*. 2015;169(11):1053-1060.

Shapiro JM, Subedi S, LeLeiko NS. Inflammatory bowel disease. *Pediatr Rev*. 2016;37(8):337-347.

19

Una complicación adicional de los videojuegos

Kevin Baszis

MOTIVO PRINCIPAL DE CONSULTA

Exantema en la pierna derecha que inició hace 3 meses.

ANTECEDENTES DE LA ENFERMEDAD ACTUAL

Niño de 12 años de edad que comienza con exantema en la pierna (fig. 19-1), sin traumatismos o enfermedad precedente. La zona no se observa pruriginosa, dolorosa, inflamada o con elevaciones. Es de color rojiza-rosada y no ha cambiado de tonalidad, pero está creciendo en tamaño. Nunca había tenido nada parecido y no tiene ninguna erupción en otras partes del cuerpo. No ha aplicado ningún tratamiento ni cremas sobre el exantema. En los últimos años ha tenido dolores articulares y se le diagnosticó tanto la enfermedad de Sever como el síndrome de Osgood-Schlatter, pero el dolor se ha aliviado y ahora solo tiene un mínimo dolor intermitente en la rodilla tras una actividad prolongada. No presenta dolor en el talón. No ha tenido fiebre, pérdida de peso, inflamación de las articulaciones, alopecia, úlceras bucales, síntomas gastrointestinales, enfermedad de Raynaud, epistaxis o dificultad para orinar.

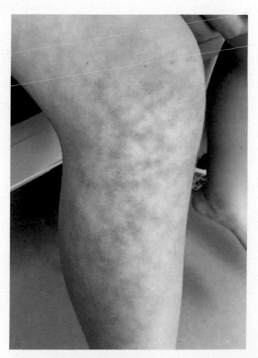

FIGURA 19-1 Erupción en la pierna derecha del paciente.

ANTECEDENTES MÉDICOS

- Esquema de vacunación al día
- Sin hospitalizaciones ni operaciones previas
- Síndrome de Osgood-Schlatter
- Enfermedad de Sever
- Trastorno por déficit de atención e hiperactividad

Medicación

- Ninguna

Antecedentes familiares/sociales

- No se encontró a nadie con artritis reumatoide, espondilitis anquilosante, esclerodermia, síndrome de Sjögren, dermatomiositis, vasculitis, lupus eritematoso sistémico, psoriasis, enfermedad tiroidea o enfermedad inflamatoria intestinal.
- Vive con sus padres y su hermana. Tiene dos perros y un conejo.
- Está en primer grado de secundaria y toca en la banda.
- Juega videojuegos por horas en el sótano, con un calentador cercano para mantenerse caliente. El calentador se encuentra cerca de su pierna derecha.

EXPLORACIÓN FÍSICA

- Estatura: 161 cm, peso: 52 kg.
- T: 36.7 °C.
- PA: 110/74 mm Hg, pulso: 78.
- FR: 16 rpm, SpO_2: 97% en el aire ambiente.
- Generales: tranquilo, con buen aspecto y un crecimiento adecuado para la edad.
- CONGO: pupilas isocóricas, redondas y reactivas a la luz; esclerótica y conjuntiva claras, sin hiperemia; bucofaringe sin eritema, ulceración o exudado y mucosas húmedas.
- Cuello: amplitud de movimiento normal, sin tumores.
- Linfático: sin linfadenopatías.
- Pulmones: limpios, sin sibilancias ni estertores.
- CV: no hay soplos, roces ni ritmo de galope.
- Abdomen: blando, ruidos intestinales normales, sin distensión, tumores u organomegalias.
- Piel: se observa una zona reticulada y blanquecina de eritema en la cara lateral de la pierna derecha. La pierna izquierda no tiene ningún exantema. No se encuentran telangiectasias en los pliegues proximales, ni fosas ni crestas ungueales. No hay ulceraciones digitales o esclerodactilia y el llenado capilar es normal.
- Neurológico: estado afectivo normal y nervios craneales intactos, reflejos en las rodillas 2+.
- Musculoesquelético: amplitud de movimiento completo de todas las articulaciones, sin dolor, eritema, calor o derrame.

CONSIDERACIONES DIAGNÓSTICAS

- Eritema por calor
- Vasculitis
- Livedo reticular
- Livedo racimosa

Estudios diagnósticos

- Ninguno

DIAGNÓSTICO

Eritema por calor.

PUNTOS DE ENSEÑANZA

La exposición a un calentador cerca de su pierna derecha conduce al diagnóstico de eritema por calor. Se trata de un trastorno cutáneo asintomático resultante de la exposición crónica a la radiación infrarroja en forma de calor. El tratamiento consiste en eliminar la fuente de calor. Puede producirse hiperpigmentación, pero esta suele desaparecer con el paso de los meses. Otros diagnósticos a tener en cuenta son la livedo reticular, que suele ser simétrica/bilateral en las extremidades, es reversible, no tiene ubicación fija y se nota particularmente tras la exposición al frío. La livedo racimosa es una hiperpigmentación moteada, irregular, fija y parcialmente reversible. Suele tener un patrón reticulado violáceo, con formas que no alcanzan a cerrarse, y puede estar asociada con una enfermedad sistémica subyacente. Este paciente tiene un buen aspecto y no tiene síntomas asociados que sugieran autoinmunidad sistémica o vasculitis, y dado el antecedente de exposición bien documentado y convincente, el diagnóstico es eritema por calor.

Lecturas recomendadas

Arnold A, Itin P. Laptop computer-induced erythema ab igne in a child and review of the literature. *Pediatrics*. 2010;126(5):e1227-e1230. doi:10.1542/peds.2010-1390

Marie I. Erythema ab igne. *Arthritis Rheum*. 2018;70(11):1896. doi:10.1002/art.40561

Pincelli M. Livedo racemosa: clinical, laboratory, and histopathological findings in 33 patients. *Int J Low Extrem Wounds*. 2020:1534734619896938.

Sajjan V, Lunge S, Swamy MB, Pandit AM. Livedo reticularis: a review of the literature. *Indian Dermatol Online J*. 2015;6(5):315-321. doi:10.4103/2229-5178.164493

20

No es el síndrome urémico hemolítico de la abuela

Amir B. Orandi, Joshua W. M. Theisen, T. Keefe Davis

MOTIVO PRINCIPAL DE CONSULTA

Niño de 10 años de edad con orina oscura de 2 días de evolución.

ANTECEDENTES DE LA ENFERMEDAD ACTUAL

Desde hace 2 días notó que su orina tenía un color más oscuro. Al principio no tenía otros síntomas; sin embargo, poco a poco empezó a sentirse caliente y tuvo náusea, vómito y dolor abdominal. Su diuresis disminuyó. Tuvo algunas evacuaciones acuosas no sanguinolentas. Su madre notaba que sus ojos estaban amarillos. No presentaba cefaleas, evacuaciones sanguinolentas, síntomas respiratorios superiores, artralgias ni pérdida de peso.

Tres semanas antes, había desarrollado múltiples lesiones cutáneas rojas con volumen que fueron diagnosticadas como impétigo y fueron tratadas con mupirocina; algunas de ellas se aliviaron, pero otras tienen ahora una costra oscura en el centro (fig. 20-1).

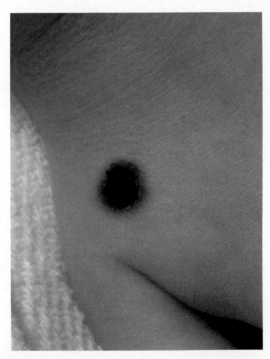

FIGURA 20-1   Fotografía de la mano del paciente en la que se observa un impétigo ampolloso con hemorragia secundaria.

ANTECEDENTES MÉDICOS

No se encontraron afecciones médicas crónicas, cirugía o medicación diaria.

EXPLORACIÓN FÍSICA

Signos vitales: T: 36.5 °C, FC: 93 lpm, FR: 22 rpm, PA: 114/99 mm Hg, SpO$_2$: 99% en el aire ambiente. Luce enfermo pero sin rasgos de toxicidad. Se observa ictericia escleral. Bucofaringe difusamente inflamada sin exudados amigdalinos. Abdomen blando, leve dolor difuso a la palpación, sin hepatoesplenomegalia. No hay edema periférico ni derrames articulares.

Exploración de la piel: leve ictericia en el torso. Pequeños hematomas. Hay lesiones circunscritas con costra en el antebrazo y la mano izquierdos, la parte posterior del cuello, la frente, la cara interna de los muslos, la espinilla izquierda, el cuero cabelludo y la región lumbar. Se trata de lesiones eritematosas de 2-3 cm, con volumen y necrosis central, sin supuración, en etapas diferentes de cicatrización.

Estudios iniciales

- Leucocitos: 7.4 (neutrófilos: 68%, linfocitos: 26%, monocitos: 3%), Hb: 10.4, **plaquetas: 3 000**, 1-10% de esquistocitos en el frotis.
- QS: Na: 133, K: hemolizado, Cl: 28, CO$_2$: 26, BUN: 53, CR: 1.1, Glu: 95, Ca: 9.5.
- Proteínas totales: 7.1, albúmina: 3.7, fosfatasa alcalina: 153, AST: hemolizada, ALT: 28, bilirrubina total: 2.9.
- Prueba de Coombs: negativa, haptoglobina: < 10, **LDH: > 2 500**.
- Complemento C3: 141, complemento C4: 33.
- Análisis de orina: 1.025, pH: 6.0, **proteínas: 3+, sangre: 3+**, bilirrubina: 3+, cetonas: 2+, nitritos: +, leucocitos: 2+, Glu: negativa.
- Microscopia de orina: no hay leucocitos ni eritrocitos. **1-5 cilindros granulosos gruesos/campo.**
- Prueba rápida de hisopado faríngeo estreptocócico: negativa. PCR nasofaríngea: negativa.

CONSIDERACIONES DIAGNÓSTICAS

- Síndrome séptico con afectación multiorgánica en desarrollo
- Hepatitis infecciosa
- Lupus eritematoso sistémico
- Púrpura trombocitopénica inmunitaria (PTI)
- Síndrome de Evans (anemia hemolítica autoinmunitaria y trombocitopenia)
- Síndrome de microangiopatía trombótica (MAT)

Estudios diagnósticos

El primer día de hospitalización, fue tratado por PTI con una transfusión de plaquetas e inmunoglobulina intravenosa, pero su número de plaquetas solo mejoró transitoriamente. Se inició una valoración de causas infecciosas.

Consulta con dermatología: impétigo ampolloso con hemorragia secundaria. La biopsia de una lesión mostró costras escamosas impetiginizadas, púrpura y microtrombos superficiales. El cultivo de la biopsia es positivo para *Staphylococcus aureus* sensible a la meticilina (SASM), sensible a la doxiciclina.

El segundo día de hospitalización, el paciente tuvo cefaleas intensas y fotofobia. La Hb disminuyó a 6.7 g/dL, los esquistocitos aumentaron del 11% al 30%, mientras que el BUN y la CR subieron a 60 y 1.3 mg/dL, respectivamente. El paciente entró en estado crítico con sobrecarga de volumen y derrames pleurales. Fue tratado con plasmaféresis en dos ocasiones, con una mejoría clínica drástica y normalización gradual de las plaquetas y de la LDH, junto con la desaparición de los esquistocitos. Recibió un tratamiento completo de doxiciclina para la infección cutánea por SASM.

Resultados

- Pruebas infecciosas: negativas para *Mycoplasma*, *Ehrlichia*, citomegalovirus, virus de Epstein-Barr, *Histoplasma* y *Blastomyces*.
- Los cultivos de sangre y heces fueron negativos.
- Los anticuerpos estreptocócicos fueron negativos.
- La actividad de ADAMTS13 fue > 115% (enviada antes de la plasmaféresis).

- Pruebas genéticas para las microangiopatías trombóticas.
- Heterocigoto para la proteína cofactor de membrana (PCM) *c.104G* > A (*p.C35Y*).
- Heterocigoto para el factor B del complemento (FBC) *c.724A* > C (*p.I242 L*).

Diagnóstico

1. **Impétigo ampolloso** por *S. aureus*
2. **MAT primaria (genética) mediada por el complemento**, secundaria a impétigo ampolloso

Tratamiento/seguimiento

Respondió rápidamente a la plasmaféresis, recuperando los parámetros hematológicos y la función renal normal. Cada una de estas mutaciones ofrece pronósticos claramente diferentes, ya que la mutación de pérdida de función de la PCM se observa en el 10-15% de los casos y conlleva un riesgo bajo de recurrencia y un riesgo muy bajo de muerte o de enfermedad renal en etapa terminal (ERET) al cabo de 1 año, mientras que la mutación de ganancia de función de la FBC es de escasa prevalencia (1-4%) y se asocia con un alto riesgo de recurrencia y un mayor riesgo de muerte o de ERET. No está claro lo que sucedería con una combinación. Seis meses después de la hospitalización, seguía asintomático, sin necesidad de tratamiento y con un control de laboratorio normal.

Puntos de enseñanza

La MAT mediada por el complemento, anteriormente denominada *síndrome urémico hemolítico* (SUH) *atípico*, es una alteración poco frecuente, con una incidencia estimada en los Estados Unidos de dos por cada millón. No hace distinción por sexo entre los niños y tiene una mayor prevalencia en los más pequeños, aproximadamente un 25% antes de los 2 años y hasta 50% en edades de 1-7 años. El inicio suele ser súbito y en la fase inicial predominan los síntomas generales: malestar, anorexia y palidez, con o sin edema. Sin embargo, en el 80% de los casos existe una infección previa, ya sea respiratoria o gastrointestinal, y casi en el 25% se presentan episodios de diarrea.

La MAT mediada por el complemento es un trastorno de desregulación de la vía del complemento alternativa. Hasta el 60% de los pacientes con MAT albergan mutaciones en los genes que codifican las proteínas reguladoras del complemento, lo que les hace más susceptibles de desarrollar esta alteración cuando enfrentan un cuadro patológico. Los factores precipitantes incluyen, pero no se limitan a, infecciones virales o bacterianas (por lo general, *Streptococcus pneumoniae* vía neuraminidasa y exposición al antígeno T). La MAT mediada por el complemento también puede ser adquirida, como en algunos casos en los que las proteínas del complemento se convierten en el objetivo de los autoanticuerpos. Más del 80% de las mutaciones se consideran esporádicas y pueden ser de ganancia o de pérdida de función, con una penetrancia estimada en el 50% de los individuos. Las mutaciones más frecuentes se producen en el gen del factor H proteínico regulador del complemento, con un 20-30% de los casos, seguido de la PCM, con un 5-15%; la mutación menos informada es en la del FBC, con un 1-4%. El pronóstico de recurrencia o de progresión a ERET, la posibilidad de un trasplante renal y la mortalidad varían en función de la mutación o las combinaciones de mutaciones presentes.

El tratamiento de primera línea para la MAT mediada por el complemento es la plasmaféresis, seguida del eculizumab. Este anticuerpo monoclonal contra el C5 impide la formación del complejo terminal del complemento C5b-9, y está indicado para tratar la MAT refractaria o dependiente de plasmaféresis.

El *síndrome de MAT* es un grupo heterogéneo de trastornos que comparten características fisiopatológicas de daño vascular por trombosis de pequeños vasos y disfunción endotelial y de la pared vascular. La tríada clínica que incluye **anemia hemolítica microangiopática, trombocitopenia** e **insuficiencia renal aguda** se ha asociado durante mucho tiempo con el SUH causado por *Escherichia coli*, cepa 0157:H7, la cual es productora de la toxina Shiga. Los pacientes con síntomas compatibles con el SUH, pero sin evidencia de una infección producida por Shiga, llevaron al uso de los términos *SUH atípico* y *SUH no diarreico*, que hoy en día ya no se consideran suficientemente precisos. Cuando la tríada de síntomas se amplía para incluir fiebre y síntomas neurológicos, la péntada se reconoce como *púrpura trombocitopénica trombótica*, causada por la ausencia o una deficiencia de al menos el 90% de la actividad de ADAMTS13, una proteasa de escisión del factor de von Willebrand (MAT relacionada con ADAMTS13). En consonancia con el síndrome de MAT mediada por el complemento, la MAT relacionada con ADAMTS13 puede ser hereditaria (síndrome de Upshaw-Schulman) o adquirida, en forma de anticuerpos contra la enzima. Otras causas de la MAT son las relacionadas con los fármacos (toxicidad por dosis o reacción inmunitaria), el metabolismo o problemas de la coagulación. El síndrome de MAT de cualquier categoría puede precipitarse o producirse de forma independiente a partir de una infección sistémica, un trasplante, una neoplasia maligna, un embarazo o una enfermedad autoinmunitaria sistémica.

Es fundamental reconocer a la brevedad aquellos síntomas y hallazgos clínicos y de laboratorio que nos hablan de un proceso microangiopático, para realizar una valoración detallada y brindar un tratamiento progresivo (fig. 20-2). Esto incluye considerar una posible MAT cuando se evalúa a un paciente con anemia y trombocitopenia, cuando se hace valoración de hemólisis (p. ej., elevaciones de transaminasas, bilirrubina, LDH y consumo de haptoglobina), cuando se busca describir la anemia (positivo en prueba de Coombs, análisis de frotis periférico para esquistocitos), así como al realizar un inventario detallado de las funciones orgánicas, principalmente renales, hepáticas y neurológicas. Los análisis para determinar la presencia y la actividad de ADAMTS13 deben realizarse de forma temprana. También deben hacerse pruebas para detectar la presencia de *E. coli*, ya que la toxina Shiga merece consideraciones especiales de tratamiento. Más adelante, se sugiere realizar pruebas para detectar enfermedades subyacentes o mutaciones en el gen del complemento.

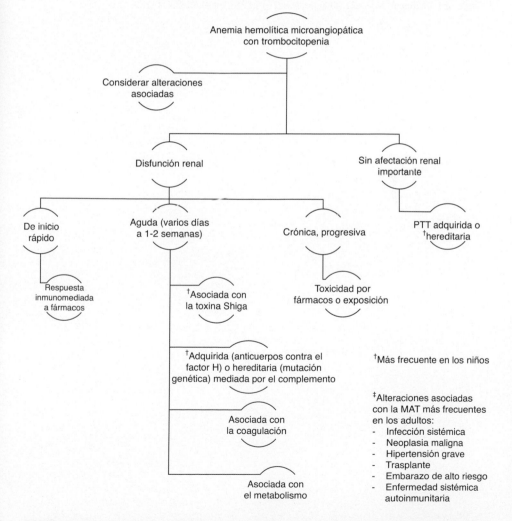

FIGURA 20-2 Algoritmo de abordaje del paciente con anemia hemolítica microangiopática. MAT: microangiopatía trombótica; PTT: púrpura trombocitopénica trombótica (adaptada de George JN, Nester CM. Syndromes of thrombotic microangiopathy. *N Engl J Med*. 2014;371(19):1847-1848).

Lecturas recomendadas

Davis TK, McKee R, Schnadower D, Tarr PI. Treatment of Shiga toxin-producing *Escherichia coli* infections. *Infect Dis Clin.* 2013;27(3):577-597.

Freedman SB, Xie J, Neufeld MS, et al. Shiga toxin-producing Escherichia coli infection, antibiotics, and risk of developing hemolytic uremic syndrome: a meta-analysis. *Clin Infect Dis.* 2016;62(10):1251-1258.

Geerdink LM, Westra D, van Wijk JA, et al. Atypical hemolytic uremic syndrome in children: complement mutations and clinical characteristics. *Pediatr Nephrol.* 2012;27(8):1283-1291.

George JN, Nester CM. Syndromes of thrombotic microangiopathy. *N Engl J Med.* 2014;371(19):1847-1848.

Hickey CA, Beattie TJ, Cowieson J, et al. Early volume expansion during diarrhea and relative nephroprotection during subsequent hemolytic uremic syndrome. *Arch Pediatr Adolesc Med.* 2011;165(10):884-889.

Kavanagh D, Goodship TH, Richards A. Atypical hemolytic uremic syndrome. *Semin Nephrol.* 2013;33(6):508-530.

Keating GM. Eculizumab: a review of its use in atypical haemolytic uraemic syndrome. *Drugs.* 2013;73(18):2053-2066.

Schindler EI, Sellenriek P, Storch GA, Tarr PI, Burnham CA. Shiga toxin-producing Escherichia coli: a single-center, 11-year pediatric experience. *J Clin Microbiol.* 2014;52(10):3647-3653.

Verhave JC, Wetzels JF, van de Kar NC. Novel aspects of atypical haemolytic uraemic syndrome and the role of eculizumab. *Nephrol Dial Transplant.* 2014;29(suppl 4):iv131-iv141.

21

«¿Cómo llegó esto allí?»

Amir B. Orandi

MOTIVO PRINCIPAL DE CONSULTA

Niña de 14 años de edad, con dolor abdominal, vómito y diarrea durante los últimos 3 días.

ANTECEDENTES DE LA ENFERMEDAD ACTUAL

Hace 3 semanas, se despertó a la mitad de la noche con un fuerte dolor abdominal y vómito. No había sangre ni bilis. No tenía fiebre, diarrea ni exantema. Fue valorada en un servicio de urgencias local mediante tomografía computarizada (TC) de abdomen, en la cual se encontró un «quiste ovárico roto y algo de líquido libre en la pelvis». Su dolor se alivió con la analgesia; toleró los líquidos orales y fue enviada a casa. A continuación, desarrolló fiebres altas y diarrea durante 3 o 4 días. Fue a consulta con su médico de cabecera, quien solicitó estudios de laboratorio y cultivos de heces, los cuales resultaron normales. Estos síntomas continuaron durante aproximadamente 1 semana antes de mejorar, pero nunca se resolvieron. Se reincorporó a sus actividades cotidianas, pero diariamente presentaba fiebres bajas y tenía poco apetito.

La paciente volvió a presentarse con vómito persistente, diarrea y dolor abdominal de 3 días de evolución. La emesis era frecuente, de gran volumen, no sanguinolenta, pero ocasionalmente biliosa. La diarrea también era frecuente y sin sangre. Su dolor abdominal era intermitente pero agudo, se localizaba en el epigastrio y tenía cierta irradiación hacia el lado izquierdo.

Algunos síntomas adicionales eran pérdida de peso de 6 kg en el último mes y malestar general. No tuvo hematomas de fácil aparición, hemorragias ni cefaleas. La menarquia fue hace 6 meses, y desde entonces ha tenido menstruaciones irregulares. No ha viajado recientemente y no se ha expuesto a infecciones al tener contacto con enfermos, al ir a acampar, por exposición al agua dulce o ingesta de carnes poco cocidas.

ANTECEDENTES MÉDICOS

Síndrome de Treacher Collins: traqueotomía de pequeña, pero fue descanulada hace varios años. Pérdida de la audición después de varias intervenciones quirúrgicas, la última hace 4 meses. No existen antecedentes de cirugías abdominales. Las vacunas están al día.

Antecedentes familiares/sociales

Su padre tiene sarcoidosis y su madre hipertensión. Ella tiene dos hermanos sanos. No hay antecedentes de otros trastornos genéticos.

EXPLORACIÓN FÍSICA

- Signos vitales: peso: 45 kg, T: 38.5 °C, FC: 120 lpm, FR: 24 rpm, PA: 104/53 mm Hg, SpO$_2$: 97% en el aire ambiente.
- Generales: acurrucada en la cama con escalofríos, buena respuesta al explorador.
- CONGO: microtia, inclinación palpebral de los ojos y micrognatia. La esclerótica es anictérica; las mucosas están algo viscosas.
- Cuello: flexible, con ligera linfadenopatía dispersa.
- Tórax: pulmones limpios a la auscultación. El corazón tiene una frecuencia rápida pero un ritmo normal y no hay soplos.
- Abdomen: no se observan cicatrices ni cambios de coloración, no está distendido. Ruidos intestinales ausentes. Dolor difuso a la palpación, sobre todo en el epigastrio y en los cuadrantes

inferiores. Hay algo de rigidez, pero no hay signo de rebote. Signos de Rovsing, obturador y psoas: negativos. No hay hepatoesplenomegalia, pero sí una distensión en el abdomen inferior derecho.
* Genitourinario: Tanner 4. No hay linfadenopatía inguinal. La exploración pélvica revela una mucosa sana y un cuello uterino de aspecto normal. La exploración bimanual no revela dolor a la motilidad cervical, pero sí un anexo derecho agrandado y palpable.
* Extremidades: tibias y bien perfundidas, con pulsos periféricos 2+ y llenado capilar de 2-3 s.
* Piel: cálida al tacto, seca y sin exantemas.

Estudios iniciales

* Leucocitos: 20.4 (neutrófilos: 85%), Hb: 11.2, hematocrito: 33.4, plaquetas: 335 000, VEM: 82.
* Na: 133, K: 3.4, Cl: 100, CO_2: 20, BUN: 12, CR: 0.7, Glu: 103, Ca: 8.5, proteínas totales: 8.3, albúmina: 2.8, fosfatasa alcalina: 109, AST: 13, ALT: 5, bilirrubina total: 0.4.
* Análisis de orina: 1.040, pH: 6.0, proteínas: 2+, leucocitos: 1+, sin células.
* Prueba de gonadotropina coriónica humana β en orina: negativa.
* Prueba de ADN para gonorrea/clamidia en orina y cultivo endocervical de gonorrea: negativos.
* Cultivos de orina, heces y sangre: sin crecimiento.
* Serie radiográfica para investigar obstrucción: múltiples asas de intestino grueso no dilatadas por gas, numerosas asas de intestino delgado levemente dilatadas por gas, múltiples niveles hidroaéreos compatibles con íleo u obstrucción intestinal parcial temprana.

CONSIDERACIONES DIAGNÓSTICAS

Infecciosa	Ginecológica	Reumatológica	Quirúrgica
Gastroenteritis	Quiste ovárico con rotura o torsión	Enfermedad inflamatoria intestinal	Malrotación congénita con vólvulo
Apendicitis	Teratoma con hemorragia o torsión	Vasculitis mesentérica	Íleo adinámico
Absceso intraabdominal	Embarazo ectópico		

Estudios diagnósticos

Fue ingresada con un diagnóstico de deshidratación y gastroenteritis. Durante las 24 h siguientes, continuó con fiebres altas, escalofríos y dolor abdominal, pero la emesis y la diarrea se resolvieron.
    Ecografía abdominal y pélvica: apéndice no visualizado. Pequeña zona de líquido entre el mesenterio, que parece contener varias tabicaciones internas delgadas, que alcanzan un tamaño de hasta 2.5 × 1.0 cm. El ovario izquierdo mide 2.6 × 3.6 × 1.9 cm, para un volumen total de 9.4 mL. El ovario derecho es significativamente más grande: 5.7 × 4.7 × 5.2 cm, para un volumen total de 72.7 mL. Hay un gran quiste ovárico derecho, de apariencia simple, que mide hasta 4.3 × 5.7 cm de diámetro. En la imagen Doppler a color hay flujo sanguíneo hacia el ovario derecho, el cual está situado de forma anómala en la línea media de la pelvis y colinda con el útero.
    La evaluación por parte de cirugía y ginecología pediátricas no pudieron determinar si se trataba de una torsión, por lo que se sugirió una TC.

Resultados

TC de abdomen y pelvis, con contraste: masa tumoral compleja, heterogénea y mal definida en la línea media de la pelvis, adosada al útero. Hay una acumulación de líquido que mide hasta 3.8 cm de diámetro. Los ovarios no se identifican con claridad. Se visualiza la porción proximal del apéndice; sin embargo, este parece dirigirse hacia la pelvis y no está bien definido.
    Otros estudios que se realizaron para evaluar la masa pélvica fueron los siguientes:

* LDH: 268, ácido úrico: 3.3.
* Gonadotropina coriónica humana β en suero: < 5, alfafetoproteína: < 3, antígeno CA-125: 11 (5-30), antígeno carcinoembrionario: < 1.

    El cultivo anaerobio permaneció estéril, pero el cultivo aerobio del líquido aspirado tuvo un crecimiento de **estreptococos β-hemolíticos del grupo A**.

Diagnóstico

Absceso intraabdominal primario, con *Streptococcus pyogenes*.

Puntos de enseñanza

Las *infecciones intraabdominales primarias* son aquellas que surgen en ausencia de algún trastorno anatómico en las vísceras, como la perforación u otra pérdida de la integridad de la mucosa. Por lo tanto, el control de la fuente no suele ser necesario, ya que no existe una respuesta localizada significativa en el peritoneo. Por el contrario, las infecciones secundarias a perforación o diseminación hematógena suelen estar constituidas por flora intestinal con mayor probabilidad de causar conductos sinusales o fístulas y, por lo tanto, se beneficiarían del control de la fuente local.

La posible fisiopatología de los abscesos intraabdominales primarios es la migración de la flora patógena facultativa, que finalmente se deposita en el abdomen; probablemente a ello se debe que sea una entidad más frecuente en las mujeres adolescentes. En los hombres, se cree que esta migración se produce a partir de las bacterias bucofaríngeas. La alteración que conduce a este desequilibrio puede estar relacionada con cambios hormonales o inmunitarios, pero también higiénicos o iatrógenos. El resultado es un predominio de la flora patógena facultativa de *Staphylococcus*, *Streptococcus* y *Enterobacteriaceae* que se vuelve dominante sobre las especies protectoras de *Lactobacillus*.

En un estudio en el que se compararon los cultivos de abscesos vaginales e intraabdominales de niñas con enfermedad pélvica inflamatoria, se identificaron 33 casos con cultivos comparables: seis eran estériles en ambos, 11 tenían aislamientos diferentes, y solo nueve contenían bacterias idénticas en los dos sitios, y estos eran *Escherichia coli*, *Bacteroides fragilis*, *Enterococcus faecalis*, *Peptostreptococcus*, *Haemophilus parainfluenzae* y otros.

En otros informes de casos, las hipótesis sobre el origen de los cultivos positivos para estreptococos incluyen una rotura del apéndice, lo cual podría explicar la presentación bifásica de los síntomas, y la visualización parcial de este órgano.

La presentación aguda de fiebre, dolor abdominal y emesis en una mujer adolescente tiene un amplio diferencial que incluye causas infecciosas, quirúrgicas y ginecológicas. Debe considerarse la evaluación de las infecciones de transmisión sexual y del embarazo, incluso en presencia de antecedentes sociales que lo descarten.

También se ilustra en este caso la utilidad del diagnóstico por imagen en relación con la evolución de los síntomas de la paciente. Una TC del abdomen muy temprana en el curso de la enfermedad podría no descartar una enfermedad en desarrollo. Del mismo modo, la ecografía podría ser útil para identificar la masa tumoral y mostrar un suministro de sangre adecuado a los órganos vitales, pero carecería de especificidad. Aunque la radiación debe reducirse al mínimo en los niños, la repetición de la TC en este caso permitió una intervención no quirúrgica que, en última instancia, fue tanto diagnóstica como terapéutica.

Este caso concuerda con los informes en la literatura que indican que el absceso intraabdominal primario en una mujer sin antecedentes quirúrgicos y sin actividad sexual es un hecho infrecuente, pero con una variedad de factores causales microbiológicos.

Lecturas recomendadas

Algren SD, Strickland JL. Beta hemolytic streptococcus group f causing pelvic inflammatory disease in a 14-year-old girl. *J Pediatr Adolesc Gynecol*. 2005;18(2):117-119.

Brook I. Intra-abdominal, retroperitoneal, and visceral abscesses in children. *Eur J Pediatr Surg*. 2004;14(4):265-273.

Schindlbeck C, Dziura D, Mylonas I. Diagnosis of pelvic inflammatory disease (PID): intra-operative findings and comparison of vaginal and intra-abdominal cultures. *Arch Gynecol Obstet*. 2014;289(6):1263-1269.

Thompson AE, Marshall JC, Opal SM. Intraabdominal infections in infants and children: descriptions and definitions. *Pediatr Crit Care Med*. 2005;6(3 suppl):S30-S35.

22

Karma
Maleewan Kitcharoensakkul

MOTIVO PRINCIPAL DE CONSULTA

Urticaria y sibilancias.

ANTECEDENTES DE LA ENFERMEDAD ACTUAL

Niño de 6 años de edad que acude al servicio de urgencias con urticaria y sibilancias. Tres días antes, se despertó a las 4 de la mañana con una urticaria difusa, sin otros síntomas. La urticaria se resolvió con una dosis de difenhidramina. Había cenado una hamburguesa con queso, pero no había probado nuevos alimentos ni se había expuesto a medicamentos. Al día siguiente estaba bien durante el día, pero de nuevo se despertó por la noche con una urticaria corporal difusa. La madre le dio dos dosis de difenhidramina. Al día siguiente por la tarde, acudió a consulta con su médico de cabecera, con sibilancias y urticaria. Se le administró prednisolona y albuterol, y comenzó con difenhidramina con horario. El día del ingreso, volvió a comer una hamburguesa con queso alrededor de la 1 de la tarde y presentó más urticaria unas horas después. Alrededor de la medianoche, se despertó de nuevo con urticaria en todo el cuerpo y sibilancias. Tuvo algunos síntomas de resfriado en las últimas 3 semanas, pero por lo demás no tuvo ningún otro síntoma. No ha tenido episodios similares de estos síntomas en el pasado, excepto una visita a urgencias 1 año antes, cuando presentó fiebre y dolor abdominal después de cenar una hamburguesa a la parrilla.

ANTECEDENTES MÉDICOS

* Déficit de atención e hiperactividad
* Trastorno del espectro autista

Medicación

Prednisolona y difenhidramina.

Antecedentes familiares/sociales

No hay antecedentes familiares de urticaria crónica ni de inflamación recurrente. Madre con rinitis alérgica. Tiene antecedentes de picaduras de garrapatas.

EXPLORACIÓN FÍSICA

* Signos vitales: T: 36.6 °C, PA: 96/42 mm Hg, FC: 106 lpm, FR: 19 rpm, SpO_2: 97% en el aire ambiente.
* Aspecto general: alerta, con prurito, pero sin estrés agudo.
* Piel: urticaria difusa, como se muestra en la figura 22-1.
* CONGO: urticaria en la cara y el cuello. No hay inflamación facial ni lingual. Exploración bucofaríngea normal.
* Pulmones: sibilancias difusas. No se observa uso de músculos accesorios ni retracciones.
* CV: frecuencia y ritmo regulares, sin soplos, roces o ritmo de galope; R_1 y R_2 normales; pulsos distales 2+.
* Abdomen: blando, sin distensión, sin dolor, ruidos intestinales normoactivos.
* Neurológico: despierto y alerta, responde a las preguntas de forma adecuada para su edad.

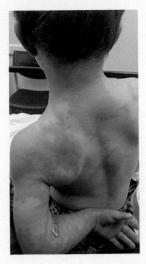

FIGURA 22-1 Fotografía de la urticaria.

CONSIDERACIONES DIAGNÓSTICAS

Problemas:

1. Urticaria, recurrente
2. Sibilancias, asociadas con la urticaria
   • Síndrome alfa-gal (alergia retardada a las carnes rojas)
   • Anafilaxia idiopática
   • Urticaria aguda y angioedema asociados con una infección viral
   • Mastocitosis sistémica

Estudios diagnósticos

Se realizaron estudios de triptasa, inmunoglobulina (Ig) E contra la galactosa-alfa-1,3-galactosa (alfa-gal) y estudios virales que incluían hisopado nasofaríngeo en busca de virus respiratorios, e IgM contra parvovirus, citomegalovirus (CMV) y virus de Epstein-Barr (VEB).

Resultados

Prueba	Referencia	Resultados
Triptasa		
• Al momento del inicio	< 11.5 ng/mL	29 ng/mL
• Repetición a las 3 semanas	< 11.5 ng/mL	6 ng/mL
IgE contra alfa-gal	< 0.1 kU/L	0.82
• IgE contra la carne de res	< 0.1 kU/L	0.64
• IgE contra la carne de cordero	< 0.1 kU/L	0.50
• IgE contra la carne de cerdo	< 0.1 kU/L	0.60
PCR de múltiples patógenos respiratorios	Negativa	Negativa
IgM contra CMV, VEB y parvovirus	Negativa	Negativa

DIAGNÓSTICO

Con base en los antecedentes clínicos de anafilaxia y la elevación de la IgE específica para la alfa-gal, un oligosacárido de mamíferos no primates, se llega al diagnóstico de **síndrome alfa-gal**.

Tratamiento/seguimiento

1. Evitar la carne de animales mamíferos.
2. Diseño de un plan de acción en caso de urgencia, y prescripción y capacitación para el uso de un autoinyector de epinefrina.

PUNTOS DE ENSEÑANZA

El síndrome alfa-gal es un tipo distinto de alergia a las carnes rojas. Se desconoce la prevalencia de la alfa-gal en la población general, aunque se han notificado casos en todo el mundo. El vínculo entre la IgE contra la alfa-gal y las reacciones alérgicas retardadas a las carnes rojas fue establecido por Commins y cols. en 2009. Los pacientes con alergia a la alfa-gal reaccionan al comer carnes rojas, vísceras y otros productos derivados de los mamíferos. La alergia a la alfa-gal tiene varias características que la diferencian de las reacciones alérgicas alimentarias típicas. Por ejemplo, puede desarrollarse en cualquier momento de la vida, y a menudo en muchos pacientes que toleraban la carne en el pasado. Aunque los motivos de consulta más frecuentes en la alergia a la alfa-gal incluyen urticaria, inflamación, síntomas gastrointestinales y anafilaxia, los pacientes no suelen desarrollar ningún síntoma hasta pasadas 3 o 6 h de comer la carne. Las reacciones son intermitentes y pueden no producirse en todas las ocasiones en las que el paciente ingiera este tipo de carne.

El mecanismo de esta alergia no se conoce del todo; sin embargo, es muy probable que las picaduras de ciertas garrapatas, especialmente las que se han alimentado de ciervos, sean la causa principal de la sensibilización a la alfa-gal. La aparición de este tipo de alergia en los cazadores que suelen estar en el bosque y llegan a sufrir picaduras de garrapatas que están incrustadas en sus presas ha llevado a algunos a denominar este síndrome como *Karma*.

Es importante considerar que la sensibilización asintomática a la carne no es infrecuente, por lo que las pruebas de alergia a la alfa-gal deben realizarse solo en pacientes con antecedentes médicos compatibles. El tratamiento consiste en sugerir a los pacientes que eviten las carnes rojas y proporcionarles un plan de urgencia que incluya la prescripción de un autoinyector de epinefrina. Los niños pueden seguir tomando leche y productos lácteos si los han tolerado previamente. Una minoría de los pacientes con alergia a la alfa-gal pueden reaccionar a las vacunas que contienen gelatina; por lo tanto, se debe tener precaución durante la administración parenteral de estos productos en los pacientes con dicha alergia. Se necesitan datos a largo plazo con numerosas series de casos para determinar el pronóstico de la alergia a la alfa-gal; sin embargo, los títulos de la alfa-gal suelen disminuir con el tiempo y muchos pacientes pueden tolerar la reintroducción de las carnes rojas tras un periodo de abstinencia.

Lecturas recomendadas

Commins SP, Satinover SM, Hosen J, et al. Delayed anaphylaxis, angioedema, or urticaria after consumption of red meat in patients with IgE antibodies specific for galactose-alpha-1,3-galactose. *J Allergy Clin Immunol*. 2009;123:426-433.

Platts-Mills TAE, Commins SP, Biedermann T, et al. On the cause and consequences of IgE to galactose-α-1,3-galactose: a report from the National Institute of Allergy and Infectious Diseases Workshop on understanding IgE-mediated mammalian meat allergy. *J Allergy Clin Immunol*. 2020;145:1061-1071.

Stone CA Jr, Commins SP, Choudhary S, et al. Anaphylaxis after vaccination in a pediatric patient: further implicating alpha-gal allergy. *J Allergy Clin Immunol Pract*. 2019;7:322-324.e2.

Wilson JM, Platts-Mills TAE. Red meat allergy in children and adults. *Curr Opin Allergy Clin Immunol*. 2019;19:229-235.

Wilson JM, Schuyler AJ, Workman L, et al. Investigation into the α-Gal syndrome: characteristics of 261 children and adults reporting red meat allergy. *J Allergy Clin Immunol Pract*. 2019;7:2348-2358.e4.

23

En la punta de la lengua

Maleewan Kitcharoensakkul

MOTIVO PRINCIPAL DE CONSULTA

Placa blanquecina en la lengua y fiebre de 1 semana de evolución.

ANTECEDENTES DE LA ENFERMEDAD ACTUAL

Niña de 18 meses con otitis media recurrente desde los 4 meses de edad se presenta con fiebre de hasta 38 °C y secreción purulenta en un oído. Fue tratada con gotas antibióticas tópicas durante 2 semanas. Una semana antes del inicio, los padres notaron una disminución del apetito y una placa blanquecina en la punta de su lengua. La placa no se resolvió con nistatina tópica. Como se negaba a comer y seguía teniendo fiebre, sus padres la llevaron al servicio de urgencias.

ANTECEDENTES MÉDICOS

- Escasa ganancia de peso
- Otitis media recurrente tras la colocación de una sonda de miringotomía bilateral
- Retraso en la motricidad gruesa

Medicación

Nistatina oral.

Antecedentes familiares/sociales

No existen antecedentes familiares de infecciones recurrentes, muerte en la primera infancia o autoinmunidad. No hay antecedentes de matrimonios consanguíneos en la familia.

EXPLORACIÓN FÍSICA

- Signos vitales: T: 38.1°C, FC: 191 lpm, FR: 45 rpm, PA: 85/49 mm Hg: SpO_2: 98% en el aire ambiente.
- Aspecto general: alerta, irritable.
- CONGO: normocefálica; sin rasgos dismórficos; sondas de miringotomía intactas y sin drenaje; no hay rinorrea; placa blanquecina-amarillenta en la lengua; encías, mucosa y amígdalas normales; bucofaringe despejada.
- CV: taquicardia, R_1 y R_2 normales, sin soplos, roces o ritmo de galope.
- Pulmones: sin retracciones, ruidos respiratorios normales, auscultación clara.
- Abdomen: blando; sin dolor, distensión, ni hepatoesplenomegalia.
- Genitourinario: genitales normales.
- Neurológico: tono normal, mueve bien todas las extremidades.
- Piel: sin exantemas.

CONSIDERACIONES DIAGNÓSTICAS

- Candidiasis oral
- Infección por el virus del herpes simple (VHS)
- Neoplasia maligna bucal

Estudios diagnósticos

- BHC: leucocitos: 10 000 células/mm^3 (linfocitos: 40%, monocitos: 50%), Hb: 8 g/dL, plaquetas: 225 000/µL.
- Frotis de sangre periférica: **ausencia de neutrófilos**.
- **VSG: 90 mm/h; CRP: 150 mg/dL.**
- Líquido cefalorraquídeo: no se encontraron células; Glu y proteínas: normales; tinción de Gram: negativa.
- Pruebas del virus de la inmunodeficiencia humana por anticuerpos y PCR: negativas.
- PCR de la lesión en busca de VHS: negativa.
- Cultivos para aerobios, bacilos acidorresistentes y micóticos de la lengua: negativos.
- Hemocultivos: sin crecimiento.

Resultados

Se solicitaron estudios adicionales para evaluar una neutropenia significativa y una anemia leve.

- Estudios de hierro: concentración de hierro, capacidad total de fijación de hierro y saturación de transferrina, por debajo de los rangos normales.
- Número de reticulocitos: 0.4%.
- Biopsia de la médula ósea: médula ósea ligeramente hipocelular con mielopoyesis con desviación a la izquierda. No hay blastocitos en la citometría de flujo. Las tinciones de médula ósea fueron negativas para hongos y para bacilos acidorresistentes.
- Pruebas genéticas de neutropenia congénita grave: negativas.
- Pruebas de linfocitos: linfocitos T CD3$^+$: 1050 células/µL (referencia: 1400-3 700), linfocitos T CD4$^+$: 720 células/µL (referencia: 700-2 200), linfocitos T CD8$^+$: 320 células/µL (referencia: 490-1300), linfocitos B CD19$^+$: 2 000 células/µL (referencia: 390-1400), linfocitos citolíticos naturales CD16$^+$/CD56$^+$: 1000 células/µL (referencia: 130-720).
- Proliferación linfocitaria con mitógeno: normal.
- Inmunoglobulinas (Ig): G: 976 mg/dL (referencia: 424-1051), M: 489 mg/dL (referencia: 48-168), A: 73 mg/dL (referencia: 14-123).
- Títulos de anticuerpos: protegida contra tétanos, difteria, *Haemophilus influenzae* tipo b y 6 de los 12 serotipos de *Streptococcus pneumoniae* de la vacuna Prevnar®.

DIAGNÓSTICO

Biopsia de lengua: amplia infiltración por *Actinomyces*, un anaerobio grampositivo. Las pruebas genéticas que evaluaron una posible inmunodeficiencia primaria revelaron variantes patogénicas dobles heterocigotas del gen de la ataxia-telangiectasia (*ATM* mutado), confirmando el diagnóstico de **ataxia-telangiectasia** (AT).

Tratamiento/seguimiento

Para la infección por *Actinomyces*, se le administraron 5 meses de amoxicilina, con lo que tuvo una resolución completa de sus síntomas. La neutropenia se alivió con el factor estimulante de colonias de granulocitos. La alfafetoproteína se encontraba elevada, con valores de 90 ng/mL (referencia: 0.8-3). Posteriormente, se inició un tratamiento de reemplazo de inmunoglobulina tras una nueva hospitalización, esta vez por bacteriemia neumocócica con pérdida de títulos protectores a la mayoría de los serotipos de Prevnar®. Posteriormente, desarrolló una ataxia del tronco a los 2 años de edad.

PUNTOS DE ENSEÑANZA

La *ataxia-telangiectasia* es un inusual trastorno autosómico recesivo que se caracteriza por un deterioro cerebeloso progresivo, telangiectasia oculocutánea, inmunodeficiencia, hipersensibilidad a la radiación y predisposición a las neoplasias malignas. La enfermedad es causada por mutaciones en el gen *ATM*, las cuales provocan defectos en el control del ciclo celular y la reparación del ADN. Se estima que la prevalencia de la AT es de menos de 1-9/100 000. Tradicionalmente, la ataxia aparece en los primeros 3 años de vida. Sin embargo, las manifestaciones neurológicas e inmunitarias de la AT son heterogéneas, especialmente en las primeras fases, lo que puede producir retrasos en el diagnóstico. Las telangiectasias que afectan las conjuntivas y la piel suelen ser perceptibles entre los 3 y los 6 años de edad, pero pueden no desarrollarse en todos los pacientes. Los granulomas cutáneos son manifestaciones poco frecuentes de la desregulación inmunitaria que tiene lugar en la AT; pueden ser extensos y refractarios al tratamiento. Dos tercios de los pacientes con AT presentan hallazgos inmunitarios anómalos, como linfopenia, hipogammaglobulinemia, alteración de las respuestas de anticuerpos y de las respuestas linfoproliferativas al mitógeno y al antígeno. Un pequeño número de pacientes con AT tiene un fenotipo hiper-IgM (IgG baja con IgM normal o elevada) como resultado de defectos de recombinación de clase; este hallazgo se asocia con un curso más grave de la enfermedad y con mayor probabilidad de linfoproliferación y autoinmunidad. La neutropenia es un hallazgo infrecuente en la AT, aunque también se ha comunicado en la literatura. Los pacientes con AT e inmunodeficiencia suelen manifestarse con infecciones sinopulmonares recurrentes que comienzan en las primeras etapas de la vida y pueden ser anteriores al inicio de los síntomas neurológicos. Las infecciones oportunistas por *Pneumocystis jirovecii*, el virus del herpes simple, el virus del papiloma humano, el virus del molusco contagioso y el virus del herpes zóster son poco frecuentes, pero se han notificado en la AT. Lo más probable es que la neutropenia grave de esta paciente contribuyera a la infección local invasiva por *Actinomyces*, una flora bucofaríngea normal. La alfafetoproteína elevada se observa en la mayoría de los pacientes con AT, lo que permite su uso como prueba de detección en los pacientes sospechosos de 18 meses de edad o más. Sin embargo, es necesario realizar pruebas genéticas para establecer el diagnóstico. No existe un tratamiento curativo para la AT, y los pacientes suelen morir en la segunda o tercera década de la vida por insuficiencia respiratoria como resultado de una tos ineficaz, aspiración e inmunodeficiencia. Los pacientes con AT tienen un mayor riesgo de desarrollar al menos una neoplasia maligna, con mayor frecuencia linfoma. Requieren un seguimiento a largo plazo con un equipo multidisciplinario que incluya neurología, inmunología, hematología/oncología, neumología, endocrinología y nutrición.

Lecturas recomendadas

Amirifar P, Yazdani R, Moeini Shad T, et al. Cutaneous granulomatosis and class switching defect as a presenting sign in ataxia-telangiectasia: first case from the National Iranian Registry and review of the literature. *Immunol Invest*. 2020;49(6):597-610.

Chiam LY, Verhagen MM, Haraldsson A, et al. Cutaneous granulomas in ataxia telangiectasia and other primary immunodeficiencies: reflection of inappropriate immune regulation? *Dermatology*. 2011;223:13-19.

Davies EG. Update on the management of the immunodeficiency in ataxia-telangiectasia. *Expet Rev Clin Immunol*. 2009;5:565-575.

Nowak-Wegrzyn A, Crawford TO, Winkelstein JA, Carson KA, Lederman HM. Immunodeficiency and infections in ataxia-telangiectasia. *J Pediatr*. 2004;144:505-511.

Perreault S, Bernard G, Lortie A, Le Deist F, Decaluwe H. Ataxia-telangiectasia presenting with a novel immunodeficiency. *Pediatr Neurol*. 2012;46:322-324.

Rothblum-Oviatt C, Wright J, Lefton-Greif MA, McGrath-Morrow SA, Crawford TO, Lederman HM. Ataxia telangiectasia: a review. *Orphanet J Rare Dis*. 2016;11:159.

Stray-Pedersen A, Borresen-Dale AL, Paus E, Lindman CR, Burgers T, Abrahamsen TG. Alpha fetoprotein is increasing with age in ataxia-telangiectasia. *Eur J Paediatr Neurol*. 2007;11:375-380.

van Os NJH, Jansen AFM, van Deuren M, et al. Ataxia-telangiectasia: immunodeficiency and survival. *Clin Immunol*. 2017;178:45-55.

24

«C» menos

Cecelia L. Calhoun, Brittany J. Blue

MOTIVO PRINCIPAL DE CONSULTA

Recién nacida con insuficiencia respiratoria.

ANTECEDENTES DE LA ENFERMEDAD ACTUAL

Niña de 4 kg de peso, con una edad gestacional estimada de 36 semanas, nacida por cesárea electiva, presentó dificultad respiratoria en la sala de partos. La radiografía de tórax mostró una opacidad difusa de ambos campos pulmonares. La insuficiencia respiratoria progresó a pesar de la administración de surfactante, por lo que se le colocó ventilación de alta frecuencia oscilatoria. Se inició la administración de ampicilina y gentamicina por sospecha de sepsis. En el primer día de vida, desarrolló áreas de disminución de la perfusión en los pies y los dedos de los pies y comenzó a rezumar sangre de los sitios de venopunción. Se le administraron varios productos de transfusión, como concentrados de eritrocitos, plaquetas y plasma fresco congelado (PFC). A pesar de la administración repetida de estos hemoderivados, su tiempo de protrombina (TP) continuaba siendo elevado. La valoración por imagen de sus miembros inferiores en busca de coágulos fue negativa. No había signos de sepsis ni hemangioma gigante como causa de coagulación intravascular diseminada (CID). En el quinto día de vida, la recién nacida presentó hemorragia nasal y nuevas lesiones equimóticas en el cuero cabelludo, el tronco y las extremidades. Las zonas donde inició la mala perfusión de sus dedos y pies se volvieron equimóticas y necróticas.

ANTECEDENTES MÉDICOS

Nació por cesárea electiva de una madre de 33 años de edad, quien ha tenido cuatro embarazos, todos de término, dos de los cuales no sobrevivieron. La madre es A positivo, con serología negativa.

Antecedentes familiares/sociales

Los padres concibieron juntos cuatro embarazos. Dos de los embarazos tuvieron como resultado la muerte neonatal. La primera recién nacida falleció a los 3 días de vida por complicaciones de una hemorragia intracerebral. Los resultados de los estudios de imagen mostraron también una encefalomalacia quística, lo cual sugiere que estas hemorragias eran tanto agudas como crónicas. Se detectó un reflejo rojo ausente de forma unilateral. La segunda recién nacida murió en la sala de partos a la hora de vida por una insuficiencia respiratoria. A pesar de las medidas de reanimación, no pudo ser ventilada adecuadamente; en la radiografía de tórax se descubrió que no había ventilación pulmonar. En los resultados de sus pruebas de laboratorio se informó anemia (Hb: 6.1) y trombocitopenia (4 000). El análisis de polimorfismo de un solo nucleótido y de cariotipo del genoma completo fueron negativos.

Los padres y el hermano superviviente (tercer embarazo) están sanos. Las abuelas materna y paterna tienen antecedentes de ictus (accidente cerebrovascular). El abuelo materno tiene antecedentes de trombosis venosa profunda. La evaluación de la trombocitopenia autoinmunitaria neonatal fue negativa. La actividad de la proteína S materna era baja, lo que puede deberse al embarazo. La actividad de la proteína C materna también era baja, lo que no puede explicarse por el embarazo.

EXPLORACIÓN FÍSICA

- Signos vitales: FC: 136 lpm, T: 37.9 °C, PA: 67/38 mm Hg.
- Generales: grande para la edad gestacional.

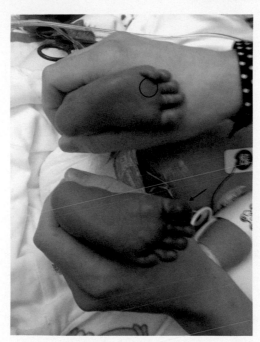

FIGURA 24-1 Se observa disminución de la perfusión en tres dedos del pie izquierdo (*flecha*) y en una zona de la planta del pie derecho (*círculo*).

- CONGO: normocefálica, fontanela anterior suave y plana, suturas superpuestas, tubo endotraqueal en su sitio; el examen oftalmológico reveló una hemorragia retiniana derecha.
- Pulmones: ruidos pulmonares obstruidos por los sonidos del ventilador de alta frecuencia oscilatoria.
- Abdomen: extendido pero compresible, sin hepatoesplenomegalia.
- Piel: lesiones equimóticas en el cuero cabelludo, el tronco y las extremidades. Rezuma de los sitios de venopunción. Zonas de disminución progresiva de la perfusión de los dedos del pie que evolucionan hacia los tejidos locales (figs. 24-1 y 24-2).

CONSIDERACIONES DIAGNÓSTICAS

- Sepsis
- Deficiencia de los factores de la coagulación dependientes de la vitamina K (II, VII, IX, X, proteína C y proteína S)
- Púrpura trombocitopénica trombótica
- CID
- Espasmo vascular por catéter umbilical

Estudios diagnósticos

En la evaluación inicial:

- BHC: leucocitos: 24, Hb: 13.5, plaquetas: 153 000.
- TP: 17.1 s (normal para la edad: 13.1 s).
- Actividad del factor II: 48%.
- Actividad del factor VII: 60%.
- Actividad del factor IX: 51%.
- Actividad del factor X: 43%.

Nuevos estudios de laboratorio:

- Hb: 12.2, plaquetas: 93 000, TP: 26.2 s.
- Se repitieron las pruebas de laboratorio tras la transfusión de eritrocitos, PFC y plaquetas.
- Ecografía craneal: flujo ausente en el seno sagital, compatible con trombosis.

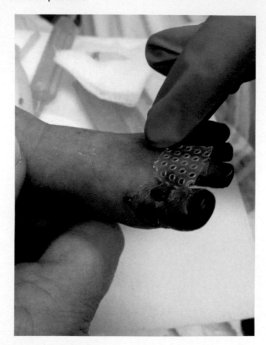

FIGURA 24-2 Necrosis de los dedos del pie.

Resultados

Las pruebas de deficiencia de la proteína C mediante la secuenciación del gen *PROC* revelaron que la niña era heterocigota para dos variantes de significado incierto, lo que explicaba su presentación clínica. Se detectó una sustitución de aminoácidos heredada por el padre (*p.Gly403Arg*) y una deleción heredada por la madre (*p.Ser119_Ser124del*).

Diagnóstico

1. Púrpura neonatal fulminante
2. Deficiencia heterocigota compuesta de la proteína C

Tratamiento/seguimiento

El tratamiento agudo consiste en la reposición de la proteína C, así como en la anticoagulación si hay trombos. En este caso, el PFC se administró inicialmente cada 12 h, seguido de Kcentra®, un concentrado de complejo de protrombina que contiene todos los factores dependientes de la vitamina K. La proteína C tiene la semivida más corta de todos los factores dependientes de la vitamina K, entre 6 y 8 h. Se logró una concentración mínima de la proteína C mayor del 20% con una dosis de Kcentra® cada 8 h. Se inició con heparina no fraccionada para tratar la trombosis del seno sagital. Se comenzó tratamiento con un concentrado de proteína C purificada aprobado para esta enfermedad: Ceprotin®.

El tratamiento a largo plazo consiste en una combinación de anticoagulación y reposición de la proteína C. En algunos pacientes se han realizado trasplantes de hígado.

Puntos de enseñanza

La deficiencia homocigótica de la proteína C es inusual: se estima que hay menos de 20 individuos vivos con esta afección en los Estados Unidos. Dada la frecuencia del 0.2% de portadores de la deficiencia heterocigota de la proteína C, la incidencia estimada de la deficiencia grave (la heterocigota compuesta) debería ser de uno por cada millón de nacidos vivos. Como ilustra esta familia, los neonatos afectados pueden morir sin diagnóstico. La proteína C es un factor dependiente de la vitamina K que funciona como anticoagulante tras su activación por la trombina en presencia del cofactor endotelial trombomodulina. La proteína C activada degrada los factores Va y VIIIa, limitando así la generación de trombina. La ausencia de la proteína C conduce a una coagulación incontrolada que se manifiesta como CID, trombosis y hemorragia secundaria. En los recién nacidos, este cuadro clínico, denominado *púrpura fulminante neonatal*, se confunde fácilmente con la sepsis. El inicio de la presentación clínica suele producirse entre 2 y 12 h después del nacimiento. Los neonatos afectados pueden carecer de reflejo rojo si se produce una trombosis en la retina.

Lecturas recomendadas

de Kort EH, Vrancken SL, van Heijst AF, Binkhorst M, Cuppen MP, Brons PP. Long-term subcutaneous protein C replacement in neonatal severe protein C deficiency. *Pediatrics*. 2011;127(5):e1338-e1342.

Goldenberg NA, Manco-Johnson MJ. Protein C deficiency. *Hemophilia*. 2008;14(6):1214-1221.

Minford A, Behnisch W, Brons P, et al. Subcutaneous protein C concentrate in the management of severe protein C deficiency—experience from 12 centres. *Br J Haematol*. 2014;164:414-421.

Price VE, Ledingham DL, Krumpel A, Chan AK. Diagnosis and management of neonatal purpura fulminans. *Semin Fetal Neonatal Med*. 2011;16(6):318-322.

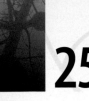

25 Obra en dos actos

Julia T. Warren

MOTIVO PRINCIPAL DE CONSULTA

«Un bazo grande».

ANTECEDENTES DE LA ENFERMEDAD ACTUAL

Niña de 10 años de edad con antecedentes de enfermedad desmielinizante del sistema nervioso central (SNC), de 7 meses de evolución. Inicialmente tratada por encefalomielitis desmielinizante multifásica (EMDM) o posiblemente vasculitis del SNC, tuvo una respuesta inadecuada a los esteroides y al rituximab. Debido a su evolución clínica atípica y progresiva, se le realizó una tomografía computarizada de tórax, abdomen y pelvis para evaluar posibles diagnósticos alternativos, en la cual se encontró esplenomegalia, pero sin otros hallazgos. En la tomografía por emisión de positrones de seguimiento no se observaron lesiones metabólicamente activas. Sus valoraciones han incluido estudios de tipo autoinmunitario, infeccioso, neoplásico y paraneoplásico. En la biopsia cerebral se reveló un proceso inflamatorio desmielinizante centrado en la sustancia blanca, que incluía abundantes linfocitos T CD3⁺ e histiocitos CD68⁺ en las regiones perivasculares e intraparenquimatosas, que se interpretaron como hallazgos inespecíficos. Fue remitida al servicio de hematología para una valoración diagnóstica adicional de la esplenomegalia.

ANTECEDENTES MÉDICOS

- Enfermedad desmielinizante progresiva del SNC (EMDM contra vasculitis del SNC)
- Psicosis inducida por esteroides
- Alergias estacionales
- Esguince traumático reciente del miembro inferior izquierdo

Medicación

- Prednisona
- Rituximab
- Aciclovir
- Levetiracetam
- Famotidina
- Quetiapina

Antecedentes familiares/sociales

Los padres están sanos, el primo paterno tiene epilepsia y no se encontraron antecedentes de enfermedades autoinmunitarias. Familia no consanguínea.

EXPLORACIÓN FÍSICA

- Signos vitales: T: 36.8 °C; FC: 99 lpm; FR: 18 rpm; PA: 113/75 mm Hg; SpO$_2$: 100% en el aire ambiente.
- Generales: cómoda, relajada.
- CONGO: normocefálica, **facies de luna llena.** Sin hiperemia o ictericia conjuntival. No hay secreciones, ni masas nasales. No se observan lesiones en la cavidad bucal.

- Cuello: flexible y con amplitud de movimiento. No hay linfadenopatías.
- Pulmones/CV: limpios a la auscultación, sin demasiado esfuerzo respiratorio. Frecuencia y ritmo cardiacos regulares, pulsos periféricos normales, buen llenado capilar.
- Abdomen: suave, sin dolor ni distensión. **Esplenomegalia palpable hasta 2 cm por debajo del borde costal izquierdo**, sin hepatomegalia, sin masas tumorales. No hay linfadenopatías inguinales.
- Extremidades/sistema musculoesquelético/piel: sin edema, amplitud de movimiento completo, no hay contracturas ni inflamación de las articulaciones. No hay exantemas, equimosis o palidez.
- Neurológico: estado mental apropiado. En la exploración de los nervios craneales se encuentra **nistagmo horizontal**, por lo demás nervios craneales intactos; fuerza 5/5 en todo el cuerpo y sensibilidad intacta; **dismetría I > D en dedo-nariz-dedo; pruebas de talón-espinilla.** Valoración de la marcha limitada por el yeso del miembro inferior izquierdo, pero sin ataxia evidente.

CONSIDERACIONES DIAGNÓSTICAS

- Síndrome linfoproliferativo autoinmunitario (SLPA). Existen algunos informes de casos de SLPA con afectación del SNC.
- Síndromes similares al SLPA, como la deficiencia de *CTLA4* o de *LRBA* , apoyados también por unos cuantos casos que refieren afectación del SNC.
- Linfohistiocitosis hemofagocítica (LHHF) aislada del SNC, apoyada por unos pocos informes de casos.
- Otros procesos primarios del SNC, como aquellos atípicos de la EMDM o la vasculitis del SNC. Previamente, se le habían realizado múltiples estudios de líquido cefalorraquídeo que salieron negativos y análisis de biopsia cerebral también negativos para una población clonalmente expandida, lo que hace improbable un linfoma del SNC. Los hallazgos de la biopsia y la evolución clínica no eran compatibles con la neurosarcoidosis.

Estudios diagnósticos

1. BHC, QS, LDH, triglicéridos en ayuno, ferritina, tiempo de protrombina/tiempo de tromboplastina parcial y fibrinógeno: todos normales.
2. Pruebas de SLPA por citometría de flujo, las cuales no pudieron interpretarse debido al uso crónico de esteroides y a la ausencia de linfocitos B por la administración reciente del rituximab.
3. Pruebas de secuenciación de próxima generación (SPG) del exoma para el SLPA y pruebas genéticas específicas de *STAT3*, *CTLA4* y *LRBA*: normales.
4. **Pruebas de SPG del exoma para la LHHF con variante heterocigótica de significado desconocido (VSD) en *PRF1* c.973T > C (p.Tyr325His).**

Resultados

La VSD en el gen *PRF1* se encontraba en un aminoácido hidrófobo grande y voluminoso altamente conservado, presente en una interfaz intermonomérica, y se predijo que era perjudicial mediante múltiples algoritmos de predicción *in silico*, lo que plantea la intrigante posibilidad de que esta variante heterocigótica pudiera actuar de forma dominante para afectar la producción de perforina o la estabilidad del multímero. Para confirmar que la paciente efectivamente tenía una deficiencia funcional de perforina, se realizó un análisis por citometría de flujo de los linfocitos citolíticos naturales (NK, *natural killer*) y de los linfocitos T CD8+ citotóxicos, que reveló la **ausencia total de expresión de perforina** en la superficie celular. La actividad de las células NK era baja, aunque difícil de interpretar dada la reciente administración de esteroides. El receptor de IL2 soluble (sIL2R, *soluble IL2 receptor*) era normal. Se llevó a cabo un análisis genético específico a sus padres, en el que se encontró que esta mutación con cambio de sentido era heredada de su padre asintomático. Sin embargo, también reveló que la paciente y su madre son portadoras de una segunda VSD, c.1326_1328del (p.Phe443del), también considerada como perjudicial. Esta variante no se detectó inicialmente en la paciente debido a la escasa profundidad de la cobertura de secuenciación en la SPG original.

DIAGNÓSTICO

LHHF familiar de tipo 2/LHHF aislada del SNC, secundaria a mutaciones heterocigotas compuestas en *PRF1*.

Tratamiento/seguimiento

Se inició un tratamiento para la LHHF con etopósido, metotrexato intratecal y altas dosis de dexametasona, como puente al trasplante de células madre hematopoyéticas de un donante compatible

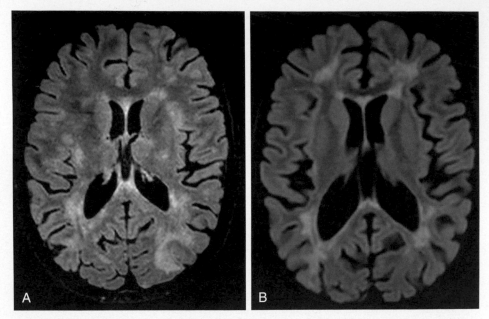

FIGURA 25-1 Resonancia magnética cerebral que muestra numerosas lesiones hiperintensas de la sustancia blanca en T2, al momento del diagnóstico de linfohistiocitosis hemofagocítica en el sistema nervioso central (**A**) y la mejoría 1 año después del trasplante de células madre hematopoyéticas (**B**).

no emparentado. Se consiguió la estabilización de la enfermedad neuroinflamatoria antes del trasplante. Toleró el trasplante extraordinariamente bien y 15 meses después permaneció sin evidencia de inmunosupresión y de enfermedad injerto contra huésped. Sus síntomas neurológicos se han resuelto y su resonancia magnética cerebral ha mejorado mucho (fig. 25-1).

PUNTOS DE ENSEÑANZA

La LHHF aislada del SNC es una entidad extraordinariamente inusual que requiere un alto índice de sospecha y puede tener características que se superponen con otros trastornos inflamatorios del SNC, como la EMDM, la vasculitis del SNC o la inflamación linfocítica crónica con realce perivascular protuberancial que responde a los esteroides. En los informes de casos, los marcadores séricos (sIL2R, ferritina, triglicéridos, BHC, QS) y la hemofagocitosis en la médula ósea, criterios de diagnóstico tradicionales para la LHHF, son normales o no cumplen con los puntos de corte establecidos. Por lo tanto, las valoraciones normales de las manifestaciones sistémicas de la LHHF no deben descartar la consideración de este diagnóstico. Muchos de estos pacientes pueden estar tomando actualmente, o tener una exposición reciente, a fármacos inmunomoduladores como los esteroides; por lo tanto, la interpretación de la actividad de las células NK o de los linfocitos T CD8+ citotóxicos es particularmente difícil. En este caso, no se efectuó inicialmente una biopsia de la médula ósea como parte de la evaluación diagnóstica porque: 1) los hemofagocitos en la médula ósea tienen una especificidad limitada y habrían sido el único criterio diagnóstico positivo además de la esplenomegalia, sin permitir confirmar de manera definitiva el diagnóstico, y 2) no hay criterios claros para lo que se considera un número «incrementado» de hemofagocitos en la médula ósea, lo que limita el valor de las pruebas invasivas de médula ósea en este caso. Aunque en la actualidad no se incluyen en los criterios diagnósticos de la LHHF, las pruebas de citometría de flujo para valorar la perforina de la superficie celular y la CD107a (y SAP, XIAP para los hombres) son una forma directa de ayudar a identificar un posible caso de LHHF familiar y no necesariamente deberían verse afectadas por un tratamiento inmunomodulador reciente (con excepción de una linfopenia grave que limite el número de células requeridas para el análisis).

Las pruebas genéticas deben considerarse en una fase temprana de la valoración, para evitar retrasos prolongados en el diagnóstico y facilitar un tratamiento específico. Sin embargo, este caso también pone de relieve un punto importante: las técnicas basadas en la SPG son tan buenas como la profundidad de cobertura en las áreas de interés. La única razón por la que se identificó la variante heredada por vía materna es que se realizaron pruebas específicas para los padres utilizando la secuenciación de Sanger y, por casualidad, la variante materna estaba muy cerca de la variante paterna de interés, lo que permitió identificarla. Cuando la sospecha clínica de una entidad es alta, siempre que sea posible deben realizarse pruebas funcionales (en este caso, expresión de la perforina en la superficie celular mediante citometría de flujo). De manera adicional, los médicos pueden solicitar los archivos de alineamiento de la secuenciación para hacer una revisión manual de las áreas de baja cobertura o de las variantes que pudieron pasarse por alto. También vale la pena señalar que los pacientes con LHHF del SNC probablemente no tendrán hemofagocitos en la biopsia cerebral, como se observa en esta paciente. Una pequeña serie de casos histopatológicos recientes ha identificado infiltrados inflamatorios perivasculares dispersos en las biopsias cerebrales de pacientes con LHHF familiar con afectación del SNC, un hallazgo inespecífico que también puede observarse en otros procesos desmielinizantes inflamatorios. Por último, el trasplante de médula ósea es el tratamiento de elección para la LHHF familiar, dada la alta probabilidad de recurrencia con el uso exclusivo de la modulación inmunitaria. Una pequeña serie informó de los buenos resultados de cuatro pacientes pediátricos con LHHF aislado del SNC que se sometieron a un trasplante de células madre hematopoyéticas.

Lecturas recomendadas

Benson LA, Li H, Henderson LA, et al. Pediatric CNS-isolated hemophagocytic lymphohistiocytosis. *Neurol Neuroimmunol Neuroinflamm*. 2019;6(3):e560.

Dias C, McDonald A, Sincan M, et al. Recurrent subacute post-viral onset of ataxia associated with a PRF1 mutation. *Eur J Hum Genet*. 2013;21(11):1232-1239.

Feldmann J, Ménasché G, Callebaut I, et al. Severe and progressive encephalitis as a presenting manifestation of a novel missense perforin mutation and impaired cytolytic activity. *Blood*. 2005;105(7):2658-2663.

Gars E, Purington N, Scott G, et al. Bone marrow histomorphological criteria can accurately diagnose hemophagocytic lymphohistiocytosis. *Haematologica*. 2018;103(10):1635-1641.

Li H, Benson LA, Henderson LA, et al. Central nervous system—restricted familial hemophagocytic lymphohistiocytosis responds to hematopoietic cell transplantation. *Blood Adv*. 2019;3(4):503-507.

Marsh RA, Haddad E. How I treat primary haemophagocytic lymphohistiocytosis. *Br J Haematol*. 2018;182(2):185-199.

Moshous D, Feyen O, Lankisch P, et al. Primary necrotizing lymphocytic central nervous system vasculitis due to perforin deficiency in a four-year-old girl. *Arthritis Rheum*. 2007;56(3):995-999.

Pastula DM, Burish M, Reis GF, et al. Adult-onset central nervous system hemophagocytic lymphohistiocytosis: a case report. *BMC Neurol*. 2015;15(1):203.

Solomon IH, Li H, Benson LA, et al. Histopathologic correlates of familial hemophagocytic lymphohistiocytosis isolated to the central nervous system. *J Neuropathol Exp Neurol*. 2018;77(12):1079-1084.

26

Muñón

David B. Wilson

MOTIVO PRINCIPAL DE CONSULTA

«Tiene el ombligo infectado».

ANTECEDENTES DE LA ENFERMEDAD ACTUAL

Niño de 10 semanas de edad llevado a consulta por un ombligo infectado. Nació a las 42 semanas de gestación por parto vaginal inducido, sin ninguna complicación en el embarazo ni en el parto. El muñón del cordón umbilical se desprendió a los 17 días de vida, pero, después de separarse, la zona se enrojeció cada vez más, aunque sin ningún tipo de supuración o sangrado. Se le trató con antibióticos orales (cefalexina y clindamicina) sin que mejorara. Poco después de la revisión de los 2 meses de edad, desarrolló una fiebre que se pensó se debía a la vacunación, pero, ante la induración persistente del ombligo, se decidió ingresarlo en un hospital. También presentaba enrojecimiento del ojo izquierdo, alrededor del conducto lagrimal, con escasa supuración.

ANTECEDENTES MÉDICOS

- Neonato de 42 semanas de gestación
- Onfalitis

Antecedentes familiares/sociales

No tiene hermanos y vive con sus padres, un perro y dos gatos.

EXPLORACIÓN FÍSICA

- Signos vitales: T: 37.3 °C, FC: 148 lpm, FR: 56 rpm, PA: 83/48 mm Hg, SpO$_2$: 99%, peso: 6.2 kg.
- Generales: alerta, bien alimentado.
- CONGO: normocefálico, atraumático, fontanela anterior abierta y plana, PIRL, reflejo rojo presente bilateralmente, eritema alrededor del saco lagrimal izquierdo, membranas timpánicas normales, MMH y cuello sin adenopatías.
- Pulmones: limpios a la auscultación, ruidos respiratorios normales y buen transporte de aire.
- CV: frecuencia y ritmo regulares, R$_1$ y R$_2$ normales y sin soplos, roces o ritmo de galope.
- Abdomen: suave, con ruidos intestinales, sin masas tumorales ni organomegalia.
- Genitourinario: pene normal, testículos presentes bilateralmente, sin dolor, Tanner 1, no circuncidado.
- Extremidades: calientes y bien perfundidas, caderas estables y llenado capilar de 2 s.
- Piel: eritema alrededor del ombligo, especialmente del lado izquierdo (fig. 26-1).
- Neurológico: alerta, rostro simétrico, MEOI, movimiento de todas las extremidades, tono normal, reflejo de Moro y succión positivos.
- Espalda: columna vertebral recta y sin anomalías en el sacro.

CONSIDERACIONES DIAGNÓSTICAS

- Onfalitis
- Deficiencia de adhesión de leucocitos (DAL)

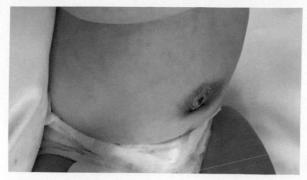

FIGURA 26-1 Fotografía del ombligo.

Estudios diagnósticos y resultados

- Resultados de las pruebas de laboratorio: leucocitos: 34.2, neutrófilos: 90%, Hb: 10.4, hematocrito: 30.4, plaquetas: 604 000.
- QS: normal.
- La dihidrorrodamina (que detecta defectos en el estallido respiratorio de los fagocitos) era normal.
- En la citometría de flujo de sangre periférica no se encontró expresión de CD18, CD11a y CD11b.
- El análisis de la mutación *ITGB2* está pendiente.

DIAGNÓSTICO

1. DAL, tipo 1
2. Retraso en la separación del cordón umbilical debido a DAL
3. Onfalitis debida a DAL

PUNTOS DE ENSEÑANZA

Esta es una presentación clásica de la DAL. Aunque es extremadamente inusual en la vida real, este escenario clínico es frecuente en los exámenes profesionales de pediatría y se suele comentar en las visitas y consultas.

La onfalitis es una señal de alerta de que la función fagocítica está gravemente comprometida y precisa que se realicen más pruebas. Si el recuento absoluto de neutrófilos (RAN) es bajo, el diagnóstico probable es neutropenia congénita grave. Si el RAN es alto, el diagnóstico probable es DAL. La separación tardía del cordón umbilical es otro rasgo distintivo de la DAL.

El gen *ITGB2* codifica la subunidad CD18 de la integrina β2. Las integrinas, receptores de la superficie celular que median la unión a la matriz extracelular, están compuestas por cadenas α y β. Una cadena α determinada puede combinarse con múltiples cadenas β, dando lugar a una serie de integrinas funcionalmente distintas. Las moléculas de unión conocidas de CD18 son CD11a, CD11b, CD11c y CD11d.

La adhesión y extravasación de neutrófilos requiere un funcionamiento intacto de las integrinas β2. La falta de CD18 funcional provoca DAL, una afección caracterizada por la falta de extravasación de leucocitos de la sangre a los tejidos y, por lo tanto, por una cantidad de leucocitos circulantes significativamente elevada.

El tratamiento consiste en un trasplante temprano de células madre hematopoyéticas. La selección de los donantes más óptimos (compatibles no emparentados frente a haploidénticos) está en proceso.

Lecturas recomendadas

van de Vijver E, van den Berg TK, Kuijpers TW. Leukocyte adhesion deficiencies. *Hematol Oncol Clin North Am*. 2013;27(1):101-116. doi:10.1016/j.hoc.2012.10.001

27

¿Un posible TORCH?

Miranda Edmunds

MOTIVO PRINCIPAL DE CONSULTA

Neonato con exantema en forma de panqué (magdalena) de arándanos (*blueberry muffin rash*; fig. 27-1).

ANTECEDENTES DE LA ENFERMEDAD ACTUAL

La paciente nació a las 34 semanas de gestación mediante cesárea (la segunda practicada a su madre, quien ahora es G_4P_3). El embarazo se complicó con una rotura de membranas 10 días antes del parto. Las pruebas serológicas de la madre mostraron que no tenía inmunidad a la rubéola. No había antecedentes de infección por herpes y las pruebas de estreptococos del grupo B resultaron negativas. Durante el parto no hubo complicaciones, el peso al nacer fue de 1.6 kg y las puntuaciones de Apgar fueron de 8/8. Inmediatamente se observó que la recién nacida tenía un exantema con lesiones difusas, algunas de las cuales eran ulcerativas y otras parecían un exantema en panqué de arándanos.

Medicación

La madre no tomó ninguna medicación durante el embarazo.

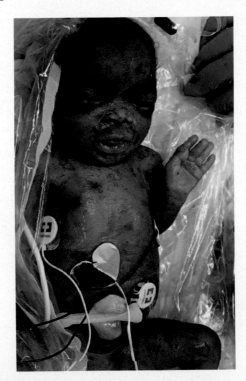

FIGURA 27-1 Lesiones ulcerativas difusas con múltiples sitios de despigmentación azulada.

Antecedentes familiares/sociales

No hay infecciones virales recientes en la madre o en otros miembros de la familia.

EXPLORACIÓN FÍSICA

- Signos vitales al llegar: T: 37.5 °C, FC: 153 lpm, FR: 47 rpm, PA: 56/25 mm Hg.
- Aspecto general: neonato pretérmino con características apropiadas para la edad gestacional.
- Cabeza: fontanela anterior abierta, blanda y plana; exantema difuso sobre la cara y el cuero cabelludo.
- Ojos: inicialmente no se podían examinar los ojos debido al edema; sin embargo, se detectó reflejo rojo ausente bilateralmente.
- CONGO: sin fosas ni marcas auriculares, las narinas se observan despejadas, el paladar está intacto.
- Respiratorio: pulmones limpios a la auscultación bilateral, sin retracciones, buena ventilación.
- CV: frecuencia y ritmo regulares, sin soplo, pulsos femorales 2+ bilaterales, llenado capilar rápido.
- Abdomen: suave, sin dolor o distensión, sin hepatoesplenomegalia.
- Piel: lesiones cutáneas ulcerativas difusas, en diferentes fases de cicatrización. Más frecuentes en la cara, el tronco y las extremidades; también presentes en las palmas de las manos y las plantas de los pies. Áreas de despigmentación azulada, más frecuentes en el tronco y la cara. No hay vesículas ni ampollas.
- Genitourinario: mujer, Tanner I.
- Ano: de aspecto normal.
- Columna vertebral: recta, sin foseta anal ni crecimiento de pelo a nivel del sacro.
- Extremidades: no hay crepitación clavicular, las caderas son estables sin chasquidos ni ruidos sordos.
- Neurológico: dormida, se despierta fácilmente con la exploración; el tono axial y el apendicular son los esperados para la edad gestacional.

CONSIDERACIONES DIAGNÓSTICAS

Diferencial para máculas y pápulas azuladas, así como para lesiones ulcerativas:

Infección	Neoplasia	Afecciones primarias de la piel
Infecciones TORCH	Leucemia cutánea congénita	Dermatitis seborreica
Toxoplasmosis	Neuroblastoma	Impétigo
Otras infecciones	Rabdomiosarcoma	Eritema tóxico neonatal
Sífilis	Histiocitosis de células de	Melanosis pustulosa neonatal
Enterovirus	Langerhans	transitoria
Virus de la varicela	Tumor neuroectodérmico	Eritropoyesis del recién nacido
zóster	primitivo	Hemangiomatosis neonatal
Parvovirus B19		diseminada
Zika		Acropustulosis infantil
Rubéola		
Citomegalovirus		
Virus del herpes simple		

Estudios diagnósticos

- Pruebas de laboratorio:
  - BHC, QS, tiempo de protrombina/tiempo de tromboplastina parcial/cociente internacional normalizado (TP/TTP/INR), varicela y virus del herpes simple (VHS) en suero, reagina plasmática rápida, rubéola, toxoplasmosis, parvovirus B19, enterovirus, anticuerpos antinucleares/antígenos nucleares extraíbles, citomegalovirus
- Cultivos:
  - Sangre
- Hisopado:
  - Para detección de VHS, virus de la varicela zóster y enterovirus
  - Micótico
- Consultas:
  - Con infectología, dermatología y oftalmología
- Procedimientos:
  - Exploración ocular, biopsias de piel por punción

Resultados

* Resultados de las pruebas de laboratorio:
    * BHC: Hb: 18.5, leucocitos: 4.7, plaquetas: 124 000; QS y TP/TTP/INR: sin novedad.
    * Serologías: negativas.
    * Hisopados: negativos.
    * Cultivos: negativos.
* Procedimientos:
    * Biopsia de piel: células con tinción positiva para CD1a y S100.
    * Exploración ocular: iris con anomalías bilaterales y cataratas.

DIAGNÓSTICO

La **histiocitosis de células de Langerhans** (HCL) se diagnosticó a partir de la positividad para BRAF V600E en la biopsia de piel.

Tratamiento/seguimiento

1. Serie ósea para determinar el grado de afectación de la enfermedad.
2. Consulta con hematología/oncología.
3. Lesiones cutáneas aisladas: ningún tratamiento frente a esteroides tópicos.
4. Implicación sistémica: quimioterapia frente a inmunoterapia.

PUNTOS DE ENSEÑANZA

Aunque las infecciones TORCH son una consideración diagnóstica importante en un neonato con exantema congénito y cataratas bilaterales, también deben considerarse las afecciones neoplásicas primarias. La HCL es una enfermedad poco frecuente caracterizada por la desregulación de los histiocitos, un tipo de célula dendrítica que se infiltra en uno o más órganos o sistemas. Se puede producir penetración de cualquier órgano, pero lo más frecuente es que afecte la hipófisis, el hígado, el bazo, los pulmones, la piel y los huesos. La presentación diversa y la afectación heterogénea de los órganos a menudo conducen a un retraso en el diagnóstico. La mayoría de los pacientes presentan lesiones cutáneas, aunque las características de las lesiones son extremadamente variables y no confieren ninguna información pronóstica sobre la enfermedad multisistémica. Aunque la HCL neonatal es poco frecuente (uno por cada millón de neonatos), los recién nacidos de término suelen presentar lesiones cutáneas limitadas que remiten y no se asocian con una enfermedad sistémica. En cambio, los neonatos prematuros tienen más probabilidades de padecer una enfermedad sistémica grave. Los neonatos con HCL deben someterse a pruebas de cribado para valorar una posible enfermedad multiorgánica. Esta revisión incluye exploración física completa, recuento completo de células sanguíneas, estudios de coagulación, pruebas de función hepática, osmolalidad de la orina, radiografía de tórax y estudio del sistema esquelético. El grado de afectación de los órganos determina la extensión del tratamiento, que puede ir desde un tratamiento mínimo para las lesiones cutáneas limitadas hasta fármacos quimioterápicos o inmunoterápicos para la enfermedad sistémica significativa. Esta paciente no tenía una afectación sistémica definida, pero finalmente fue tratada con inmunoterapia dirigida a las células HCL positivas para BRAF, debido al agravamiento de su estado clínico, que incluía insuficiencia respiratoria, deposiciones sanguinolentas y sepsis.

Lecturas recomendadas

Allen CE, Merad M, Mcclain KL. Langerhans-cell histiocytosis. *N Engl J Med*. 2018;379:856-868. doi:10.1056/nejmra1607548

Inoue M, Tomita Y, Egawa T, Ioroi T, Kugo M, Imashuku S. A fatal case of congenital Langerhans cell histiocytosis with disseminated cutaneous lesions in a premature neonate. *Case Rep Pediatr*. 2016;2016:1-4. doi:10.1155/2016/4972180

Krooks J, Minkov M, Weatherall AG. Langerhans cell histiocytosis in children. *J Am Acad Dermatol*. 2018;78(6):1047-1056.

Poompuen S, Chaiyarit J, Techasatian L. Diverse cutaneous manifestation of Langerhans cell histiocytosis: a 10-year retrospective cohort study. *Eur J Pediatr*. 2019;178(5):771-776. doi:10.1007/s00431-019-03356-1

Satter EK, High WA. Langerhans cell histiocytosis: a review of the current recommendations of the Histiocyte Society. *Pediatr Dermatol*. 2008;25(3):291-295. doi:10.1111/j.1525-1470.2008.00669.x

Singh A, Mandal A, Singh L, Mishra S, Patel A. Delayed treatment response in a neonate with multi-system Langerhans cell histiocytosis: case report and review of literature. *Sultan Qaboos Univ Med J*. 2017;17:e225-e228. doi:10.18295/squmj.2016.17.02.016

28

Problemas encapsulados

Cory P. Miller

MOTIVO PRINCIPAL DE CONSULTA

Pérdida de peso, náusea, vómito y disnea.

ANTECEDENTES DE LA ENFERMEDAD ACTUAL

Adolescente de 17 años de edad, varón, que acude al servicio de urgencias (SU) con una pérdida de peso no intencionada de casi 20 kg en los últimos 4-5 meses. También tenía náusea y había estado vomitando después de las comidas durante las últimas 3 o 4 semanas. En las últimas 2 semanas ha tenido disnea, la cual se ha ido agravando. Cinco días antes de la presentación, acudió a otro SU por estos mismos síntomas. En este hospital, una tomografía computarizada (TC) abdominal mostró una leve esplenomegalia y cambios que se interpretaron como «bronquitis» en los campos pulmonares inferiores. Los análisis de sangre eran en su mayoría normales (incluyendo la AST y la ALT y una bilirrubina total de 1.2). Se le recetó azitromicina y fue dado de alta a su casa. Debido a la falta de mejoría, acudió a un tercer SU.

Además de pérdida de peso, náusea, vómito y disnea, también tenía sudores nocturnos, dolor torácico intermitente que empeoraba con la inspiración profunda, dolores musculares, cansancio y dolor abdominal generalizado. No presentaba fiebre, exantema, diarrea, cambios en las deposiciones, disuria, hematuria ni polidipsia.

ANTECEDENTES MÉDICOS

Saludable.

Antecedentes familiares/sociales

No hay antecedentes de leucemia, linfoma, enfermedades neoplásicas malignas del hígado o enfermedades autoinmunitarias como artritis reumatoide, lupus eritematoso sistémico, diabetes o hepatitis autoinmunitaria.

Vive con su madre. Niega haber realizado expediciones al aire libre, campamentos o espeleología en cuevas. Tiene cuatro perros y un gato. No está expuesto a animales de granja ni a reptiles.

Admitió haber consumido marihuana «de vez en cuando», la última vez hace 1 semana y media. Después de más conversaciones e interrogatorios, admite que fuma tetrahidrocanabinol (THC) a diario. Esto lo hace al inhalar **cera de THC**, mediante el uso de un cigarrillo electrónico. Además de su consumo de THC, fuma una cápsula de JUUL® al día. Lo ha hecho durante los últimos 1.5 años. Compra sus cápsulas JUUL® en una tienda local, no en línea. Dice que dejó de fumarlas hace 5 días.

EXPLORACIÓN FÍSICA

- Signos vitales: T: 37.6 °C, FC: 133 lpm, FR: 28 rpm, PA: 114/71 mm Hg, SpO$_2$: 91%.
- Generales: delgado y desnutrido, piel y ojos ictéricos.
- Ojos: PIRL, ictericia conjuntival bilateral, MEOI.
- Orejas: oídos externos y membranas timpánicas: normales.
- Nariz: sin secreciones.
- Boca: mucosa oral rosada y húmeda, faringe posterior no eritematosa.
- Cuello: flexible, sin linfadenopatía cervical.

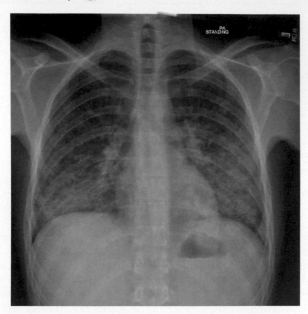

FIGURA 28-1   Radiografía de tórax.

- Pulmones/tórax: estertores crepitantes difusos en los campos pulmonares inferiores. No hay sibilancias. No hay retracciones subcostales o intercostales.
- CV: ritmo y frecuencia regulares, sin soplos, R_1 y R_2 presentes.
- Abdomen: delgado, ruidos intestinales activos normales, sin distensión, dolor leve a la palpación profunda en epigastrio, sin masas tumorales ni organomegalias.
- Piel: ictérica, llenado capilar de 2-3 s.
- Neurológico: alerta e interactivo. No hay alteración del estado mental. Nervios craneales intactos. Fuerza 5/5 en las cuatro extremidades. No hay deficiencias sensoriales.

CONSIDERACIONES DIAGNÓSTICAS

La pérdida de peso, el vómito, la caquexia y los roncus sugieren una infección pulmonar crónica, como la tuberculosis, o una enfermedad autoinmunitaria, como la granulomatosis con poliangitis. Otras posibles consideraciones son la neoplasia maligna, el virus de la inmunodeficiencia humana (VIH), la hepatitis viral, el virus de Epstein-Barr (VEB), el citomegalovirus (CMV) o la histoplasmosis.

Estudios diagnósticos

1. BHC, QS, prueba de γ-glutamil-transferasa (GGT), VSG, CRP, pruebas de coagulación, bilirrubina total/directa, ferritina.
2. Pruebas de virus respiratorios; PCR para VIH, VEB, CMV y virus del herpes simple (VHS); pruebas de hepatitis viral, anticuerpos contra la histoplasmosis, prueba rápida de tuberculosis T-spot®.
3. LDH, aldolasa, haptoglobina, ácido úrico, frotis de sangre periférica.
4. Radiografía de tórax (fig. 28-1) seguida de TC de tórax/abdomen/pelvis (fig. 28-2).
5. Pruebas de laboratorio para insuficiencia hepática: anticuerpos antimúsculo liso, cobre, ceruloplasmina, anticuerpos microsomales de hígado/riñón tipo 1, acilcarnitina, amoníaco, marcador tumoral alfafetoproteína, creatina-cinasa y concentración de paracetamol.

Resultados

La BHC mostraba leucocitos de 17.2/mm³ (neutrófilos: 90%), Hb de 11.9 g/dL y plaquetas de 330 000/mm³. La QS mostraba electrólitos dentro de rangos normales, pero concentraciones altas de bilirrubina total: 3.7 mg/dL, bilirrubina directa: 2.8 mg/dL, ALT: 286 U/L, AST: 382 U/L y

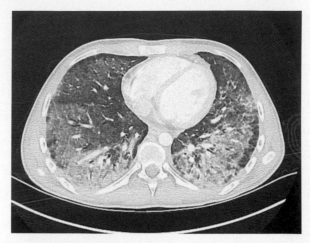

FIGURA 28-2 Tomografía computarizada de tórax.

GGT 102 U/L. La ferritina era alta: 1010 ng/mL. La CRP y la VSG estaban elevadas, con cifras de 395 mg/L y 87 mm/h, respectivamente. En los estudios de coagulación se encontraron valores altos, con un tiempo de tromboplastina parcial de 42.5 s y un tiempo de protrombina de 24.3 s. Estos resultados, combinados con la elevación de las enzimas hepáticas, sugerían la posibilidad de una insuficiencia hepática aguda. Como respuesta a estos resultados de las pruebas de laboratorio, se solicitaron pruebas adicionales de insuficiencia hepática aguda (enumeradas anteriormente), las cuales resultaron negativas.

La radiografía de tórax (*véase* fig. 28-1) mostraba «opacidades bilaterales en el espacio aéreo medioinferior, sospechosas de neumonía multifocal». En respuesta a estos hallazgos y al cuadro clínico general del paciente, se realizó una TC de tórax, abdomen y pelvis (*véase* fig. 28-2) que mostró «una opacidad difusa en vidrio esmerilado que afectaba los pulmones en un patrón de edema no cardiógeno; tenía áreas de nodularidad con forma de árbol en gemación, así como linfadenopatía hiliar y mediastínica difusa bilateral».

Se realizaron pruebas de laboratorio de cribado de neoplasias malignas que fueron normales. La LDH, la haptoglobina y la aldolasa solo estaban ligeramente elevadas. Se examinó el frotis de sangre periférica y no se encontraron blastocitos.

Las pruebas para infecciones, que incluyeron estudios de virus respiratorios, uno de hepatitis y una PCR para VHS, VIH, VEB y CMV, fueron todas negativas. Los anticuerpos contra *Histoplasma*, *Blastomyces* y *Bartonella* fueron negativos.

Diagnóstico

Lesión pulmonar asociada con el uso de cigarrillos electrónicos o productos de vapeo (**EVALI**, *e-cigarette or vaping associated lung injury*).

Tratamiento/seguimiento

Fue ingresado y se consultó a varios servicios, como infectología, neumología, gastroenterología, toxicología, reumatología y hematología. No se identificó ningún diagnóstico unificador, y se pensó que la EVALI era lo más probable con base en sus antecedentes de consumo de drogas. Al séptimo día de hospitalización, se le realizó una biopsia de pulmón y de ganglios linfáticos que mostró signos de hipertensión pulmonar, neumonía organizada multifocal y necrosis parenquimatosa. Se le recetó prednisona, con dosis de 2 mg/kg por día. Sus pruebas de laboratorio mejoraron y sus síntomas clínicos se aliviaron a lo largo de la hospitalización, y fue dado de alta a casa con instrucciones firmes de evitar el consumo de tabaco.

Puntos de enseñanza

El uso de los cigarrillos electrónicos se ha convertido en una epidemia en los Estados Unidos, y su uso se está disparando en todo el país. Según el informe *Monitoring the Future*, una encuesta nacional que indaga sobre el uso de los cigarrillos electrónicos en estudiantes de segundo grado de secundaria y primer y segundo grados de bachillerato, su uso casi se ha duplicado en las tres poblaciones de 2017 a 2019. Con el aumento del uso de los cigarrillos electrónicos en la población joven, los profesionales médicos han empezado a ver cada vez más los efectos secundarios y las complicaciones de estos productos. Hasta el 3 de diciembre de 2019, se habían producido 2 291 hospitalizaciones por lesiones pulmonares asociadas con la EVALI en los 50 estados, el Distrito de Columbia y dos territorios de los Estados Unidos. El riesgo de padecer síntomas similares a los de la bronquitis casi se duplica en los jóvenes que utilizan cigarrillos electrónicos en comparación con los que nunca los han empleado. Al igual que los síntomas pulmonares, los síntomas gastrointestinales también son muy frecuentes y, según un estudio preliminar sobre los casos de EVALI en los estados de Illinois y Wisconsin, se dan en el 81% de los pacientes.

El alarmante aumento de las hospitalizaciones por EVALI pone de manifiesto la dificultad a la que se enfrentan los médicos al momento de educar a los jóvenes contra el daño que les produce lo que se considera un hábito benigno. La lección específica de este caso es la importancia de hacer una revisión completa de los antecedentes, que incluya una pregunta específica sobre la frecuencia con la que vapean, los nombres de los productos y las marcas utilizadas, así como el modo de adquisición de estos productos.

Lecturas recomendadas

Berry KM, Fetterman JL, Benjamin EJ, et al. Association of electronic cigarette use with subsequent initiation of tobacco cigarettes in US youths. *JAMA Netw Open*. 2019;2(2):e187794.

Layden JE, Ghinai I, Pray I, et al. Pulmonary illness related to E-cigarette use in Illinois and Wisconsin—final report. *N Engl J Med*. 2020;382(10):903-916. PMID: 31491072.

McConnell R, Barrington-Trimis JL, Wang K, et al. Electronic cigarette use and respiratory symptoms in adolescents. *Am J Respir Crit Care Med*. 2017;195(8):1043-1049.

Outbreak of Lung Injury Associated With the Use of E-Cigarette, or Vaping, Products. Centers for Disease Control and Prevention; 2019.

29

El signo de Murphy de nuestros tiempos

Andrew J. White, Francisco Javier Gortes

MOTIVO PRINCIPAL DE CONSULTA

Dolor abdominal.

ANTECEDENTES DE LA ENFERMEDAD ACTUAL

Adolescente de 14 años de edad, mujer, acude al servicio de urgencias (SU) de un hospital, con 1 día de dolor abdominal derecho con vómito biliar y mareo. En el SU volvió a vomitar y se le administró ketorolaco y un bolo de solución salina normal. En la exploración física destacaba un leve dolor abdominal, pero sin resistencia a la palpación. Los pulmones estaban limpios y no parecía deshidratada. La FC era de 125 lpm y la PA de 120/80 mm Hg. La Glu era de 122, la ALT de 66 y la lipasa de 361. Leucocitos: 11.9, Hb: 9.4 y plaquetas: 181000. La radiografía abdominal se observa normal, excepto por un pequeño cuerpo extraño metálico en el colon transverso.

Fue ingresada en el servicio de gastroenterología por una posible obstrucción intestinal. Al ingreso, estaba afebril y la FC era de 110 lpm con una PA normal. En la ecografía abdominal se encontró una cantidad moderada de líquido libre en la pelvis, lo que motivó una tomografía computarizada (TC).

ANTECEDENTES MÉDICOS

Ninguno digno de mención.

Medicación

Ninguna.

Antecedentes familiares/sociales

Vive con su madre, su padre, su hermana y un hermanastro.

EXPLORACIÓN FÍSICA

- Signos vitales: T: 36.2 °C, PA: 120/77 mm Hg, FC: 137 lpm, FR: 20 rpm, SpO_2: 96%, estatura: 163 cm, peso: 60 kg: índice de masa corporal: 22.7 kg/m^2.
- Generales: luce tranquila.
- CONGO: normocefálica, atraumática, pupilas isocóricas, movimientos extraoculares normales, cuello flexible y tráquea en la línea media.
- Pulmones: limpios a la auscultación bilateral, esfuerzo respiratorio normal.
- CV: frecuencia y ritmo regulares, sin soplo, roce o ritmo de galope.
- Abdomen: suave, sin distensión, con dolor a la palpación en todos los cuadrantes, particularmente en el **inferior derecho, con signo de rebote**. Hay una pequeña abrasión con costra en el flanco, de 0.5 × 0.5 cm^2.
- Genitourinario: genitales normales, sin hernias, tumores, secreciones ni signos de infección.
- Extremidades: no se observa cianosis, acropaquia o edema. Cálidas y bien perfundidas.
- Musculoesquelético: amplitud de movimiento completamente normal.
- Linfático: no hay linfadenopatías cervicales, supraclaviculares, axilares o inguinales.

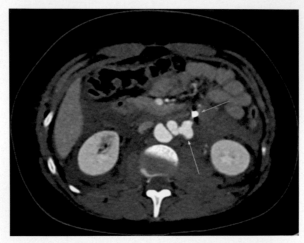

FIGURA 29-1   Se observa un fragmento de bala (*flecha verde*) en el abdomen medio. Hay un gran seudoaneurisma de la aorta abdominal infrarrenal (*flecha amarilla*), con hemorragia retroperitoneal e intraperitoneal masiva circundante. El trombo en la vena cava inferior (*flecha azul*) es secundario a una lesión penetrante.

- Neurológico: alerta y orientada en tiempo, lugar y persona.
- Psiquiátrico: estado de ánimo y afectividad apropiados.

CONSIDERACIONES DIAGNÓSTICAS

- Obstrucción por ingesta de cuerpos extraños
- Apendicitis, con signo de Murphy
- Loxoscelismo (*posibilidad remota*) con hemólisis (tal vez la lesión del flanco podría ser una picadura de araña)

Estudios diagnósticos

Se realizó una TC de abdomen y pelvis para descartar o confirmar la posible obstrucción o apendicitis (figs. 29-1 y 29-2).

Resultados

La evidencia de una **herida de bala** se hace visible en el segmento hepático VI (grado 4 con extravasación activa), la segunda porción del duodeno y la cabeza del páncreas, con hemoperitoneo y neumoperitoneo masivos. La extravasación activa es evidente, probablemente emanando de la aorta.

DIAGNÓSTICO

Herida de bala en el abdomen, no reconocida.

Tratamiento/seguimiento

Fue sometida a una laparotomía exploratoria inmediata para reparación de la perforación duodenal y de la aorta abdominal infrarrenal lesionada, utilizando un injerto aórtico criopreservado como conducto. También se realizó la reparación primaria de la vena cava inferior infrarrenal. Se confirmó que el cuerpo extraño intracolónico era una bala. Permaneció hospitalizada durante 28 días, pero finalmente fue dada de alta en buen estado.

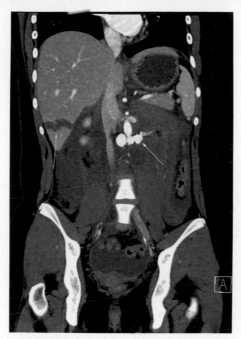

FIGURA 29-2 Hay un gran seudoaneurisma de la aorta abdominal infrarrenal (*flecha amarilla*) con hemorragia retroperitoneal e intraperitoneal masiva circundante. También se observa una laceración a través del segmento hepático VI (*flecha verde*).

PUNTOS DE ENSEÑANZA

La paciente no reveló al personal médico que sospechaba que le habían disparado hasta que fue interrogada directamente por el residente de cirugía (después de la TC). El hermanastro de la paciente ha estado involucrado con pandillas, y la casa familiar ha sufrido ataques con armas de fuego varias veces en el último año. En retrospectiva, los padres oyeron un fuerte ruido la noche anterior al ingreso, que pudo ser un disparo afuera de su casa, el cual alcanzó a la paciente. El Departamento de Policía y el de Ciencias Forenses tomaron a su cargo la investigación del incidente.

La violencia armada es responsable de 18 000 asesinatos y 35 000 suicidios al año. Cerca de 67 000 personas sobreviven cada año a lesiones por arma de fuego, según el National Center for Injury Prevention and Control de los Estados Unidos. En la actualidad, estamos experimentando una escalada de violencia con armas de fuego superior a la habitual (ya de por sí elevada).

Las tasas de homicidio en los Estados Unidos son 6.9 veces superiores a las de los demás países desarrollados, impulsadas en parte por las tasas de homicidio con armas de fuego, que son 19.5 veces superiores. En el caso de los jóvenes de 15-24 años de edad, las tasas de homicidio por arma de fuego en los Estados Unidos son 42.7 veces superiores a las de los demás países. No está claro cómo la paciente pudo sobrevivir a la hemorragia activa de su aorta lesionada.

Lecturas recomendadas

Hofmann LJ, Keric N, Cestero RF, et al. Trauma surgeons' perspective on gun violence and a review of the literature. *Cureus*. 2018;10:e3599.

Lewiecki EM, Miller SA. Suicide, guns, and public policy. *Am J Public Health*. 2013;103:27-31.

Richardson EG, Hemenway D. Homicide, suicide, and unintentional firearm fatality: comparing the United States with other high-income countries, 2003. *J Trauma*. 2011;70:238-243.

30

Tártago

Roger D. Yusen, Andrew J. White

Motivo principal de consulta

«Ojos inflamados».

Antecedentes de la enfermedad actual

Niña de 11 años de edad que se despertó y se dio cuenta de que tenía el párpado derecho inflamado y la cara y las orejas enrojecidas. Ayer no tomó su cetirizina diaria, por lo que tomó 25 mg de difenhidramina a las 7:30 de la mañana. No parece haber funcionado. El día anterior al inicio del exantema, no notó ninguna inflamación, pero había estado experimentando un aumento de los síntomas de alergia, como rinorrea, durante la última semana. No ha tomado nuevos alimentos o medicamentos, no han llegado mascotas recientes a casa ni se ha expuesto a otros animales. No experimenta dolor al mover los ojos, no tiene visión borrosa o doble. No ha tenido fiebre, disnea, tos o exantema. También niega haber sufrido traumatismos, lesiones o caídas recientes.

Tuvo un episodio similar hace unos años que se trató con difenhidramina y se resolvió en cuestión de días. Nadie en su familia o círculo de amigos ha estado enfermo recientemente. Acudió al servicio de urgencias local en busca de tratamiento.

- Exploración en el momento del ingreso:
  - Sí se observa: secreción nasal clara.
  - No se observa: fiebre, hiperemia conjuntival, secreción ocular u ótica, faringodinia, tos, sibilancias, vómito, diarrea, dolor abdominal, deposiciones sanguinolentas, oliguria, dolor al orinar, astenia, hemorragia, inflamación de las extremidades o de los ganglios.

Antecedentes médicos

Alergias ambientales.

Medicación

Cetirizina.

Antecedentes familiares/sociales

Factor hereditario: no tiene asma, atopia o infecciones recurrentes.
Entorno familiar: vive con su familia, sin exposición involuntaria al humo de tabaco.

Exploración física

Bien alimentada, alerta, atenta, pero con un **evidente malestar por su cara y párpados inflamados**.

- Signos vitales: T: 36.7 °C, FR: 24 rpm.
- **Cabeza: edema generalizado de la cara y los párpados. Exantema en mejillas y orejas.**
- Ojos: PIRL, MEOI y conjuntivas claras. **No hay dolor al movimiento ocular ni a la palpación del ojo.**
- Oídos: membranas timpánicas grises y translúcidas, puntos de referencia bilaterales normales, no se realiza insuflación.
- Nariz: no hay aleteo ni secreción nasal.

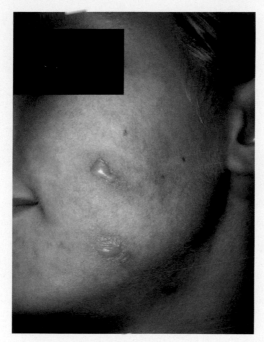

FIGURA 30-1   Ampollas y eritema en las mejillas.

- Boca: sin disminución de la humedad.
- Garganta: no hay inflamación, exudado amigdalino ni desviación de la úvula.
- Cuello: flexible, sin dolor ni adenopatías.
- Pared torácica: no se registra dolor. No hay retracciones ni deformidad.
- Pulmones: no hay estridor, sibilancias, estertores, roncus ni uso de músculos accesorios. Buen intercambio de aire.
- CV: frecuencia y ritmo normales, sin soplos ni frémitos.
- Abdomen: blando, sin dolor, no se observan contracciones ni dolor a la descompresión (signo de rebote), no hay organomegalia ni tumores.
- Extremidades: sin inflamación, buen pulso en todas las extremidades, llenado capilar menor de 2 s.
- Piel: cálida, seca, con buen color, sin exantemas.
- Neurológico: funciones motora y sensitiva intactas.

CONSIDERACIONES DIAGNÓSTICAS

Notas del médico de urgencias: «Edema por **alergias ambientales**. Menos probable **anafilaxia** o **celulitis**. Se tratará con cetirizina y difenhidramina 1 mg/kg. Mañana llamaré al médico de cabecera para un seguimiento cercano y para tener la seguridad de que no se trata de una celulitis temprana y que el edema se está resolviendo». Se envía a casa con antihistamínicos.

Estudios diagnósticos y resultados

Al día siguiente, el exantema se volvió **vesicular** (fig. 30-1), por lo que la paciente regresó a urgencias.

Nuevas consideraciones diagnósticas:

- Impétigo
- Varicela zóster
- Dermatitis de contacto por hiedra venenosa
- Dermatitis de contacto

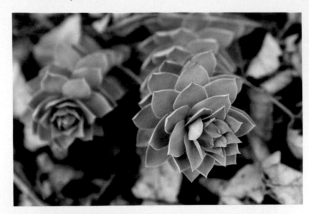

FIGURA 30-2   Tártago del mirto (fotografía cortesía de photos-public-domain.com).

Mientras estaba sentada en la sala de espera de urgencias, la amiga de la paciente le envió un mensaje de texto diciendo que le había salido una extraña erupción en las mejillas y los párpados y que iba de camino a urgencias en ese mismo momento.

Tras un nuevo interrogatorio, se supo que las niñas habían estado jugando juntas en el patio y en el jardín del vecino, y habían recogido algunas hojas y bayas de varias plantas para hacer «**pociones**», incluida la que aparece en la foto. No se bebían las pociones, pero se las aplicaban en las mejillas y los párpados, como si fueran maquillaje.

El culpable es el tártago del mirto (*Euphorbia myrsinites*) (fig. 30-2). Está bien descrito (*al menos en los libros de jardinería*) que la savia blanca y lechosa provoca graves reacciones cutáneas.

Diagnóstico

Dermatitis por tártago (dermatitis de contacto por la planta de tártago).

Tratamiento/seguimiento

Esteroides y antihistamínicos tópicos.

Puntos de enseñanza

La dermatitis de contacto por plantas es relativamente frecuente. La mayoría de los médicos están muy familiarizados con la hiedra, el roble y el zumaque venenosos, pero hay otras plantas que pueden causar reacciones similares. Estos síndromes pueden dividirse en categorías de acuerdo con el mecanismo específico de la reacción, así como el momento de inicio y la duración del exantema. Incluyen la dermatitis de contacto (inicio de minutos a horas, duración de horas a días), una urticaria de contacto no inmunitaria (inicio de minutos a 1 hora, duración de horas a 1 día), una dermatitis de contacto alérgica (inicio de 24-48 h, duración de hasta 1 semana) y una fitofotodermatitis (inicio de 8-48 h y duración de años en algunos casos) causada por sustancias fotosensibilizantes como los psoralenos, presentes en algunas plantas.

En este caso, las propias niñas tenían la clave del diagnóstico; sin embargo, los médicos no indagaron lo suficiente al interrogar los antecedentes.

Lecturas recomendadas

Modi GM, Doherty CB, Katta R, Orengo IF. Irritant contact dermatitis from plants. *Dermatitis*. 2009;20(2):63-78.

31 Bajo presión

Áine Cooke

MOTIVO PRINCIPAL DE CONSULTA

Disnea.

ANTECEDENTES DE LA ENFERMEDAD ACTUAL

Adolescente de 16 años de edad, mujer, con antecedentes de asma leve intermitente, que acude al servicio de urgencias quejándose de disnea de 3 días de evolución. Niega presentar síntomas propios de su enfermedad o haberse expuesto a los desencadenantes ya conocidos del asma; de hecho, su cuadro suele agravarse por las alergias de primavera, y esta visita se produce en noviembre.

En la exploración inicial, tiene una leve dificultad respiratoria y le dice a la enfermera que «su inhalador no le ayuda como suele hacerlo». La experimentada enfermera de triaje clasifica su presentación como *una exacerbación leve del asma*, se le administran esteroides orales y se inicia tratamiento con albuterol.

Cuando el médico que atiende la sala de urgencias llega a examinar a los pacientes de menor gravedad, se sorprende al ver que la joven mujer con una *exacerbación leve del asma* está mostrando un gran trabajo respiratorio y gemidos espiratorios y es incapaz de hablar con oraciones completas. La enfermera que atiende a la paciente comenta que «ha ido empeorando desde que llegó». Mientras examina a la paciente, el médico observa que el manguito del esfigmomanómetro es demasiado grande y pide a la enfermera que consiga uno de tamaño adecuado (el auxiliar de enfermería había aumentado el tamaño del manguito varias veces antes de obtener una «buena lectura»). Se realizan los preparativos para obtener un acceso vascular y realizar pruebas de laboratorio y estudios de imagen de diagnóstico y se traslada a la paciente a la unidad de cuidados intensivos mientras se obtiene la siguiente información de la familia: no utiliza anticonceptivos orales, no ha viajado recientemente y no ha experimentado dolor torácico, inflamación de piernas, ortopnea o intolerancia al ejercicio.

ANTECEDENTES MÉDICOS

- Asma leve intermitente.
- Acudió a un servicio de urgencias 6 meses antes con dolor abdominal. En esa consulta, se documentó una PA de 195/110 mm Hg; se le recetó carvedilol, el cual nunca se administró debido a su costo, y no se realizó evaluación de seguimiento para su hipertensión.

Medicación

- Albuterol PRN (inhalador de dosis medida)

Antecedentes familiares/sociales

- No hay antecedentes de hipertensión, cardiopatía o trombosis.
- Nunca ha sido sexualmente activa ni ha consumido sustancias ilegales.

EXPLORACIÓN FÍSICA

- Signos vitales: T: 37.0 °C, FC: 165 lpm, FR: 35 rpm, **PA: 200/130 mm Hg**, SpO$_2$: 91%.
- Generales: adolescente delgada, sentada en la cama, sudorosa y angustiada.
- CONGO: mucosa bucal húmeda, PIRL, MEOI, conjuntiva y esclerótica claras.

- Pulmones: ruidos respiratorios disminuidos sobre las bases pulmonares, con roncus bibasales; no hay sibilancias. Grave incremento del trabajo respiratorio acompañado de taquipnea sostenida, incapacidad para hablar en oraciones completas.
- CV: taquicardia; R_1, R_2, R_3 y R_4 presentes; pulso venoso yugular prominente, pulsos periféricos saltones; manos y pies fríos, con un tiempo de llenado capilar central de 4 s.
- Abdomen: blando y sin dolor, el borde del hígado es palpable 8 cm por debajo del borde costal derecho. No hay tumores presentes.
- Piel: sin exantemas, cianosis o lesiones.
- Extremidades: no hay deformidades articulares ni edema.
- Neurológico: despierta y alerta, responde a las preguntas y sigue las órdenes adecuadamente, mueve las cuatro extremidades.

CONSIDERACIONES DIAGNÓSTICAS

Las causas de una urgencia hipertensiva son las siguientes:

- Enfermedad renovascular, como la estenosis de la arteria renal
- Consumo de sustancias (fenciclidina [PCP], cocaína)
- Síndrome serotoninérgico
- Tirotoxicosis
- Porfiria aguda intermitente
- Eclampsia
- Miocarditis
- Disección de la aorta

Estudios diagnósticos

- Pruebas de laboratorio:
  - BHC: dentro de los límites normales.
  - QS: normal, excepto la *Glu: 152 mg/dL.*
  - T_4 libre y TSH: dentro de los límites normales.
  - Dímero D: dentro de los límites normales.
  - *Péptido natriurético B: 2 968 (nl: 0-39).*
  - Troponina I: 0.08 (nl: < 0.03).
  - Marcadores tumorales: metanefrinas en sangre: 0.83 nM (nl: < 0.5), *normetanefrinas en sangre: 77 nM (nl: < 0.9).*
- Estudios de imagen:
  - Radiografía de tórax: *edema pulmonar.*
  - Ecocardiograma: *ventrículo izquierdo ligeramente dilatado, con función sistólica gravemente disminuida. Durante la ecocardiografía se observó un tumor intraabdominal de 3 cm de diámetro, lo que motivó la realización de estudios de imagen adicionales.*
  - Tomografía computarizada (TC) de tórax, abdomen y pelvis con contraste: *tumores suprarrenales bilaterales (3 cm en la derecha y 5 cm en la izquierda).*

DIAGNÓSTICO

1. **Crisis de feocromocitoma**, debida a
2. **Feocromocitoma bilateral**, que causa
3. **Disfunción sistólica del ventrículo izquierdo**

Tratamiento/seguimiento

Presentaba una crisis hipertensiva con insuficiencia cardiaca secundaria, debido a un feocromocitoma bilateral descubierto fortuitamente en el ecocardiograma y confirmado más tarde mediante TC. La administración de albuterol puede haber exacerbado la insuficiencia cardiaca debido a la taquicardia.

Fue intubada para compensar la poscarga cardiaca y tratar la insuficiencia respiratoria. Se comenzó a administrar nicardipino, pero su función cardiaca se deterioró. La paciente evolucionó hacia una insuficiencia renal aguda y fue tratada con terapia de reemplazo renal crónica (TRRC) y, finalmente, con oxigenación por membrana extracorpórea (OMEC) para aumentar la función de la bomba cardiaca.

En las 4 semanas previas a la resección quirúrgica, se mantuvo el control de la PA. La paciente fue sometida a una suprarrenalectomía completa en el lado derecho y a una suprarrenalectomía parcial en el lado izquierdo, las cuales fueron bien toleradas; posteriormente, pudo ser extubada y retirada de la TRRC y de la OMEC.

Los estudios de imagen de seguimiento no mostraron indicios de recurrencia del tumor y las concentraciones sanguíneas de metanefrinas y normetanefrinas se normalizaron después del procedimiento quirúrgico.

Las pruebas genéticas mostraron una variante patogénica en la línea germinal de *MAX*, una variante que se ha notificado en varios individuos no emparentados con feocromocitomas.

Tras el alta hospitalaria se le prescribió fisioterapia, rehabilitación de voz y citas con cardiología (función cardiaca), endocrinología (regulación de las concentraciones de hormonas suprarrenales tras la suprarrenalectomía) y oncohematología (vigilancia de los marcadores tumorales). Con el tiempo, su función sistólica se recuperó y su función renal ha vuelto a ser normal.

PUNTOS DE ENSEÑANZA

Los *feocromocitomas* son tumores secretores de catecolaminas (adrenalina, noradrenalina y dopamina) que se originan en las células cromafines de la médula suprarrenal. Son tumores infrecuentes, con una incidencia anual estimada de aproximadamente 0.8 por cada 100 000 personas-año, lo cual podría ser una subestimación, ya que en series de autopsias se han encontrado numerosos casos que se pasan por alto. La mayoría de los feocromocitomas son tumores esporádicos que aparecen en la edad adulta media, pero aproximadamente un 40% se producen como parte de un trastorno hereditario.

Es más probable que los feocromocitomas hereditarios se presenten durante la infancia y también hay mayor probabilidad de que sean bilaterales y vengan acompañados de paragangliomas concomitantes (tumores secretores de catecolaminas que surgen de los ganglios simpáticos y que son histológicamente idénticos a los feocromocitomas intrasuprarrenales pero más propensos a hacer metástasis). Existen varios trastornos familiares asociados con el feocromocitoma suprarrenal, todos ellos con herencia autosómica dominante: el síndrome de von Hippel-Lindau, la neoplasia endocrina múltiple de tipo 2 y, con menor frecuencia, la neurofibromatosis de tipo 1.

La forma de presentación de los feocromocitomas puede variar desde un hallazgo incidental en los estudios de imagen en un individuo asintomático hasta una crisis provocada por el tumor. La tríada clásica de síntomas del feocromocitoma son cefalea, sudoración y taquicardia, aunque la mayoría de los pacientes no presentan los tres síntomas. Otros síntomas frecuentes son la ansiedad, el dolor abdominal y las palpitaciones. Los feocromocitomas debe estar en el diagnóstico diferencial de todo niño que sufre de hipertensión resistente al tratamiento o para la hipertensión paroxística (a menudo precipitada por un procedimiento invasivo). Los pacientes con trastornos familiares que se asocian con los feocromocitomas o con antecedentes familiares de feocromocitoma también deben someterse a estudios de detección recurrentes.

Las crisis de feocromocitoma son una temida e infrecuente secuela del feocromocitoma, caracterizadas por la miocardiopatía inducida por la poscarga, que conduce a un edema pulmonar y al final a un colapso circulatorio total. El tratamiento del feocromocitoma consiste en la resección quirúrgica del tumor. Sin embargo, debido a que las catecolaminas segregadas por el propio tumor activan los receptores α de los vasos sanguíneos, se produce constricción e hipertensión características. Durante la resección del tumor, se elimina de manera brusca la fuente de secreción excesiva de catecolaminas, lo que puede provocar fluctuaciones de la PA que pongan en peligro la vida durante la cirugía. Por lo tanto, es imperativo que antes de la resección del tumor se administre a los pacientes fármacos que confieran un bloqueo α (prazosina, fenoxibenzamina), por lo menos durante 2 semanas.

Aunque los feocromocitomas son una causa poco frecuente de hipertensión en general, este caso ilustra un conocido punto ciego: el escaso reconocimiento de la hipertensión en los niños. Un amplio estudio de cohortes descubrió que el 3.6% de los niños y adolescentes cumplían los criterios de hipertensión, pero solo el 26% de estos habían sido diagnosticados. La PA debe tomarse a partir de los 3 años de vida en las revisiones de rutina del niño sano, *con un manguito de tamaño adecuado*. No se debe conseguir uno más grande para obtener un «valor normal». Las mediciones de la PA deben cotejarse con los valores de referencia para niños y adolescentes en función de la edad, el sexo y la estatura, los cuales están disponibles en las tablas correspondientes (tabla 31-1). La hipertensión en un niño siempre debe ser motivo de preocupación.

TABLA 31-1 Definiciones actualizadas respecto a las categorías y etapas de la PA

Para niños de 1-13 años	Para niños de 13 años o más
PA normal: < percentil 90	PA normal: < 120/80 mm Hg
PA elevada: ≥ percentil 90 a < percentil 95 o 120/80 mm Hg a < percentil 95 (lo que sea menor)	PA elevada: 120/< 80 a 129/< 80 mm Hg
HTA etapa 1: ≥ percentil 95 a < percentil 95 + 12 mm Hg o 130/80 a 139/89 mm Hg (lo que sea menor)	HTA etapa 1: 130/80 a 139/89 mm Hg
HTA etapa 2: ≥ percentil 95 + 12 mm Hg o ≥ 140/90 mm Hg (lo que sea menor)	HTA etapa 2: ≥ 140/90 mm Hg

HTA, hipertensión arterial; PA, presión arterial.
Reimpresa de Flynn JT, Kaelber DC, Baker-Smith CM, et al; Subcommittee on Screening and Management of High Blood Pressure in Children. Clinical practice guideline for screening and management of high blood pressure in children and adolescents. *Pediatrics*. 2017;140(3):e20171904.

Lecturas recomendadas

Beard CM, Sheps SG, Kurland LT, Carney JA, Lie JT. Occurrence of pheochromocytoma in Rochester, Minnesota, 1950 through 1979. *Mayo Clin Proc*. 1983;58(12):802.

Chao A, Yeh YC, Yen TS, Chen YS. Phaeochromocytoma crisis—A rare indication for extracorporeal membrane oxygenation. *Anaesthesia*. 2008;63(1):86-88.

Flynn JT, Kaelber DC, Baker-Smith CM, Blowey D, Carroll AE. Clinical practice guideline for screening and management of high blood pressure in children and adolescents. *Pediatrics*. 2017;140(3):e20171904.

Hansen ML, Gunn PW, Kaelber DC. Underdiagnosis of hypertension in children and adolescents. *J Am Med Assoc*. 2007;298(8):874-879.

Mercado-Asis LB, Wolf KI, Jochmanova I, Taïeb D. Pheochromocytoma: a genetic and diagnostic update. *Endocr Pract*. 2018;24:78-90.

Rednam SP, Erez A, Druker H, et al. Von Hippel-Lindau and hereditary pheochromocytoma/paraganglioma syndromes: clinical features, genetics, and surveillance recommendations in childhood. *Clin Cancer Res*. 2017;23:e68-e75.

Sutton MG, Sheps SG, Lie J. Prevalence of clinically unsuspected pheochromocytoma. Review of a 50-year autopsy series. *Mayo Clin Proc*. 1981;56(6):354-360.

Taïeb D, Jha A, Guerin C, et al. 18F-FDOPA PET/CT imaging of MAX-related pheochromocytoma. *J Clin Endocrinol Metab*. 2018;103:1574-1582.

32

La evidencia del labio

Katherine Ferguson

«Respira con dificultad».

ANTECEDENTES DE LA ENFERMEDAD ACTUAL

Niña de 7 semanas de edad que se presenta con 6 días de tos, rinorrea y respiración ruidosa (estertores). La llevaron al pediatra hace 5 días, donde se le diagnosticó bronquiolitis. Hace 2 días la llevaron al servicio de urgencias, donde le diagnosticaron una enfermedad viral y le recomendaron hacer aspiraciones nasales. La respiración ruidosa se agravó y parecía que le costaba más trabajo respirar, por lo que la llevaron de nuevo a urgencias. No ha tenido fiebre. Últimamente, la madre tiene que despertarla para darle de comer y le da cada vez menor cantidad.

ANTECEDENTES MÉDICOS

Nació a las 38 semanas de gestación por cesárea debido a la preeclampsia de la madre, quien además fue positiva a estreptococos del grupo B. La paciente ha recibido dos vacunas contra la hepatitis B. Su exploración neonatal fue normal, a excepción de rasgos de drepanocitosis. Su crecimiento ha sido adecuado.

Antecedentes familiares/sociales

Vive con su mamá y su papá. No hay otros niños en el hogar y no asiste a guardería.

EXPLORACIÓN FÍSICA

- Signos vitales: T: 36.7 °C, FR: 144 lpm, FR: 60 rpm, PA: 80/50 mm Hg, SpO_2: 100% en el aire ambiente.
- Generales: despierta, alerta, con llanto fuerte, respira de forma acelerada y con obvia dificultad.
- CONGO: normocefálica, fontanela anterior blanda y plana. Las conjuntivas están limpias, no hay secreciones ni enrojecimiento. Oídos con membranas timpánicas claras e intactas, conducto auditivo externo sin obstrucción. Secreción nasal transparente, fosas nasales permeables. MMH, paladar intacto.
- Cuello: flexible, sin linfadenopatías ni tumores.
- Pulmones: estridor inspiratorio y espiratorio de tono agudo en reposo, y ruidos respiratorios ásperos en todo momento. Presentaba intensas retracciones subcostales y supraclaviculares.
- CV: taquicardia, ritmo regular, sin soplo, roce o galope. Pulsos femorales palpables y simétricos.
- Abdomen: suave; sin dolor, distensión, masas ni organomegalias.
- Neurológico: alerta, rostro simétrico, MEOI. Mueve todas las extremidades espontáneamente, tono normal.
- Piel: cálida y seca. No hay exantemas, el llenado capilar es de 3-4 s.
- Extremidades: no se observa edema ni deformidad.

CONSIDERACIONES DIAGNÓSTICAS

- Bronquiolitis viral
- Laringomalacia
- Traqueomalacia
- Atresia, quiste o membrana laríngea

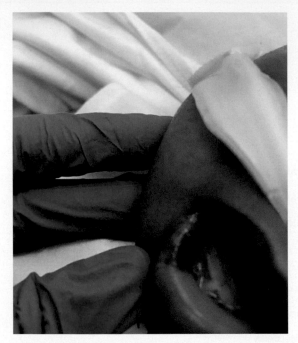

FIGURA 32-1   Hemangioma del labio inferior del lado derecho.

- Estenosis subglótica
- Anillo vascular
- Aspiración de cuerpo extraño, remotamente posible a esta edad
- Anafilaxia, poco probable dada la cronicidad
- Epiglotitis

Estudios diagnósticos

1. Para reducir el esfuerzo respiratorio (no la hipoxemia), fue tratada con una cánula nasal de alto flujo de 6 L, lo que pareció tranquilizarla.
2. El hisopado respiratorio múltiple para detección de virus resultó negativo. La radiografía de tórax se observa normal.
3. Los electrolitos y la BHC no presentaban ningún problema.
4. CRP menor de 1 mg/L, péptido natriurético B de 23 pg/mL y ECG con ritmo sinusal normal.
5. Se consultó con otorrinolaringología debido al estridor continuo. Durante la exploración, se encontró una placa vascular roja y delgada de 1 cm de diámetro en el lado derecho del labio inferior, que se extendía hacia la encía inferior (fig. 32-1).

   La paciente fue llevada a una laringoscopia directa y a una broncoscopia rígida.

Resultados

Se descubrió un hemangioma subglótico circunferencial de aproximadamente 1 cm de longitud, el cual se muestra en la figura 32-2, que dio lugar a una estenosis subglótica de grado 3.

DIAGNÓSTICO

Hemangioma subglótico.

Tratamiento/seguimiento

1. Dexametasona durante 48 h.
2. Propranolol, en dosis de 2 mg/kg por día, dividido en tres tomas al día, hasta al menos los 10-12 meses de edad.
3. Consulta con dermatología para evaluar si hay más hemangiomas.

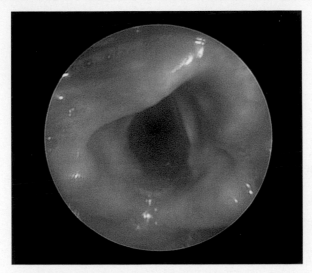

FIGURA 32-2   Hemangioma subglótico circunferencial.

PUNTOS DE ENSEÑANZA

* Los *hemangiomas subglóticos* son lesiones vasculares congénitas que crecen rápidamente en los primeros 1-3 meses de vida y estabilizan su tamaño entre los 12 y 18 meses de edad. Al final, involucionan; el 50% se resuelven completamente a los 5 años y el resto a los 12 años. Suelen presentarse con laringotraqueobronquitis y estridor bifásico recurrentes, los cuales se agravan con el llanto o la infección de las vías respiratorias superiores. El diagnóstico se confirma con una laringoscopia.
* Los hemangiomas subglóticos a veces se asocian con el síndrome de PHACE (defecto de la fosa cerebral posterior, hemangiomas de la cara y anomalías arteriales, cardiacas y oculares).
* La administración de propranolol es el tratamiento de primera línea más frecuente. La mayoría de los pacientes presentan un alivio de los síntomas a las 24 h del inicio, aunque se produce un rebote en aproximadamente el 10% de los pacientes al disminuir la dosis. Otras opciones de tratamiento son los corticoesteroides sistémicos o intralesionales, la ablación con láser, la resección quirúrgica y, en pocos casos, la traqueotomía.
* Aproximadamente el 50% de los niños con hemangiomas subglóticos también tienen hemangiomas cutáneos, especialmente cerca de la boca. En este caso en particular, la presencia del pequeño hemangioma labial fue la pista que condujo al diagnóstico.

Lecturas recomendadas

Ahmad SM, Soliman AMS. Congenital anomalies of the larynx. *Otolaryngol Clin North Am*. 2007;40(1):177-191.
Rahbar R, Nicollas R, Roger G. The biology and management of subglottic hemangioma: past, present, future. *Laryngoscope*. 2004;114(11):1880-1891.
Schwartz T, Faria J, Pawar S, Siegel D, Chun R. Efficacy and rebound rates in propanolol-treated subglottic hemangioma: a literature review. *Laryngoscope*. 2017;127(11):2665-2672.

33

El pateador

Andrew J. White

MOTIVO PRINCIPAL DE CONSULTA

Niño de 14 años de edad con dolor en la ingle de 3 semanas de duración.

ANTECEDENTES DE LA ENFERMEDAD ACTUAL

Jugador de fútbol americano de 14 años de edad que desarrolló hace 3 semanas un dolor inguinal ubicado en la parte superior del muslo izquierdo, el cual se extendió hasta producir dolor e inflamación escrotal. Luego se extendió al lado derecho de la ingle. Fue evaluado en un par de ocasiones por un urólogo, ambas con ecografía del escroto, y se le aseguró que no tenía torsión testicular.

Una semana más tarde lo vio un médico especialista en medicina del deporte, quien le hizo unas radiografías simples en las que se apreciaba un ensanchamiento de la sínfisis del pubis, pero que por lo demás eran normales. Posteriormente, se obtuvo una resonancia magnética (RM) sin contraste en la que se informó «edema de la musculatura de la sínfisis parapúbica y de la sínfisis púbica». Se le diagnosticó osteítis púbica y se le trató con antiinflamatorios no esteroideos (AINE).

A pesar de los AINE, el dolor persistía y el paciente empezó a tener problemas para caminar. Se le recetaron opiáceos, que parecían ayudar, pero solo por un tiempo. Comenzó a desarrollar fiebre baja y su madre lo llevó al servicio de urgencias. En la exploración física había dolor en la sínfisis del pubis, pero ningún otro hallazgo. Fue ingresado por una posible osteomielitis; no obstante, la orquitis y la epididimitis también fueron consideradas en el diagnóstico diferencial.

Durante su ingreso de 3 días en el hospital se mantuvo sin fiebre. La gammagrafía ósea fue normal y se descartó la osteomielitis. No fue tratado con antibióticos, sino con antiinflamatorios.

- Leucocitos: 10 300 (polimorfonucleares: 65%, linfocitos: 22%), Hb: 13 mg/dL, plaquetas: 396 000, VSG: 44 mm/h, CRP: 92 (< 3 mg/dL).
- Gammagrafía ósea: normal.
- Diagnóstico: osteítis púbica refractaria, ocasionada por patear repetidamente en el campamento de fútbol.
- Medicamentos recetados: AINE.

Se envió al paciente a casa con AINE y un diagnóstico confirmado de osteítis púbica; se le dijo que debía abstenerse de dar patadas. Sin embargo, 5 días después volvió al servicio de urgencias con un dolor que se hacía más intenso.

Antecedentes familiares/sociales

Una semana antes del inicio del dolor, había comenzado el campamento de fútbol americano, donde era el pateador del equipo. Mientras estaba en el campamento, había acumulado gran cantidad de picaduras de insectos, sobre todo de mosquitos, aunque tal vez de algunas garrapatas, no estaba seguro. Niega haber mantenido relaciones sexuales, pero confirma haber practicado sexo oral con regularidad (diariamente), y no durante el periodo en el que tuvo lugar el campamento.

EXPLORACIÓN FÍSICA

Tenía una marcha lenta y pesada, con base de sustentación ancha, y hacía muecas cuando se le pedía que caminara. Estaba extremadamente adolorido en la zona de la sínfisis púbica, pero no había inflamación, eritema o exantema visibles. No había dolor en los testículos y el reflejo cremastérico estaba intacto. No se observaba ulceración, vesículas o secreción uretral. No había hernia, pero era incapaz de hacer la maniobra de Valsalva debido al dolor.

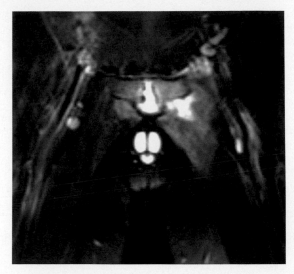

FIGURA 33-1 El realce (*áreas blancas*) que se observa en la sínfisis púbica y el área circundante son representativas de una infección y un absceso.

CONSIDERACIONES DIAGNÓSTICAS

Torsión testicular
Epididimitis
Orquitis
Hernia inguinal
Hernia de la pared abdominal
Miositis infecciosa (p. ej., por *Staphylococcus aureus*)

Estudios diagnósticos

Se repitió la RM (fig. 33-1).

Resultados

- Se encontró una acumulación de líquido de 2.9 cm dentro de la sínfisis del pubis, con edema adyacente de las ramas púbicas superiores que colindan con la articulación.
- A la izquierda, se observa una segunda acumulación de líquido entre los músculos aductor corto y pectíneo, cuya imagen mejora con el contraste.
- Edema de los músculos aductor corto, obturador externo y pectíneo.

DIAGNÓSTICO

Artritis séptica, articulación de la **sínfisis del pubis** con absceso adyacente.

Tratamiento/seguimiento

1. Desbridamiento quirúrgico. Se drenó el absceso y se cultivó el producto de la supuración, en el que creció *Fusobacterium necrophorum*.
2. Clindamicina 4-6 semanas.

PUNTOS DE ENSEÑANZA

La infección de la sínfisis del pubis es un hecho inusual pero no especialmente infrecuente. Los factores de riesgo son el parto vaginal y la cirugía urológica recientes, la sonda de Foley permanente y la participación en actividades deportivas, en particular el fútbol y el fútbol americano.

Los síntomas suelen ser dolor en la ingle o en el escroto, dolor en las piernas, dolor en la cadera y una marcha con base de sustentación ancha. Los microorganismos causantes habituales son *S. aureus*, *Streptococcus pneumoniae*, *Pseudomonas aeruginosa*, *Mycobacterium tuberculosis* y *Escherichia coli*. Rara vez se han notificado casos de especies de *Fusobacterium*.

La *osteítis púbica* es una lesión inflamatoria estéril de la sínfisis del pubis que se produce en deportistas, *cursa sin fiebre y sin infección*, y responde al reposo y a los AINE. Se trata de una irritación de la articulación por uso excesivo y es frecuente en quienes dan patadas de forma reiterativa, como los pateadores en el fútbol americano.

Epílogo: la gammagrafía ósea, originalmente negativa, se volvió a interpretar como positiva. La captación simétrica alrededor de la sínfisis del pubis y una vejiga prominente cercana llevaron a la interpretación errónea inicial.

Lecturas recomendadas

Naredo Sanchez E, de Cal IW, Alegre Bernal N, et al. Fusobacterium osteomyelitis of the pubic symphysis in a healthy soccer player. *J Rheumatol*. 2000;27(8):2047-2048. PMID: 10955353.

Ross JJ, Hu LT. Septic arthritis of the pubic symphysis: review of 100 cases. *Medicine (Baltimore)*. 2003;82(5):340-345. PMID: 14530783.

Smith M, Martin RP, Matzkin E, Moyer ML. Osteomyelitis of the pubic symphysis. *Orthopedics*. 2003;26(12):1233-1235. PMID: 14690298.

34 Policitemia NO vera

Andrew J. White

MOTIVO PRINCIPAL DE CONSULTA

Niña que «ya no puede mantenerse de pie».

ANTECEDENTES DE LA ENFERMEDAD ACTUAL

Niña de 17 meses de edad que se ha caído esta mañana en el cajón de su cómoda mientras su madre la vestía y después no ha podido levantarse por sí misma. La madre no cree que la niña haya perdido el equilibrio; no se tropezó, no la empujaron y no se golpeó la cabeza. Era más bien como «un edificio alto que se cae lentamente». No perdió el conocimiento y no tenía fiebre, pero fue llevada al servicio de urgencias, donde los médicos documentaron debilidad en el lado derecho y una SaO$_2$ del 70%. No se encontraron soplos ni exantemas.

ANTECEDENTES MÉDICOS

Su Hb se encontró «alta» en una revisión médica al año de edad. No se estableció ninguna causa a pesar de haber sido valorada por un hematólogo.

EXPLORACIÓN FÍSICA

- Ocasionalmente, las yemas de los dedos y las uñas se ponen azules cuando tiene frío.
- **Hb: 22, hematocrito: 66**, plaquetas: 292 000. Fue sometida a una exanguinotransfusión parcial para bajar rápidamente el hematocrito.
- Tomografía computariza (TC) de la cabeza: había hiper- e hipodensidades en áreas de los lóbulos frontal, temporal y parietal; no había hemorragia intraventricular. Los ventrículos eran de tamaño normal, no había tumores ni efecto de masa.

CONSIDERACIONES DIAGNÓSTICAS

- Policitemia idiopática
- Ictus (accidente cerebrovascular) debido a policitemia con hemiparesia

En esta etapa, se concluyó que su policitemia idiopática descubierta previamente era la responsable de crear un estado protrombótico. Se investigó entonces la causa de la hipoxia que condujo a la policitemia.

Estudios diagnósticos y resultados

- Ecocardiograma: estructura cardiaca normal; el contraste con burbujas mostró **una derivación derecha → izquierda**.
- TC de tórax: gran anomalía arteriovenosa (AAV) en el lóbulo medio derecho.
- Cateterismo cardiaco:
  - AAV del lóbulo medio derecho (ocluida con un tapón de 10 mm)
  - Dos vasos aortopulmonares colaterales (ocluidos con espirales [*coils*])

Después del cateterismo cardiaco, su SaO$_2$ era del 100% en la angiografía retrógrada. Su mamá recordó que su tía tenía una anomalía arteriovenosa en el pulmón, así que hizo una llamada telefónica y descubrió que varios miembros de la familia tenían una afección conocida como *enfermedad de Osler-Weber-Rendu*.

DIAGNÓSTICO

1. **Telangiectasia hemorrágica hereditaria** (THH; también llamada *enfermedad de Osler-Weber-Rendu*)
2. **AAV pulmonar**, debido a THH
3. **Policitemia** por hipoxia, debido a AAV
4. **Ictus embólico**, debido a AAV y policitemia

Tratamiento/seguimiento

- Se realizaron pruebas genéticas que confirmaron el diagnóstico.
- También se hicieron pruebas para identificar la presencia de AAV en los pulmones, el sistema nervioso central (SNC) y el hígado.
- Antibióticos profilácticos ante cualquier procedimiento dental, para prevenir un absceso cerebral vía la derivación derecha → izquierda.
- Higiene nasal para reducir al mínimo la epistaxis.

PUNTOS DE ENSEÑANZA

La THH es una enfermedad por desarrollo vascular anómalo que está infravalorada y subdiagnosticada. Antes se creía que era en extremo inusual, pero ahora se sabe que tiene una prevalencia de cerca de 1:5 000 personas. Es un trastorno autosómico dominante que resulta de mutaciones en la endoglina (subtipo THH1), Alk1 (THH2), SMAD4 (THH3) o en otras moléculas asociadas con la vía de señalización del factor de crecimiento transformante β. Altamente penetrante, la variación fenotípica es bastante alta, incluso dentro de las familias, con algunos esencialmente asintomáticos y otros gravemente afectados. Las complicaciones incluyen tanto el ictus hemorrágico, por hemorragia de la AAV intracraneal, como el ictus isquémico, por embolia paradójica a través de las AAV pulmonares. Las AAV pulmonares también pueden sangrar, provocando hemoptisis, que puede ser mortal. La derivación a través de estas AAV se produce de derecha a izquierda, lo que conduce a hipoxia o a intolerancia al ejercicio, que puede pasar desapercibida en los niños, o bien puede confundirse con asma o falta de condición. Alrededor del 5% de las personas con THH desarrollan hipertensión pulmonar.

El diagnóstico se realiza mediante pruebas genéticas (en cerca del 90% de los casos se puede identificar una mutación), o al cumplir con tres de los siguientes cuatro criterios clínicos:

1. **Epistaxis recurrente.** Puede ocurrir en la infancia o más tarde en la vida o bien no presentarse nunca. La epistaxis suele ser el síntoma más molesto para los pacientes adultos, que suelen tener hemorragias nasales diarias que duran horas. Además, debido a la pérdida de sangre por vía gastrointestinal, los pacientes suelen necesitar transfusiones de sangre con regularidad y suplementos de hierro.
2. **Telangiectasias cutáneas.** Suelen aparecer en las manos, la cara, los labios y la lengua, y suelen progresar con la edad. Muchos niños no tienen ninguna lesión cutánea visible. Si están presentes, suelen encontrarse en el dorso de las manos, en el borde del bermellón de los labios o en la punta de la lengua, y son diminutas.
3. **AAV de órganos sólidos.** Casi el 55% de los pacientes con THH tienen anomalías vasculares pulmonares, el 15% tienen AAV del SNC y alrededor del 5%, AAV hepáticas. Telangiectasias pequeñas pero numerosas pueden revestir el tubo digestivo y causar pérdidas de sangre.
4. **Antecedentes familiares.** Tener un familiar de primer grado con THH cumple con el criterio de diagnóstico.

El **tratamiento** se basa en:

- **Identificación de las AAV con estudios de imagen.** La resonancia magnética cerebral detecta las lesiones vasculares de manera confiable. Se utiliza la ecocardiografía con contraste como herramienta de cribado para inferir la presencia de AAV pulmonares. La TC o la angiografía convencional pueden confirmar su presencia y delimitar su anatomía.
- **Embolización.** Las AAV del SNC y pulmonares pueden embolizarse dependiendo del tamaño, la ubicación y la anatomía del vaso. También puede emplearse la resección quirúrgica. La relación

riesgo-beneficio del tratamiento debe sopesarse cuidadosamente y basarse en el tamaño y la ubicación de la AAV, la edad del niño y los riesgos de la intervención frente a la falta de esta.

* **Higiene nasal.** La hidratación suele ser suficiente para la mayoría de los niños. Para casos más difíciles, la cauterización con láser es preferible a la electrocauterización. Se ha usado también la terapia antiangiogénica.
* Se recomienda el asesoramiento genético.

En esta niña, la presencia de una AAV pulmonar generó una hipoxia crónica y la consecuente policitemia. Esta última dio lugar a un pequeño coágulo que se desplazó a través de la AAV y produjo un ictus isquémico. El hematólogo no había considerado una derivación como causa de la policitemia y tampoco verificó la SaO_2.

Lecturas recomendadas

Faughnan ME, Mager JJ, Hetts SW, et al. Second International Guidelines for the diagnosis and management of hereditary hemorrhagic telangiectasia. *Ann Intern Med.* 2020;173(12):989-1001. doi:10.7326/M20-1443

Gefen AM, White AJ. Asymptomatic pulmonary arteriovenous malformations in children with hereditary hemorrhagic telangiectasia. *Pediatr Pulmonol.* 2017;52(9):1194-1197.

Pahl KS, Choudhury A, Wusik K, et al. Applicability of the Curaçao criteria for the diagnosis of hereditary hemorrhagic telangiectasia in the pediatric population. *J Pediatr.* 2018;197:207-213.

35

Atropello

Jennifer Horst

MOTIVO PRINCIPAL DE CONSULTA

«Me atropelló un coche».

ANTECEDENTES DE LA ENFERMEDAD ACTUAL

Adolescente de 14 años de edad, mujer, que estaba sentada en el cofre (capó) de un auto estacionado fumando marihuana, cuando se bajó y fue atropellada accidentalmente por otro automóvil que pasaba a baja velocidad. Sufrió una lesión evidente en el tobillo derecho, que se ve torcido, con deformación y sangrado; también se quejaba de dolor en el hombro, dolor abdominal y otras lesiones musculoesqueléticas dispersas. No perdió el conocimiento y no presentaba otras lesiones evidentes. Se llamó a una ambulancia que la llevó al servicio de urgencias.

Antecedentes familiares/sociales

- Diabetes, hipertensión y cáncer en los abuelos.
- Esquema de vacunación al día. Fuma marihuana. Vive con sus padres.

EXPLORACIÓN FÍSICA

- Signos vitales: T: 36.9 °C, FC: 122 lpm, FR: 15 rpm, PA: 114/62 mm Hg, SpO$_2$: 88% en el aire ambiente, que mejoró a 100% con cánula nasal a 2 L.
- Generales: paciente con gran aflicción por dolor de tobillo.
- CONGO: normocefálica, PIRL. No hay hematomas en el cuero cabelludo ni en la cara. No se observa inflamación facial, hemotímpano ni lesiones intrabucales. Vías respiratorias intactas. No hay hematoma septal.
- Cuello: tiene colocado un collarín cervical. No hay dolor en la columna vertebral.
- Tórax: dolor e incremento de la sensibilidad a nivel de la clavícula y los hombros bilateralmente. No hay hematomas en la pared torácica.
- CV: taquicardia, sin soplos.
- Pulmones: limpios bilateralmente.
- Abdomen: blando pero con dolor difuso. Abrasiones en el cuadrante inferior izquierdo. Marcas negras difusas de neumáticos sobre el abdomen.
- Pelvis: dolor difuso.
- Extremidades: deformación evidente del tobillo derecho con hueso visible que sobresale a través de la piel; dolor bilateral en el hombro; pulsos pedios dorsales +2, intactos bilateralmente.
- Neurológico: escala de Glasgow 14-15. Ojos cerrados al inicio del estudio, pero con episodios intermitentes de gritos de dolor y apertura ocular. Responde a las preguntas de forma adecuada pero parca. Es capaz de mover los dedos de ambos pies.
- Columna vertebral: no hay dolor en la columna cervical o lumbar. Algo de dolor en la zona dorsal.

CONSIDERACIONES DIAGNÓSTICAS

Se consideró que la paciente fue objeto de un «traumatismo mayor» y se llamó al equipo de cirugía de traumatología para que la evaluara. Además de la evidente lesión en el tobillo, el paso de un auto sobre el abdomen puede haberle causado una o varias lesiones en órganos internos, como rotura de bazo, laceración del hígado, rotura de vísceras, fractura de pelvis, lesiones en la columna vertebral y disección de la aorta, entre otras.

Estudios diagnósticos y resultados

* Radiografía de tórax: normal, pulmones limpios. No hay neumotórax ni fractura de clavícula.
* Radiografía de la columna vertebral: sin evidencia de fractura.
* Radiografía de tibia/peroné y del tobillo derechos: fractura-luxación intraarticular abierta, orientada oblicuamente a través de la parte distal de la tibia derecha, con protrusión del peroné a través de la piel y gas dentro de la articulación.
* Tomografía computarizada (TC) de la cabeza sin contraste: no hay anomalías intracraneales.
* TC de abdomen y pelvis con contraste: trabeculación de tejidos blandos en el cuadrante inferior izquierdo, representativo de una contusión leve sin lesión ósea o lesiones de víscera hueca.
* Reconstrucción torácica por TC: no hay fracturas de columna torácica o lumbar.

DIAGNÓSTICO

1. **V03.10**, peatón herido en colisión con un automóvil
2. **Fractura-luxación de tobillo**, abierta, secundaria a V03.10

Tratamiento/seguimiento

Se administró fentanilo para el dolor. También un bolo de solución salina normal. Se administraron antibióticos para la fractura abierta del tobillo y vacuna antitetánica de refuerzo.

Tras descartar otras lesiones graves, la paciente fue llevada al quirófano por el área de cirugía ortopédica para efectuar una reducción abierta y una fijación interna de la fractura abierta del tobillo derecho. El diagnóstico postoperatorio fue una fractura intraarticular abierta de la parte distal de la tibia derecha, de tipo I o II. Al día siguiente se hicieron radiografías del hombro izquierdo, el hombro derecho y la clavícula derecha debido a que el dolor continuaba; sin embargo, fueron normales. El dolor del hombro se alivió y la paciente fue dada de alta a los pocos días.

No obstante, se presentó de nuevo 8 días después con dorsalgia derecha persistente desde el alta, a pesar de tomar analgésicos. Presentaba disnea intermitente, así como dolor que se intensificaba al mover el brazo derecho. En la exploración, estaba especialmente adolorida al nivel de la clavícula derecha. Además, su brazo derecho estaba «colgando en extensión». La repetición de la radiografía de clavícula no reveló ninguna fractura.

Se realizó una TC de tórax, en la que se encontró una luxación posterior de la clavícula derecha, a nivel de la articulación esternoclavicular, sin evidencia de lesión vascular mediastínica. Una angiografía por TC confirmó la ausencia de lesión vascular. Fue llevada de nuevo a quirófano por cirugía ortopédica para efectuar una reducción abierta y una fijación interna de la luxación esternoclavicular. Fue dada de alta al día siguiente.

Diagnóstico final

1. **V03.10**, peatón herido en colisión con un automóvil
2. **Fractura-luxación de tobillo**, abierta, secundaria a V03.10
3. **Luxación de clavícula**, posterior

PUNTOS DE ENSEÑANZA

La clavícula es el primer hueso del cuerpo humano en osificarse, pero la fisis de la clavícula es la última en fusionarse, normalmente entre los 20 y los 25 años de edad. En los pacientes menores de 25 años, una luxación de la articulación esternoclavicular puede venir acompañada de una fractura de la fisis clavicular medial.

Las luxaciones de la articulación esternoclavicular debidas a un traumatismo pueden producirse en sentido anterior (lo más frecuente) o posterior. Las luxaciones anteriores suelen presentar deformidad y una prominencia palpable lateral al esternón. Las posteriores pueden comprimir las estructuras mediastínicas y verse en pacientes que se quejan de disnea, disfagia, taquipnea y estridor. Se han notificado complicaciones como lesiones vasculares y del plexo braquial, punciones esofágicas y compresión traqueal. Tanto las luxaciones anteriores como las posteriores de la articulación esternoclavicular pueden venir acompañadas de una prominencia palpable que aumenta con la abducción y la elevación del brazo, disminución de la amplitud de movimiento del brazo e inestabilidad, parestesias en la extremidad afectada o congestión venosa/disminución del pulso en comparación con el lado contralateral.

Las radiografías de rutina del tórax tienen una escasa sensibilidad para identificar las luxaciones de la articulación esternoclavicular. La mayoría de las fuentes informan que la TC es la mejor opción para obtener imágenes de estas luxaciones, ya que permite la reconstrucción tridimensional de la articulación para determinar su posición exacta e identificar cualquier posible lesión de las estructuras mediastínicas. La mayoría de los servicios de urgencias de adultos obtendrían una TC específica para descartar la luxación en tales circunstancias, en lugar de confiar en las radiografías.

Lecturas recomendadas

Morell DJ, Thyagarajan DS. Sternoclavicular joint dislocation and its management: a review of the literature. *World J Orthop*. 2016;7(4):244-250.

36

Nunca fue lupus

Andrew J. White

MOTIVO PRINCIPAL DE CONSULTA

«Nos acabamos de mudar a la ciudad y mi hija necesita un médico».

ANTECEDENTES DE LA ENFERMEDAD ACTUAL

Adolescente de 15 años de edad, mujer, con antecedentes de lupus eritematoso sistémico que buscó atención en reumatología pediátrica tras mudarse desde Alaska.

A los **11 años**, tuvo una crisis hipertensiva e insuficiencia renal aguda. La hipertrofia ventricular izquierda y la retinopatía sugerían hipertensión de larga duración. En la exploración física, presentaba esplenomegalia y desviación cubital de varias articulaciones interfalángicas proximales de los dedos, y tenía baja estatura, pero sin eritema malar ni otros signos cutáneos de lupus. Las pruebas de laboratorio informaron leucopenia (4 000), anemia (Hb: 10) y trombocitopenia (80 000-120 000), pero por los estudios del complemento fueron normales y los anticuerpos antinucleares fueron negativos, al igual que otras pruebas de lupus (anti-Smith, anti-ADN bicatenario). En la biopsia renal se observó un patrón de inmunofluorescencia *full house*, con depósitos dispersos en los compartimentos subepiteliales y subendoteliales vistos por microscopia electrónica. Se observó una esclerosis glomerular significativa, fibrosis intersticial y atrofia tubular.

Diagnóstico: glomerulonefritis membranosa «tipo lupus» de clase 5 (ya que no cumplía con otros criterios para el lupus eritematoso sistémico).

Tratamiento: metilprednisolona intravenosa, micofenolato de mofetilo, hidroxicloroquina y antihipertensivos.

A los **12 años de edad**, presentó una elevación de las transaminasas séricas, que se pensó era producida por el micofenolato; este se suspendió y se empezó a administrar azatioprina.

Desarrolló citopenias e hipogammaglobulinemia (inmunoglobulina G 390) y se encontraron pocos anticuerpos contra *Streptococcus pneumoniae*; fue tratada con inmunoglobulina intravenosa y recibió de nuevo la vacuna.

A pesar de los inmunosupresores para tratar la citopenia (presumiblemente asociada con el lupus), la pancitopenia persistía, así que se hizo una biopsia de médula ósea. Presentaba hipoplasia mieloide, la cual se reducía con un tratamiento adicional de esteroides pero parecía agravarse con la azatioprina, por lo que se suspendió esta última ante la posibilidad de que estuviera provocando supresión de la médula ósea. Debido al agravamiento de la nefropatía (hipertensión, proteinuria), se administró un ciclo de rituximab, el cual se repitió ante el escaso beneficio inicial.

A la **edad de 13 años**, en una nueva biopsia renal, se encontraron menos depósitos inmunofluorescentes, pero era evidente el agravamiento de la fibrosis intersticial, así como la atrofia y las características afines a una glomeruloesclerosis focal y segmentaria (GEFS).

A los **14 años**, las transaminasas seguían elevadas, lo que llevó a una biopsia hepática que mostró evidente fibrosis y algo de cirrosis. La pancitopenia persistió. Se volvió a proporcionar rituximab y, debido al deterioro renal progresivo, se inició diálisis; esto a pesar de los inmunosupresores administrados para el lupus. Se inició también el sirólimus. En una nueva biopsia renal se constató una GEFS que afectaba el 71% de los glomérulos, así como fibrosis intersticial y atrofia tubular, pero esta vez no se detectó inmunofluorescencia. Nueva aspiración de médula ósea: hipocelular, hematopoyesis trilinaje; sin neoplasia maligna. La inmunosupresión adicional no tuvo ningún efecto aparente sobre las citopenias, cirrosis o deterioro renal.

A los **15 años de edad**, su familia se mudó al medio oeste de los Estados Unidos, donde siguió con diálisis e inmunosupresores. La repetición de las pruebas de laboratorio para el lupus eritematoso sistémico fue negativa en varias ocasiones.

Antecedentes familiares/sociales

Nadie en la familia tiene lupus ni problemas renales.

EXPLORACIÓN FÍSICA

- Signos vitales: T: 37.1°C, FC: 131 lpm, FR: 40 rpm, PA: 103/83 mm Hg, SpO_2: 98%, estatura: en percentil 5.
- Generales: cómoda y tranquila.
- Piel: cálida y seca, sin eritema malar.
- Garganta: faringe posterior despejada, mucosas húmedas. No hay hipertrofia amigdalina.
- Cuello: flexible, sin linfadenopatía.
- Pulmones: limpios.
- CV: sin soplos.
- Abdomen: blando, sin dolor ni distensión; no hay hepatoesplenomegalia ni tumores.
- No se observan acropaquias, cianosis, pero había edema moderado con fóvea.
- Neurológico: sistema nervioso central normal; movimiento de todas las extremidades; no hay artritis, aunque sí se observa clinodactilia.

CONSIDERACIONES DIAGNÓSTICAS

El nuevo médico de la paciente no comprendía cómo los resultados de la biopsia renal de lupus clásico podían estar presentes sin evidencia de lupus sistémico. Aunque claramente las citopenias podían ser parte del lupus, la falta de respuesta a años de inmunosupresión planteaba la posibilidad de que fueran efectos secundarios de la medicación.

Estudios diagnósticos y resultados

Se llevó a cabo una secuenciación completa del exoma en un intento por identificar un síndrome (o un síndrome de predisposición a la autoinmunidad) que pudiera explicar la nefropatía, la hepatopatía y la aparente supresión de la médula ósea (o los efectos secundarios de la medicación) de la paciente.

Se descubrieron dos mutaciones heterocigotas en *WDR19*, ambas patogénicas. Las mutaciones en *WDR19* se asocian con varios **síndromes clínicos de ciliopatías** distintos, como la distrofia torácica de Jeune, la displasia craneoectodérmica, el síndrome de Senior-Loken (nefropatía y degeneración de la retina) y la respuesta de este caso.

DIAGNÓSTICO

Nefronoptisis.

Diagnóstico final

1. Nefronoptisis 13, debida a mutaciones en *WDR19*
2. Insuficiencia renal, debido a nefronoptisis 13
3. Fibrosis hepática, debida a nefronoptisis 13
4. Hipertensión portal, debido a nefronoptisis 13
5. Esplenomegalia, debido a hipertensión portal
6. Trombocitopenia, debido a esplenomegalia
7. Anemia, debido a insuficiencia renal
8. Hipogammaglobulinemia, iatrógena
9. Talla baja, debido a nefronoptisis 13
10. Anomalías en los dedos, debido a nefronoptisis 13

En efecto, ¡nunca fue lupus!

PUNTOS DE ENSEÑANZA

La **nefronoptisis** es un grupo de trastornos autosómicos recesivos heterogéneos, los cuales conducen a nefropatía. Es la causa genética más frecuente de enfermedad renal en etapa terminal en niños y adolescentes. El primer gen causante (*NPHP1*) se identificó en 1997, pero actualmente hay 19 genes asociados, de los cuales el *WDR19* es causa de un menor número de casos (solo el 0.5% del total). En la literatura médica se han descrito 38 casos relacionados con este gen, y esta entidad específica debida al *WDR19* se denomina **nefronoptisis 13**. Las mutaciones en este gen también se asocian con la enfermedad de Caroli, caracterizada por la dilatación focal, sacular o fusiforme de las vías biliares intrahepáticas, lo que lleva a la fibrosis hepática (que también se produce en forma de poliquistosis renal autosómica recesiva debida al gen *PKHD1*).

Los síntomas clínicos de la nefronoptisis suelen ser leves al principio e incluyen poliuria, polidipsia, enuresis secundaria, retraso en el crecimiento y anemia. La hipertensión suele presentarse más tarde, una vez que se ha producido la glomeruloesclerosis. Las manifestaciones extrarrenales son poco frecuentes (15% de todos los casos) e incluyen anomalías esqueléticas, problemas de retina, síntomas neurológicos, así como fibrosis hepática y polidactilia. Se produce un depósito de inmunocomplejos en los riñones, quizá por los anticuerpos anti-*WDR19*. El tratamiento consiste en el trasplante de riñón.

Lecturas recomendadas

Bredrup C, Saunier S, Oud MM, et al. Ciliopathies with skeletal anomalies and renal insufficiency due to mutations in the IFT-A gene WDR19. *Am J Hum Genet*. 2011;89:634-543.

Coussa RG, Otto EA, Gee HY, et al. WDR19: an ancient, retrograde, intraflagellar ciliary protein is mutated in autosomal recessive retinitis pigmentosa and in Senior-Loken syndrome. *Clin Genet*. 2013;84:150-159.

Gianviti A, Barsotti P, Barbera V, Faraggiana T, Rizzoni G. Delayed onset of systemic lupus erythematosus in patients with "full-house" nephropathy. *Pediatr Nephrol*. 1999;13:683-687.

Halbritter J, Porath JD, Diaz KA, et al. Identification of 99 novel mutations in a worldwide cohort of 1,056 patients with a nephronophthisis-related ciliopathy. *Hum Genet*. 2013;132:865-884.

Huerta A, Bomback AS, Liakopoulos V, et al. Renal-limited "lupus-like" nephritis. *Nephrol Dial Transplant*. 2012;27:2337-2342.

Lee JM, Ahn YH, Kang HG, et al. Nephronophthisis 13: implications of its association with Caroli disease and altered intracellular localization of WDR19 in the kidney. *Pediatr Nephrol*. 2015;30:1451-1458.

Park E, Lee JM, Ahn YH, et al. Hepatorenal fibrocystic disesaes in children. *Pediatr Nephrol*. 2016;31:113-119.

Pirkle J, Freedman B, Fogo A. Immune complex disease with a lupus-like pattern of deposition in an antinuclear antibody-negative patient. *Am J Kidney Dis*. 2013;62:159-164.

Stokman M, Lilien M, Knoers N. Nephronophthisis. In: Adam MP, Ardinger HH, Pagon RA, et al, eds. *GeneReviews*. University of Washington; 2016:1993-2021.

Wolf TF, Hildebrandt F. Nephronophthisis. *Pediatr Nephrol*. 2011;26:181-194.

37 Convulsión en primavera

Kyle P. McNerney

MOTIVO PRINCIPAL DE CONSULTA

«Movimientos inusuales».

ANTECEDENTES DE LA ENFERMEDAD ACTUAL

Lactante afroamericano de 7 meses de edad que presentó movimientos anómalos. Desde su nacimiento en el otoño pasado, había gozado de buena salud y nunca se había movido de esta manera. Ayer asistió a un día de campo de la iglesia al aire libre en un cálido día de primavera, el cual por cierto fue su primera salida después de un tiempo considerable. Varios miembros de la familia lo cuidaron durante el día de campo. No se refiere ninguna caída ni se informó de ningún traumatismo. Hoy estaba acostado de espaldas y de repente tuvo un episodio de 3 min con rigidez generalizada con movimientos rítmicos y espasmódicos de los miembros superiores e inferiores, y supraversión de la mirada. La madre llamó a los servicios médicos de urgencia, pero, para cuando estos llegaron, él ya se había recuperado. Fue llevado al servicio de urgencias para su valoración.

ANTECEDENTES MÉDICOS

Lactante de término sano, nacido acorde a la edad gestacional, con un peso al nacer de 4.3 kg. Fue alimentado exclusivamente con leche materna hasta los 5 meses de edad, cuando empezó a comer pequeñas cantidades de frutas, vegetales y carne. Se sienta de forma independiente, no gatea ni se estira para ponerse de pie y balbucea con consonantes.

Medicación

Ninguna.

Antecedentes familiares/sociales

Sin antecedentes de episodios convulsivos en la familia. Vive en casa con sus padres y tres hermanos mayores sanos. Su madre tomó vitaminas prenatales durante el embarazo, pero dejó de tomarlas después de que él naciera.

EXPLORACIÓN FÍSICA

- Signos vitales: T: 37 °C, FC: 110 lpm, FR: 30 rpm, PA: 100/64 mm Hg, SpO_2: 97% en el aire ambiente.
- Generales: despierto, alerta, hace contacto visual y llora.
- Piel: cálida y seca, sin exantemas ni marcas de nacimiento. Nódulos palpables en el tórax anterior en las uniones costocondrales.
- CONGO: normocefálico, conjuntivas sin hiperemia, membranas timpánicas de color rosa pálido con reflejo luminoso intacto, sin rinorrea, MMH, sin adenomegalias. Sin piezas dentales.
- Pulmones: bilateralmente bien ventilados.
- CV: frecuencia y ritmo regulares, sin soplos.
- Abdomen: blando, sin dolor ni distensión, no se palpan masas ni visceromegalias.
- Extremidades: deformidades óseas, con huesos ensanchados en las muñecas y las rodillas. No hay arqueamiento de las piernas.

- Genitourinario: masculino, Tanner 1, con testículos descendidos bilateralmente.
- Neurológico: despierto, alerta, inquieto pero consolable. MEOI. Sensibilidad intacta. Mueve bien todas las extremidades.

CONSIDERACIONES DIAGNÓSTICAS

Aunque el episodio no fue presenciado por personal médico, la descripción que se hizo de los movimientos es típica de una crisis convulsiva. Siempre debe considerarse un traumatismo accidental o no accidental en una convulsión de nueva aparición, ya que quizá no se vuelve evidente en la anamnesis. Si hubiera causas infecciosas, como la sepsis o la meningitis, el paciente tendría fiebre y signos de infección en la exploración física. Las anomalías metabólicas o electrolíticas, como la hiponatremia, la hipernatremia, la hipoglucemia o la hipocalcemia, pueden provocar convulsiones, y el ensanchamiento anómalo observado en las extremidades distales de este bebé hace pensar en una enfermedad ósea metabólica. Las enfermedades cardiovasculares, como una arritmia o una cardiopatía congénita, pueden inducir una convulsión o imitarla, produciendo un episodio de pérdida de consciencia. La ingesta o la exposición a ciertos fármacos podría generar una convulsión, y el riesgo de ingesta accidental aumenta a medida que los niños presentan mayor amplitud de movimiento. Por último, una anomalía del sistema nervioso central o un síndrome epiléptico, como el síndrome de West o el síndrome de Dravet, pueden causar convulsiones no provocadas de inicio en la infancia.

Estudios diagnósticos

- Pruebas de laboratorio: BHC, QS, hormona paratiroidea (PTH), magnesio, fósforo, concentración de 25-hidroxivitamina D.
- Análisis general de orina y análisis toxicológico en orina.
- Electrocardiografía.
- Radiografías del sistema esquelético.
- Considerar la tomografía computarizada (TC) de cráneo (diferida).

Resultados

Se obtuvieron pruebas de laboratorio y la BHC demostró que la Hb y los recuentos de leucocitos y de plaquetas eran normales. Su QS mostraba valores normales de Na, K, Cl, bicarbonato, BUN, CR y Glu. Su Ca ionizado era bajo: 2.6 mg/dL (intervalo de referencia: 3.9-5.2 mg/dL), y su fosfatasa alcalina estaba significativamente elevada: 1015 U/L (110-320 U/L). Los resultados adicionales de laboratorio mostraron una disminución de las concentraciones de 25-hidroxivitamina D a 10 ng/mL (20-100 ng/mL), una elevación de la PTH a 109 ng/mL (14-72 ng/mL), un magnesio normal a 1.7 mg/dL (1.6-2.6 mg/dL) y un fósforo normal a 5.9 mg/dL (3.5-7 mg/dL). En las radiografías se observó «deshilachamiento» y ensanchamiento irregular de la metáfisis en el radio y el cúbito distales, el fémur distal y la tibia proximal bilateralmente, con imagen de cáliz de la metáfisis del cúbito distal (figs. 37-1 y 37-2). No se encontró arqueamiento de los fémures ni evidencia de fracturas. El electrocardiograma mostró un ritmo sinusal normal. Se obtuvo un análisis general de orina y uno toxicológico normales.

DIAGNÓSTICO

1. **Convulsión**, debido a hipocalcemia
2. Raquitismo por insuficiencia de vitamina D
3. Síndrome del hueso hambriento

Tratamiento/seguimiento

El paciente fue ingresado en la unidad de cuidados intensivos y se le administraron varios bolos de gluconato de calcio intravenoso para tratar la hipocalcemia persistente; luego se le cambió a carbonato de calcio oral cuando las concentraciones se estabilizaron. Se le dio tratamiento con suplementos de vitamina D, 1000 UI/día, con lo que mantuvo concentraciones normales de calcio, sin ningún otro episodio de convulsiones. Las últimas radiografías permitieron constatar la curación y resolución de los hallazgos óseos durante los siguientes 6-12 meses.

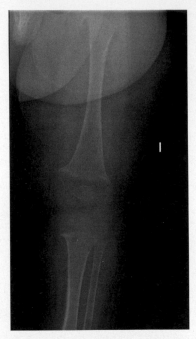

FIGURA 37-1 Deshilachamiento y ensanchamiento irregular de la metáfisis en el fémur distal y la tibia proximal.

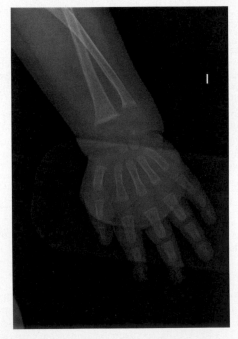

FIGURA 37-2 Deshilachamiento y ensanchamiento irregular del radio y el cúbito distales, con imagen de cáliz o copa de la metáfisis cubital.

PUNTOS DE ENSEÑANZA

Una convulsión de nueva aparición en un lactante puede ser ocasionada por distintas causas como traumatismos, infección, alteración metabólica o electrolítica, intoxicación, o puede ser la primera presentación de una enfermedad neurológica o un síndrome epiléptico. La valoración de un lactante con una convulsión de nueva aparición debe incluir pruebas de laboratorio de cribado (p. ej., BHC, electrolitos/glucosa) y la consideración de causas neurológicas o no neurológicas. La etnia de este lactante, los antecedentes de lactancia materna, la falta de exposición al sol y los hallazgos en la exploración física compatibles con el raquitismo proporcionaron pistas importantes para el diagnóstico de convulsión hipocalcémica secundaria al raquitismo por insuficiencia de vitamina D.

El *raquitismo* es una alteración de la mineralización ósea con hallazgos esqueléticos característicos evidentes en las placas epifisarias, como un ensanchamiento de los huesos largos distales. Las deformidades óseas se producen con mayor frecuencia en las extremidades que soportan peso, debido a que ahí se produce un mayor remodelado óseo. Los lactantes que gatean pueden tener deformidades más prominentes en las muñecas, mientras que los niños que caminan pueden desarrollar cambios más importantes en los miembros inferiores, incluyendo el arqueo de las piernas. Los niños también pueden presentar dolor óseo generalizado o irritabilidad, retraso en la dentición, frente prominente y retraso en el cierre de la fontanela, reblandecimiento de los huesos craneales (craneotabes), arqueo de los miembros inferiores y ensanchamiento de las uniones costocondrales (rosario costal).

El raquitismo por insuficiencia de vitamina D es la causa más usual de esta enfermedad, y aún se observa tanto en los países en desarrollo como en los desarrollados. La vitamina D es un regulador fundamental de la formación del hueso y se obtiene a través de la ingesta y suplementación en la dieta o de la exposición a la luz ultravioleta (UV). Se considera que los niños con mayor riesgo de insuficiencia de vitamina D son los afroamericanos o hispanos, los que tienen obesidad, los que cursan con síndromes de malabsorción o los que toman medicamentos como esteroides, antiepilépticos, antimicóticos o antirretrovirales. La insuficiencia de vitamina D es más frecuente en invierno debido a la menor penetración de la luz UV-B a través de la atmósfera. Este efecto es más destacado en las latitudes septentrionales, donde la vitamina D no se puede sintetizar ni siquiera con la exposición directa al sol durante los meses de invierno. Los niños con una pigmentación de la piel más oscura tienen mayores tasas de insuficiencia de vitamina D debido a la menor síntesis de esta vitamina en la piel. La leche materna por sí sola no proporciona una ingesta adecuada de vitamina D, por lo que se recomienda la administración de suplementos (400 UI/día) en todos los lactantes.

En el raquitismo por insuficiencia de vitamina D, las pruebas de laboratorio indican una disminución de las concentraciones de 25-hidroxivitamina D, una elevación de la fosfatasa alcalina, cifras altas de PTH y calcio y fósforo en concentraciones de bajas a normales. Las cifras de 25-hidroxivitamina D reflejan la cantidad almacenada de vitamina D en el cuerpo y son la prueba de elección para detectar una posible insuficiencia. No debe confundirse con la 1,25-dihidroxivitamina D, que es la forma bioactiva de la vitamina D, la cual tiene una semivida sérica corta y no refleja el estado de la vitamina D. Las guías no apoyan el uso rutinario de la estimación de la 1,25-dihidroxivitamina D en la evaluación de la insuficiencia de vitamina D. El raquitismo por insuficiencia de esta vitamina puede diagnosticarse de manera provisional en los niños mediante la revisión de los antecedentes y una exploración física compatible, así como con los resultados característicos de las pruebas de laboratorio. El diagnóstico se confirma tras una recuperación ósea adecuada en respuesta al tratamiento con vitamina D. Otras consideraciones para el diagnóstico de raquitismo son la hipofosfatemia ligada al cromosoma X, las alteraciones de la metabolización de la vitamina D, la enfermedad renal o hepática grave o la hipofosfatemia mediada por el *FGF23*. El raquitismo atípico puede requerir un estudio adicional y la remisión a un pediatra especialista en huesos.

La convulsión hipocalcémica de este lactante se produjo al día siguiente de la exposición a la luz solar en un día de campo en primavera. La hipocalcemia aguda fue precipitada por la vitamina D generada por la exposición al sol. Este fenómeno se describe como *síndrome del hueso hambriento* y se produce cuando la reposición de la vitamina D provoca una hipocalcemia aguda debido a la rápida absorción de calcio en el hueso. En consecuencia, se recomienda la administración de suplementos de calcio en el tratamiento de los niños con insuficiencia grave de vitamina D. Algunos médicos comienzan a administrar dosis más bajas de suplementos de vitamina D en los niños con insuficiencia grave. Con un tratamiento adecuado para la insuficiencia de vitamina D, los marcadores de laboratorio del raquitismo deberían mostrar una mejoría en un plazo de 1 mes, y las deformidades esqueléticas se subsanarían en un periodo de varios meses. Si no se produce una mejoría bioquímica y radiológica con el tratamiento, los médicos deben confirmar el cumplimiento del tratamiento, adecuar la absorción de la vitamina D o considerar diagnósticos alternativos.

Lecturas recomendadas

Golden NH, Abrams SA, Nutrition CO. Optimizing bone health in children and adolescents. *Pediatrics*. 2014;134(4):e1229-e1243.

Holick MF. Resurrection of vitamin D deficiency and rickets. *J Clin Invest*. 2006;116(8):2062-2072.

Sahay M, Sahay R. Rickets–vitamin D deficiency and dependency. *Indian J Endocrinol Metab*. 2012;16(2):164-176.

Underland L, Markowitz M, Gensure R. Calcium and phosphate hormones: vitamin D, parathyroid hormone, and fibroblast growth factor 23. *Pediatr Rev*. 2020;41(1):3-11.

38

¿Necesito decir más?

Andrew J. White

MOTIVO PRINCIPAL DE CONSULTA

«Él nació así».

ANTECEDENTES DE LA ENFERMEDAD ACTUAL

Recién nacido masculino de término, vigoroso, de buen aspecto, que nació de una madre G1P1 de 29 años de edad sana. En la sala de partos se observó inmediatamente una anomalía en la pierna. No hubo ningún traumatismo en el parto ni durante el embarazo. Las puntuaciones de Apgar fueron de 9/9.

ANTECEDENTES MÉDICOS

Antecedentes familiares/sociales

Nadie en la familia tiene problemas en las piernas, aunque a un abuelo le hicieron reemplazo de rodilla por artrosis.

EXPLORACIÓN FÍSICA

La pierna izquierda estaba hiperextendida en la rodilla en un ángulo de casi 90° (fig. 38-1). El paciente parecía no tener dolor a la palpación ni a la amplitud de movimiento, y no había fractura o inestabilidad evidentes. El pie estaba bien perfundido y rosado. El resto de la exploración fue completamente normal.

DIAGNÓSTICO

Hiperextensión congénita de la rodilla (ICD 10 Q68.2).

PUNTOS DE ENSEÑANZA

La **hiperextensión congénita de la rodilla** es el término utilizado para describir una serie de hallazgos anómalos, que van desde una simple hiperextensión hasta una luxación completa irreductible, que suele denominarse **luxación congénita de la rodilla**. Suele producirse de forma aislada, pero puede aparecer junto con otras anomalías ortopédicas, como el pie equinovaro o la luxación de cadera. En ocasiones, forma parte de un síndrome como la artrogriposis múltiple congénita, el síndrome de Marfan, el síndrome de Ehlers-Danlos, el mielomeningocele o el síndrome de Larsen (un trastorno similar al de Ehlers-Danlos que presenta múltiples luxaciones articulares y anomalías cardiovasculares y que se debe a mutaciones en la filamina B [que codifica un componente del citoesqueleto] o en el colágeno VII).

Aunque es poco frecuente, la luxación congénita de la rodilla ocurre en aproximadamente 1 nacimiento por cada 100 000. El tratamiento suele ser no quirúrgico e incluye la reducción temprana y la colocación seriada de yesos (escayolas), con una terapia centrada en la mejoría gradual de la amplitud de movimiento. El resultado a largo plazo es sorprendentemente bueno.

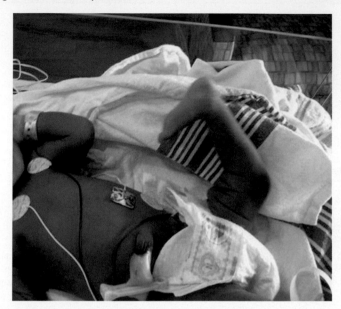

FIGURA 38-1   Rodilla izquierda significativamente hiperextendida.

Lecturas recomendadas

Cheng CC, Ko JY. Early reduction for congenital dislocation of the knee within twenty-four hours of birth. *Chang Gung Med J*. 2010;33(3):266-273.

Mehrafshan M, Wicart P, Ramanoudjame M, Seringe R, Glorion C, Rampal V. Congenital dislocation of the knee at birth—Part I: clinical signs and classification. *Orthop Traumatol Surg Res*. 2016;102(5):631-633.

39

Reflujo rechazado

Andrew J. White

MOTIVO PRINCIPAL DE CONSULTA

Escaso incremento ponderal.

ANTECEDENTES DE LA ENFERMEDAD ACTUAL

Niña de 22 días de edad que fue ingresada por escaso incremento ponderal y dificultad para alimentarse desde el nacimiento. Nunca se prendió bien y se cansa rápidamente durante las tomas. Se le cambió la leche materna por una fórmula láctea extensamente hidrolizada, sin que los síntomas remitieran. Tenía de 8 a 10 deposiciones diarias con la leche materna, disminuyendo a dos por día con la fórmula. No tuvo episodios de vómito ni signos sistémicos como fiebre, aunque parece irritable durante las tomas.

ANTECEDENTES MÉDICOS

Nació a las 39 semanas de gestación por cesárea, debido a su peso grande para la edad gestacional. Su peso al nacer fue de **3.67 kg (75%)**. Estuvo en el hospital durante 5 días. Tamiz auditivo normal. La madre tenía 30 años de edad al momento del parto y era su primer embarazo, concebido de forma natural. La madre no tuvo ninguna enfermedad durante el embarazo. Recibió ondansetrón hasta el séptimo mes debido a la náusea matutina y tomó vitaminas prenatales durante todo el embarazo. No fumó ni bebió alcohol durante el embarazo. Las ecografías prenatales fueron normales.

La exploración por sistemas fue negativa, excepto que la niña parece tener una pronunciada reacción de sobresalto con los ruidos, tiene algunas sibilancias, especialmente durante la alimentación, y ocasionalmente tose. También presenta un exantema.

Antecedentes familiares/sociales

La paciente vive con sus padres. El padre tiene 28 años y está sano. La madre tiene 30 años y está sana. Es la única hija de ambos progenitores. El padre tiene un hermano de 24 años y una hermana de 21; ambos sanos. A la abuela paterna, de 44 años, se le diagnosticó cáncer de mama a los 26 años. Se sometió a una mastectomía, pero no se le han realizado pruebas genéticas. El abuelo paterno (AP) tiene 48 años y padece hipercolesterolemia e hipertensión. Una sobrina del AP tiene artrogriposis y otra sobrina tiene síndrome de Goldenhar. La hermana del AP tiene 35 años y tiene síndrome de Down. El AP también tiene 11 hermanos más que están sanos. Ambos abuelos paternos son de ascendencia alemana. La madre tiene hermanas de 33 y 37 años, ambas sanas. Una hija de la hermana de 37 años fue evaluada por posible displasia esquelética, ya que tiene brazos cortos. Los abuelos maternos tienen 60 años y ambos están sanos.

EXPLORACIÓN FÍSICA

La paciente estaba alerta, tranquila e interactuaba. Tenía una PA de 96/53 mm Hg, una FC de 124 lpm, una FR de 39 rpm y una T de 37.2 °C. La SpO_2 era del 99%. Su peso era de **3.67 kg (p10)**, su estatura era de **50 cm (p10)**; su perímetro cefálico era de **40 cm (p99)**. No había rasgos dismórficos.

- CONGO: normocefálica, sin deformidades craneales.
- Ojos: MEOI.
- Boca: lengua en la línea media, succión fuerte; se observa micrognatia.
- Cuello: flexible, sin deformidades ni masas.
- Tórax: ruidos respiratorios simétricos y normales, sin sibilancias ni roncus.
- CV: R_1 y R_2 normales, sin soplo.
- Abdomen: blando, sin dolor ni organomegalias.
- Genitourinario: femenino Tanner 1.
- Musculoesquelético: no había polidactilia, sindactilia ni clinodactilia. No hay deformidades óseas. Amplitud de movimiento normal.
- Piel: no había lesiones hiper- o hipopigmentadas.
- Neurológico: tono y fuerza de los músculos normales. Reflejos neonatales adecuados.

CONSIDERACIONES DIAGNÓSTICAS

La única consideración en la nota del médico de ingreso fue:

- Reflujo

Estudios diagnósticos

Se realizó un estudio de tránsito gastroduodenal, con extensión al intestino delgado (fig. 39-1).

Resultados

El estudio se interpretó de la siguiente manera:
«Sin impresiones vasculares anormales,
sin fístula traqueoesofágica.
Se observa reflujo gastroesofágico hacia el esófago mediosuperior, sin aspiración.

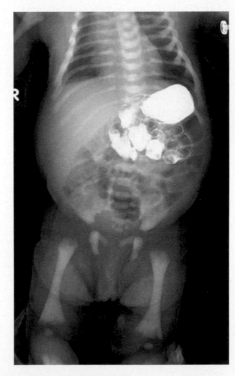

FIGURA 39-1 Estudio de tránsito gastroduodenal.

No hay evidencia de obstrucción pilórica, y la unión duodenoyeyunal está en su ubicación normal, en el cuadrante superior izquierdo», es decir, **un estudio de tránsito gastroduodenal normal**. Sin embargo, un análisis más detallado de las radiografías, en particular de las zonas no relacionadas con el tubo digestivo, dio lugar a la presentación de un informe radiológico complementario que decía lo siguiente: «Hay cambios difusos de esclerosis ósea con obliteración de las cavidades medulares y cambios raquíticos de los fémures proximales y distales, tibias proximales y húmeros proximales; más prominente en los fémures distales». Estos hallazgos radiológicos son patognomónicos de la **osteopetrosis** infantil.

DIAGNÓSTICO

Osteopetrosis.

Estudios diagnósticos adicionales

1. BHC con diferencial
2. QS, PTH y calcio ionizado
3. Concentración de vitamina D
4. Isoformas de creatina-cinasa (la isoforma BB es un buen marcador de la disfunción de los osteoclastos)
5. Pruebas genéticas de osteopetrosis
6. Radiografías del sistema esquelético
7. Consultas con hematología, oncología y oftalmología

Resultados

Pruebas de osteopetrosis: heterocigoto compuesto en *TCIRG1* (1549G > A en el exón 13 y 117 + 1G > A en el sitio de empalme donante). Ambas son mutaciones conocidas que causan enfermedades.

PUNTOS DE ENSEÑANZA

• La *osteopetrosis* es una enfermedad poco frecuente (con una incidencia de 1 por cada 250 000) que se caracteriza por alteraciones en la función de los osteoclastos, y suele manifestarse en los primeros meses de vida. Los síntomas que se presentan suelen ser macrocefalia y frente prominente o problemas respiratorios y de la alimentación debido a la atresia de coanas a causa de alteraciones en el remodelado óseo. Además, el sobrecrecimiento óseo reduce el tamaño de los agujeros neurales, lo que provoca ceguera, sordera y parálisis del nervio facial. En todos los pacientes no tratados se acaba produciendo pérdida de la visión, al igual que pérdida de la audición. Las citopenias por alteración de la hematopoyesis (debido a falta de espacio medular de la médula ósea) pueden ser graves y poner en peligro la vida (la expectativa máxima de vida en los pacientes no tratados es de unos 10 años). La homeostasis del calcio se ve alterada, y estos niños desarrollan hipocalcemia, tetania e hiperparatiroidismo secundario. Las caries dentales graves son frecuentes. El **trasplante de células madre puede ser curativo**, pero la disfunción de nervios craneales suele ser irreversible, por lo que se busca realizar el trasplante en una fase temprana de la vida.
• Otra clave para el diagnóstico en este caso fue la tabla de crecimiento. El perímetro cefálico en percentil 99 contrasta con el percentil 10 de los otros parámetros, y la macrocefalia es a menudo la carta de presentación de la osteopetrosis.
• **¡Ponga atención a las radiografías!**

Lecturas recomendadas

Palagano E, Menale C, Sobacchi C, Villa A. Genetics of osteopetrosis. *Curr Osteoporos Rep*. 2018;16(1):13-25.
Sobacchi C, Schulz A, Coxon FP, Villa A, Helfrich MH. Osteopetrosis: genetics, treatment and new insights into osteoclast function. *Nat Rev Endocrinol*. 2013;9(9):522-536.
Wu CC, Econs MJ, DiMeglio LA, et al. Diagnosis and management of osteopetrosis: consensus guidelines from the Osteopetrosis Working Group. *J Clin Endocrinol Metab*. 2017;102(9):3111-3123.

40

Mal y de malas

Nicole Benzoni, Brian T. Wessman

MOTIVO PRINCIPAL DE CONSULTA

«Lo encontraron en el piso».

ANTECEDENTES DE LA ENFERMEDAD ACTUAL

Joven de 17 años de edad fue llevado por los servicios médicos de emergencia al servicio de urgencias (SU). Se le encontró inconsciente, en el piso de un estacionamiento público; estaba febril e hipóxico al 79%. Presentaba alteración del estado de alerta, pero era capaz de responder ocasionalmente a algunas preguntas sencillas. Experimentaba cierta debilidad al esfuerzo y se quejaba de sentirse cansado y sin aliento, lo que dijo había estado experimentando durante aproximadamente 1 semana.

ANTECEDENTES MÉDICOS

Desconocidos.

Medicación

Ninguna.

Antecedentes familiares/sociales

Refiere consumo de drogas intravenosas (i.v.), como la heroína, el consumo frecuente de marihuana y alcohol, así como el consumo ocasional de tabaco.

EXPLORACIÓN FÍSICA

Sus signos vitales al llegar al SU eran: FC: 112 lpm, FR: 24 rpm, SpO$_2$: 99% (cánula nasal a 2 L), PA: 93/48 mm Hg y T: 36.9 °C. Ahora estaba más alerta y orientado y admitió haberse inyectado recientemente drogas i.v. En la exploración física destacaban algunas marcas de agujas en los brazos y un soplo cerca del vértice cardiaco, pero con adecuada entrada y salida de aire en ambos pulmones, sin aleteo nasal y tenía un abdomen blando, sin cirugías. Los nervios craneales parecían intactos a primera vista, y el paciente movía todas las extremidades sin debilidad o limitación evidente. Poco después de su llegada, tuvo una caída transitoria de la PA, por lo que se decidió obtener un acceso central.

CONSIDERACIONES DIAGNÓSTICAS

- Alteración del estado mental, resuelto
- Hipoxemia
- Fiebre
- Abuso reciente de drogas i.v.
- Lesiones pulmonares cavitarias
- Anemia
- Elevación de las transaminasas
- Cardiomegalia
- Acidosis

Estudios diagnósticos

Los resultados de sus pruebas de laboratorio iniciales informaban una Hb de 4.9 g/dL, acidosis láctica y una ligera elevación de las transaminasas séricas. Aunque se pensó que era un error de laboratorio, la anemia se confirmó al repetir las pruebas, por lo que se transfundieron al paciente dos unidades de concentrado eritrocitario.

Los estudios de imagen incluyeron radiografía de tórax (fig. 40-1), tomografía computarizada de abdomen y ecocardiografía transtorácica (fig. 40-2). Se le empezaron a administrar antibióticos de forma empírica y posteriormente ingresó a la unidad de cuidados intensivos.

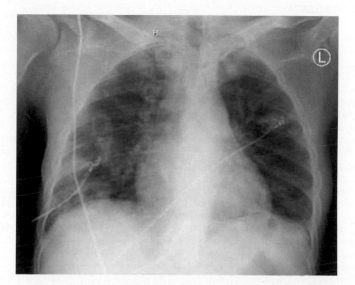

FIGURA 40-1 Radiografía de tórax que muestra múltiples nódulos cavitarios a lo largo de los campos pulmonares bilaterales y una silueta cardiaca agrandada y de forma globular.

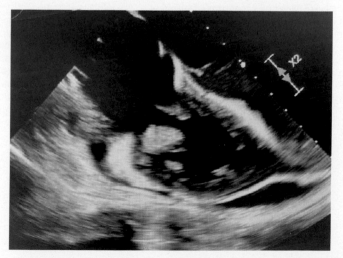

FIGURA 40-2 Imagen representativa de la ecocardiografía transtorácica, enfocada en las estructuras cardiacas del lado derecho. Obsérvese la vegetación globular en la válvula tricúspide y el derrame pericárdico a lo largo de la pared libre del ventrículo derecho.

Resultados

En los hemocultivos creció *Staphylococcus aureus* sensible a la meticilina (SASM) a las 12 h siguientes a su obtención.

Diagnóstico

Endocarditis tricuspídea por SASM, secundaria al uso de drogas i.v.

Puntos de enseñanza

El diagnóstico diferencial de las lesiones cavitarias pulmonares incluye las enfermedades infecciosas (incluyendo la embolia séptica), las enfermedades autoinmunitarias, como la granulomatosis con poliangitis, el cáncer metastásico y quizá algunas causas congénitas inusuales. El curso agudo o subagudo (< 12 semanas) es más probable que tenga un origen infeccioso (bacteriano o micótico), mientras que los procesos crónicos (> 12 semanas) son más indicativos de una neoplasia maligna, una enfermedad autoinmunitaria o una infección más indolente (causada por hongos o micobacterias).

Las causas infecciosas crónicas incluyen *Mycobacterium tuberculosis*, que suele afectar los lóbulos superiores en los pacientes inmunocompetentes. La afectación del lóbulo inferior y los derrames pleurales son más evidentes en los pacientes inmunodeprimidos. Las enfermedades micóticas, como la aspergilosis, pueden invadir cavidades preexistentes en los pulmones. Las enfermedades autoinmunitarias, como la sarcoidosis pulmonar y la granulomatosis con poliangitis, también pueden manifestarse como lesiones cavitarias.

La endocarditis infecciosa (EI) puede producirse del lado derecho o del izquierdo. En los pacientes que no son consumidores de drogas i.v., la afectación del lado izquierdo (válvula mitral) es mucho más frecuente. Estos pacientes suelen estar inmunodeprimidos o tienen dispositivos o catéteres implantados. En todo el mundo, *S. aureus* es la causa más frecuente de todas las EI, aunque suele encontrarse *Staphylococcus epidermidis* coagulasa-negativo en la endocarditis de las válvulas protésicas. Los microorganismos del grupo *HACEK*, que colonizan la bucofaringe y que se asocian tradicionalmente con la endocarditis aguda de válvula nativa (*Haemophilus* spp., *Aggregatibacter* spp., *Cardiobacterium hominis*, *Eikenella corrodens* y *Kingella* spp.), son poco frecuentes pero pueden ser difíciles de cultivar. Por lo tanto, la American Heart Association recomienda la recolección de tres hemocultivos obtenidos con 1 hora de diferencia, para mejorar la sensibilidad y la especificidad en la identificación del organismo. La EI derecha está casi siempre relacionada con el consumo de drogas i.v. y suele ser causada por *S. aureus*.

La fiebre en éste paciente, su consumo de drogas i.v., el soplo y la presentación aguda hacen que la bacteriemia ubicada en el lado derecho del corazón sea la etiología diagnóstica más probable. El estándar para el diagnóstico de endocarditis consiste en los criterios de Duke modificados (tabla 40-1).

Hay que tener en cuenta que la ausencia de fiebre no es razón suficiente para descartar la endocarditis. Se debe estar especialmente atento en el paciente con un nuevo soplo y factores de riesgo para anomalías valvulares. Recuerde que la endocarditis no siempre es infecciosa y puede ser causada por procesos autoinmunitarios o malignos. El lupus eritematoso sistémico tiene una asociación particularmente fuerte con la endocarditis autoinmunitaria, conocida como endocarditis de Libman-Sacks. En estos pacientes, una ecocardiografía transtorácica (ETT) completa puede ser diagnóstica. Si todavía se tiene una fuerte sospecha y la ETT no resulta concluyente, se puede realizar una ecocardiografía transesofágica.

TABLA 40-1 Criterios de Duke modificados		
Requisitos diagnósticos	Criterios principales	Criterios secundarios
Dos mayores **o**	**Hemocultivo compatible con EI** • Microorganismos típicos en dos cultivos separados **o** • Un cultivo con *Coxiella burnetii*	Fenómeno **vascular** (p. ej., lesiones de Janeway, émbolos pulmonares, hemorragia conjuntival)
Una mayor + tres menores **o**	**Evidencia ecográfica de endocarditis** • Masa vegetativa ecogénica **o** • Absceso perivalvular **o** • Nueva dehiscencia de válvula protésica	Fenómeno **inmunitario** (p. ej., nódulos de Osler, glomerulonefritis, manchas de Roth)
Cinco menores		**Factores de riesgo** (p. ej., válvula protésica o consumo de drogas i.v.) **Fiebre** > 38°C **Microbiología:** cultivo(s) de sangre (+) que no cumple(n) los criterios principales

EI: endocarditis infecciosa; i.v.: intravenosas.

Lecturas recomendadas

Baddour LM, Wilson WR, Bayer AS, et al. Infective endocarditis in adults: diagnosis, antimicrobial therapy, and management of complications. A scientific statement for healthcare professionals from the American Heart Association. *Circulation*. 2015;132:1435-1486. doi:10.1161/CIR.000000000000029

Li JS, Sexton DJ, Nathan M, et al. Proposed modifications to the Duke criteria for the diagnosis of infective endocarditis. *Clin Infect Dis*. 2000;30(4):633-638. doi:10.1086/313753

Liesman RM, Pritt BS, Maleszewski JJ, Patel R. Laboratory diagnosis of infective endocarditis. *J Clin Microbiol*. 2017;55(9):2599-2608. doi:10.1128/JCM.00635-17

Parkar AP, Kandiah P. Differential diagnosis of cavitary lung lesions. *J Belg Radiol*. 2016;100(1):100. doi:10.5334/jbr-btr.1202

Toom S, Xu Y. Hemolytic anemia due to native valve subacute endocarditis with Actinomyces israelii infection. *Clin Case Rep*. 2018;6(2):376-379. doi:10.1002/ccr3.1333

41

¡Oíd, los ángeles heráldicos cantan!

Hannah C. B. White

Motivo principal de consulta

Exantema indoloro.

Antecedentes de la enfermedad actual

Joven de 16 años de edad, varón, presenta un exantema en el abdomen que se ha ido diseminado. Lo descubrió hace varias semanas; su apariencia era de una zona ovalada, con borde eritematoso. Las zonas más nuevas son mucho más pequeñas. No hay prurito ni hemorragia. El paciente no ha tenido fiebre, vómito ni diarrea. No está tomando ninguna medicación. Cree que podría ser tiña porque así se lo ha dicho su novia.

Antecedentes médicos

Sano, pero con una dieta vegetariana restringida.

Antecedentes familiares/sociales

No hay gatos ni perros en casa. No ha realizado viajes recientes. Tiene una novia, pero niega tener relaciones sexuales.

Exploración física

Adolescente de complexión delgada con un exantema (fig. 41-1).

Diagnóstico

Pitiriasis rosada.

Puntos de enseñanza

La *pitiriasis rosada* es un exantema idiopático benigno que se resuelve por sí solo en 6-8 semanas. La primera lesión que aparece suele denominarse *placa heráldica*, ya que precede al exantema diseminado por 1 o 2 semanas. Las lesiones más recientes se producen principalmente en el torso y pueden desarrollarse a lo largo de la línea de las costillas, dando la apariencia de un árbol de Navidad en la espalda.

En muchos casos, hay una infección de vías respiratorias superiores que la precede. Algunos pacientes con el exantema presentan prurito. En raras ocasiones, se produce fiebre, cefalea, náusea y cansancio. La causa es desconocida, pero puede deberse a una enfermedad viral o a la reactivación de un virus previo. En algunos informes de casos, se han reportado los herpes virus humanos 6 y 7, pero no de forma universal.

En este caso, la presentación clásica y el reconocimiento de la placa heráldico permitirán al médico que realiza el diagnóstico (¡y a la novia!) evitar pruebas o tratamientos innecesarios para la tiña, la psoriasis, el eccema o incluso la sífilis. El tratamiento es innecesario, aunque los corticoesteroides proporcionan alivio si hay prurito.

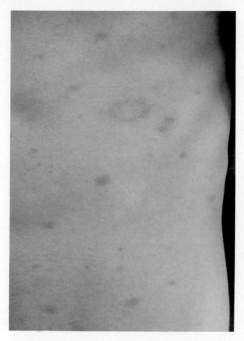

FIGURA 41-1 Pápulas y placas eritematosas, una más grande que las otras, con porción central más clara.

Lecturas recomendadas

Drago F, Ciccarese G, Rebora A, Broccolo F, Parodi A. Pityriasis rosea: a comprehensive classification. *Dermatology.* 2016;232(4):431-437.
Eisman S, Sinclair R. Pityriasis rosea. *Br Med J.* 2015;351:h5233.

42 Sialorrea

Andrew J. White

MOTIVO PRINCIPAL DE CONSULTA

Exantema.

ANTECEDENTES DE LA ENFERMEDAD ACTUAL

Niño de 3 meses de edad es llevado con un exantema que se ha agravado a lo largo de 2 semanas. Inició alrededor de su boca, y su mamá pensó que era una irritación por sialorrea asociada con el uso del chupón (chupete). La lesión comenzó a extenderse, y una disfonía perceptible durante el llanto motivó que su madre lo llevara a un centro de atención urgente, donde se le diagnosticó impétigo y se le empezó a administrar antibiótico oral y mupirocina tópica. Había estado afebril, con buen aspecto de su cavidad bucal, y no presentaba síntomas de infección de las vías respiratorias superiores (IVRS) ni disnea, vómito, diarrea o pérdida de cabello. El exantema no se alivió con la combinación de antibióticos, por lo que acudió al servicio de urgencias.

ANTECEDENTES MÉDICOS

Se ha alimentado adecuadamente con seno materno desde el nacimiento, aunque es pequeño, en el percentil 25 para el peso. No hay exantemas similares en los hermanos.

EXPLORACIÓN FÍSICA

- General: lactante masculino afroamericano, alerta, activo y de aspecto saludable.
- Signos vitales: T: 37.2 °C, FR: 38 rpm, FC: 110 lpm.
- Cabeza: forma normal. Fontanela anterior blanda y plana.
- Piel: distribución capilar normal. Áreas con pérdida de continuidad de la piel y descamación en el cuero cabelludo sobre la región occipital.
- Ojos: pupilas isocóricas y redondas. MEOI.
- Nariz y boca: la nariz y la boca son normales. Aún sin dientes. El paladar está intacto y tiene una forma normal. Las orejas se formaron normalmente.
- Cara: la piel de la cara muestra un exantema alrededor de la boca (fig. 42-1), con una zona denudada rodeada de costras oscuras. También presenta exantemas en las orejas y alrededor de los ojos, así como en la barbilla y la parte superior del cuello.
- Tórax: la forma del tórax es normal.
- Pulmones: los pulmones están limpios.
- CV: en la exploración cardiaca se encontraron frecuencia y ritmo regulares, sin soplos.
- Abdomen: su abdomen es redondeado, blando, sin organomegalias.
- Genitourinario: varón circuncidado con testículos descendidos bilateralmente. Presenta un exantema en la zona del pañal.
- Extremidades: también muestra otro exantema que afecta los codos de ambos brazos y un par de manchas que se extienden en la piel de los dedos. Los miembros inferiores no presentan exantema.
- Neurológico: en la exploración neurológica no se observó ningún signo.

CONSIDERACIONES DIAGNÓSTICAS

- Insuficiencia de zinc.
  - Acrodermatitis enteropática congénita (síndrome de Danbolt-Closs o síndrome de Brandt)
  - Acrodermatitis enteropática adquirida (p. ej., malabsorción por fibrosis quística o enfermedad celíaca) o ingesta insuficiente

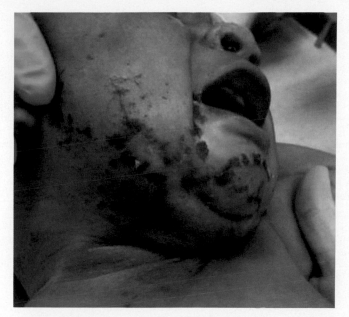

FIGURA 42-1 Epitelio denudado con una serie de costras oscuras en el cuello y la barbilla.

- Insuficiencia de biotina, que también produce el clásico exantema peribucal.
- Síndrome de la piel escaldada; sin embargo, la ausencia de un exantema más diseminado hace que la enfermedad mediada por la toxina estafilocócica sea menos probable.

Estudios diagnósticos

1. Concentración de fosfatasa alcalina (esta enzima dependiente del zinc suele estar baja en la insuficiencia de zinc y se obtiene rápidamente el resultado del laboratorio)
2. Concentración de zinc
3. Concentración de biotina
4. Cloruro en sudor
5. Secuenciación del gen *SLC39A4*

Resultados

1. **La fosfatasa alcalina está baja** (56 U/mL, el rango normal es de 110-320 U/mL).
2. **La concentración de zinc es menor de la esperada (0.16 µg/mL, el rango normal es de 0.6-1.2 µg/mL).**
3. La secuenciación genética está pendiente.

DIAGNÓSTICO

Acrodermatitis enteropática.

Tratamiento/seguimiento

Sulfato de zinc (o gluconato, que suele ser mejor tolerado), a una dosis de 3 mg/kg por día.

PUNTOS DE ENSEÑANZA

La *acrodermatitis enteropática* es el síndrome clínico de la insuficiencia de zinc (exantema, diarrea, alopecia y escaso aumento de peso) causado por defectos en el gen *SLC39A4*, que es autosómico recesivo. No obstante, el término suele aplicarse también a la insuficiencia de zinc en la dieta. Los hallazgos cutáneos tradicionalmente se presentan alrededor de la boca y en la zona perianal, con una distribución acral (de ahí el término), y pueden confundirse con la dermatitis del pañal o el eccema. Las causas dietéticas suelen deberse a síndromes de malabsorción, como la fibrosis quística, e incluso se han señalado en varios casos de enfermedad celíaca. El tratamiento es la suplementación de zinc, que tiene sentido para las formas adquiridas, pero también funciona (por razones poco claras) en la forma congénita. Recordemos que el gen *SLC39A4* codifica una proteína transmembrana que funciona como transportador de zinc y permite la absorción de este oligoelemento desde el tubo digestivo. Sin embargo, está claro que la suplementación de zinc por vía oral es capaz de suplir la función del transportador defectuoso y corregir la insuficiencia. El zinc se absorbe mejor en la leche materna que con los sucedáneos de la leche materna, lo que influye en la edad en la que se presenta la enfermedad (los lactantes alimentados con biberón tienen una presentación más temprana que los alimentados al seno materno). El zinc está presente en las carnes, el biberón con fórmula y los mariscos, pero no en la mayoría de los productos vegetales, lo que ha llevado a estimar que cerca de 2 000 millones de personas sufren insuficiencia de zinc en todo el mundo.

Lecturas recomendadas

Kambe T, Fukue K, Ishida R, Miyazaki S. Overview of inherited zinc deficiency in infants and children. *J Nutr Sci Vitaminol (Tokyo)*. 2015;61:S44-S46.

Kury, Dréno B, Bézieau S, et al. Identification of SLC39A4, a gene involved in acrodermatitis enteropathica. *Nat Genet*. 2002;31:239-240.

Prasad AS. Zinc deficiency has been known for 40 years but ignored by global health organizations. *BMJ*. 2003;326(7386):409-410.

43

Salió de la pared

Andrew J. White

MOTIVO PRINCIPAL DE CONSULTA

Exantema en el pie.

ANTECEDENTES DE LA ENFERMEDAD ACTUAL

Niña de 13 años de edad presenta un exantema en los pies (fig. 43-1) que parece desencadenarse con la actividad física. Comenzó hace 6 meses y se ha presentado de forma intermitente, una o dos veces al mes, con una duración de 2-3 días. Cuando se produce, se ubica en los pies, las plantas, las palmas de las manos y, a veces, sobre las rodillas. Suele ser rojo, plano y doloroso, pero no al tacto. Responde bien al ibuprofeno y se resuelve sin dejar cicatrices. A veces algunos de sus dedos se ponen morados. Hoy ha tenido fiebre.

Durante estos episodios, no suele tener cansancio, fiebre, úlceras bucales, mialgias o cambios en la frecuencia y volumen de su micción y sus deposiciones. Recientemente ha tenido algunos dolores en la cadera y en la pantorrilla, que cree pueden ser contracturas musculares causadas por jugar en un equipo de fútbol. Hoy está cansada, pero porque anoche no durmió bien. Niega haber presentado cefaleas o alteraciones visuales. No toma ningún medicamento y no ha tenido ningún otro cambio en su salud recientemente. No ha viajado.

ANTECEDENTES MÉDICOS

Sin hospitalizaciones ni cirugías previas.

Medicación

Ninguna.

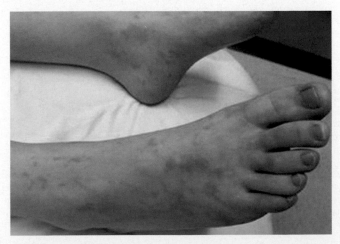

FIGURA 43-1 Exantema macular eritematoso, que en su mayor parte palidece a la presión.

Antecedentes familiares/sociales

Factor hereditario: no hay enfermedades autoinmunitarias como lupus eritematoso sistémico (LES), artritis reumatoide, enfermedad inflamatoria intestinal o psoriasis.
Entorno familiar: no consume drogas o alcohol ni tiene una vida sexual activa.

EXPLORACIÓN FÍSICA

- Signos vitales: T: 37 °C, FC: 90 lpm, FR: 20 rpm, PA: 114/62 mm Hg, SpO_2: 97%.
- General: parece cansada.
- Piel: sobre el dorso de los pies, hay un exantema maculoso eritematoso, que en su mayor parte palidece a la presión, con máculas más pequeñas sobre las plantas que se extienden proximalmente sobre las espinillas. También está presente en menor cantidad en las rodillas y las palmas de las manos. No es doloroso al tacto.
- CONGO: los ojos están anictéricos y sin enrojecimiento. PIRL, MEOI. No hay secreción nasal activa. La mucosa bucal está húmeda, sin úlceras, hipertrofia amigdalina, eritema o exudados.
- Cuello: flexible y sin linfadenopatías.
- Pulmones: respira sin esfuerzo, los pulmones están limpios.
- CV: frecuencia y ritmo regulares; R_1 y R_2 normales y sin soplos, frémito o ritmo de galope. Pulsos periféricos 2+, simétricos.
- Abdomen: blando, sin distensión ni dolor a la palpación. No hay hepatoesplenomegalia.
- Espalda: columna vertebral recta, sin lesiones.
- Extremidades: todas las articulaciones tienen un rango de movimiento completo, sin derrame ni calor. Fuerza equivalente y simétrica.
- Neurológico: alerta y orientada con habla normal, nervios craneales simétricos. Fuerza muscular equivalente y adecuada.

CONSIDERACIONES DIAGNÓSTICAS

El equipo en Admisión escribió lo siguiente: «Lo más probable es que se trate de una panarteritis nudosa cutánea o de otra vasculitis microvascular, como una vasculitis leucocitoclástica. Un síndrome de anticuerpos antifosfolípidos también es una posibilidad. Otras causas podrían ser el lupus, una enfermedad inflamatoria intestinal o una crioglobulinemia, esta última posiblemente desencadenada por una infección, pero esto es menos probable dada la evolución de casi 6 meses».

Estudios diagnósticos

1. Valorar un posible LES: anticuerpos antinucleares (ANA, *anti-nuclear antibodies*), C3 y C4, análisis de orina y cociente proteína/creatinina en orina.
2. Descartar o confirmar otras vasculitis: anticuerpos contra el citoplasma de los neutrófilos (ANCA, *anti-neutrophil cytoplasmic antibodies*), crioglobulinemia.
3. Pruebas de hepatitis aguda, anticuerpos antifosfolípidos.
4. Biopsia de piel.

Resultados

Resultados de las pruebas de laboratorio:

- Leucocitos: 9.7 > Hb 11.6 g/dL < plaquetas 250 000.
- Tiempo de protrombina/tiempo de tromboplastina parcial: normal.
- AST: 164 U/L, ALT: 89 U/L.
- VSG: 28 mm/h.
- CRP: 147 mg/L.
- ANA: negativo.
- **Resultado de la biopsia de piel**: «congestión vascular con púrpura y necrosis focal de las glándulas ecrinas». Estos hallazgos sugieren una **isquemia**, probablemente secundaria a un proceso vasculopático subyacente. Sin embargo, no hay evidencia definitiva de trombo u otra oclusión en estas secciones».

Curso clínico

Desarrolló fiebre durante su hospitalización. Esta, junto con los hallazgos isquémicos en la biopsia de piel, sugirieron una enfermedad tromboembólica, por lo que realizó una ecocardiografía. Esta

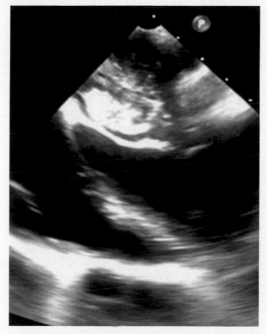

FIGURA 43-2 Ecocardiograma en el que se observa un tumor que ocupa la aurícula izquierda.

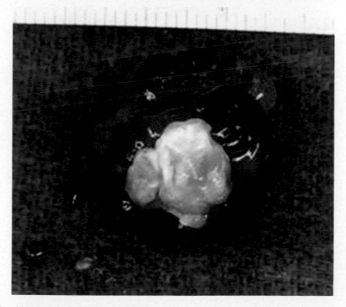

FIGURA 43-3 Masa extirpada de 3 × 3 cm.

reveló un gran tumor heterogéneo que casi llenaba toda la aurícula izquierda (*véase* el objeto brillante en la fig. 43-2), lo que sugiere un mixoma auricular. La paciente fue llevada al quirófano y la masa de 3 × 3 cm (fig. 43-3) se envió a patología.

DIAGNÓSTICO

Mixoma auricular.

PUNTOS DE ENSEÑANZA

Los mixomas auriculares son el tipo más frecuente de tumor cardiaco y son benignos (no cancerosos), pero pueden tener consecuencias graves, como un ictus (accidente cerebrovascular) embólico. Derivan de células mesenquimatosas y surgen de la pared del tabique, pero son friables y pueden desprenderse.

La mayoría (75%) se producen en la aurícula izquierda y son más usuales en las mujeres. El 10% de los mixomas auriculares son familiares y forman parte del complejo de Carney, un trastorno autosómico dominante caracterizado por mixomas cutáneos, schwannomas, hiperpigmentación, lentigos múltiples e hiperactividad endocrina. La mayoría de los casos del complejo de Carney se deben a mutaciones en *PRKAR1A*, un gen supresor de tumores en el cromosoma 17, que codifica la subunidad reguladora de tipo 1A de la proteína cinasa A. El tratamiento consiste en la resección quirúrgica, pero hay una tasa de recurrencia del 3%.

Los mixomas auriculares deben estar en el diagnóstico diferencial de cualquier **fiebre de origen desconocido**, ya que a menudo secretan citocinas inflamatorias, como la interleucina 6. No está claro si los síntomas de la paciente se debieron únicamente al fenómeno embólico o a una vasculopatía secundaria al tumor secretor de citocinas, o a ambos.

Lecturas recomendadas

Bernatchez J, Gaudreault V, Vincent G, Rheaume P. Left atrial myxoma presenting as an embolic shower: a case report and review of literature. *Ann Vasc Surg*. 2018;53:266.
Schiele S, Maurer SJ, Pujol Salvador C, et al. Left atrial myxoma. *Circ Cardiovasc Imaging*. 2019;12(3).
Yi SY, Han MJ, Kong YH, Joo CU, Kim SJ. Acute blindness as a presenting sign of left atrial myxoma in a pediatric patient: a case report and literature review. *Medicine (Baltimore)*. 2019;98(38):e17250.

44

¡Ratas!

Andrew J. White

MOTIVO PRINCIPAL DE CONSULTA

Vómito, diarrea y exantema de nueva aparición.

ANTECEDENTES DE LA ENFERMEDAD ACTUAL

Niña de 8 años de edad fue referida de otro hospital tras 5 días de vómito y diarrea. Fue tratada con ibuprofeno para la fiebre de 38.3 °C que presentó el segundo día de la enfermedad, y luego se le administró prometazina durante 2 días para el vómito continuo. Desarrolló un exantema y presentó problemas para la marcha. Su apetito mejoró un poco, pero el día antes del traslado su exantema se agravó y se volvió doloroso, y desarrolló artralgias e inflamación de las articulaciones metacarpofalángicas (MCF) e interfalángicas proximales (IFP). Muestra ictericia y su diuresis disminuyó.

Resultados de las pruebas de laboratorio: BUN: 115 mg/dL, CR: 2.4 mg/dL, plaquetas: 22 000, AST: 188 U/L, ALT: 65 U/L y bilirrubina total: 9.2 mg/dL.

Se le administró un bolo de solución salina al 0.9% y se le comenzó a administrar líquido intravenoso de mantenimiento previo a su traslado.

ANTECEDENTES MÉDICOS

Hospitalización a los 6 años de edad por neumonía. Sin cirugías.

Antecedentes familiares/sociales

El padre tiene hipertensión e hiperlipidemia. Tiene perros, gatos, hurones, ratas, conejos y hámsteres, pero ninguno la ha mordido o arañado. Sin antecedentes de viajes recientes, picaduras de garrapata ni nado en lagos o ríos.

EXPLORACIÓN FÍSICA

- T: 38.4 °C, FC: 124 lpm, FR: 32 rpm, PA: 80/40 mm Hg; SpO_2: 92% en el aire ambiente.
- Peso: 23.7 kg (percentil 30); estatura: 133 cm (percentil 80).
- Generales: se ve incómoda, no le gusta que la muevan o la toquen.
- Piel: ictericia, petequias en los pies (fig. 44-1) y en las manos, púrpura en los talones, así como un tenue exantema macular eritematoso sobre los miembros inferiores.
- CONGO: cabeza normocefálica, atraumática, conjuntivas claras, sin secreciones. Ictericia escleral, inyección conjuntival. No hay secreción ni aleteo nasal. Labios agrietados y sangrantes, por lo demás mucosas húmedas. Faringe posterior normal, sin lesiones bucales ni hipertrofia amigdalina. Membranas timpánicas sin eritema, abultamiento, perforación ni derrame.
- Cuello: flexible, sin linfadenopatía.
- Pulmones: los pulmones están limpios y no hay uso de músculos accesorios ni retracciones.
- CV: frecuencia y ritmo regulares; sin soplos, frémito o ritmo de galope; R_1 y R_2 normales. Pulsos distales 2+.
- Abdomen: blando, sin dolor ni distensión, sin hepatoesplenomegalia ni tumores, ruidos intestinales normoactivos.
- Columna vertebral recta y sin deformidades.
- No hay acropaquias ni cianosis. Se observa edema en la mano, en los dedos de las manos (articulaciones IFP y MCF) y en los dedos de los pies.
- Artritis de las articulaciones de los dedos.

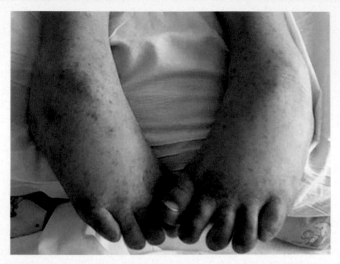

FIGURA 44-1   Petequias en los pies.

• Neurológico: despierta, alerta, responde adecuadamente a las preguntas. Nervios craneales intactos, sin deficiencias motores o sensitivas.

CONSIDERACIONES DIAGNÓSTICAS

• Púrpura fulminante, secundaria a meningococo
• Fiebre manchada de las Montañas Rocosas (FMMR)
• Leptospirosis
• Erliquiosis
• Púrpura de Henoch-Schönlein
• Fiebre por mordedura de rata

Estudios diagnósticos

• BHC: 8.1 > 11.9/34 < 22, 63s, 22b, 5L, 10M.
• QS: Na: 128, K: 3.1, Cl: 93, CO_2: 20, Glu: 174, BUN: 115, CR: 2.4, Ca: 8.2, proteínas totales: 6.4, albúmina: 2.6, bilirrubina total: 9.2, fosfatasa alcalina: 244, AST: 188, ALT: 65.
• Bilirrubina total: 9.6, directa: 8.2, indirecta: 1.4.
• Tiempo de protrombina: 9.3, cociente internacional normalizado (INR): 0.89, tiempo de tromboplastina: 32.
• Dímero D: 3.05, fibrinógeno: 625.
• VSG: 46, LDH: 403, CRP: 18.1.
• Haptoglobina: 104.
• Lipasa: 669, bilirrubina total: 7.0, bilirrubina directa: 5.9, γ-glutamil-transferasa: 84, complemento 3 (C3): 70.2, plaquetas: 26 000, BUN: 84, CR: 1.4.
• Ecografía abdominal: hígado, riñones y vejiga de aspecto normal; se puede visualizar el páncreas. Esplenomegalia.

Curso clínico

La punción lumbar realizada el día del ingreso no mostró evidencia de meningitis viral o bacteriana. Se le administraron empíricamente antibióticos intravenosos (vancomicina HD 1-3, ceftriaxona HD 1-6) y luego se cambió a doxiciclina oral durante un curso de 14 días. Los hemocultivos fueron negativos. Los resultados de las pruebas de laboratorio para la erliquiosis, la leptospirosis y la FMMR también fueron negativos. Se pensó en la babesiosis, pero el área de enfermedades infecciosas consideró que el diagnóstico más probable era **fiebre por mordedura de rata**. Fue tratada con un curso de 2 semanas de doxiciclina.

Diagnóstico al alta: fiebre por mordedura de rata. En la cita de seguimiento 1 mes después, las nuevas pruebas de FMMR mostraron títulos de anticuerpos positivos.

Diagnóstico

Diagnóstico final: FMMR.

Puntos de enseñanza

En los Estados Unidos, la fiebre por mordedura de rata es causada en la mayoría de los casos por *Streptobacillus moniliformis*. Este microorganismo forma parte de la microbiota bucal normal de las ratas y se excreta en su orina, pero también se transmite por contacto o ingesta de leche o alimentos contaminados por ardillas, ratones, jerbos, gatos y comadrejas. El contacto no es necesariamente una mordedura *per se*, y puede producirse al cambiar al animal de jaula o cuando los animales lamen heridas en la piel de su cuidador (un hábito que la rata tenía, de acuerdo a lo que declaró la paciente). La mayoría de los animales están colonizados, por lo que está justificado aumentar las precauciones y usar guantes y una buena higiene al cambiar al animal de jaula, sobre todo en los niños, que se rascan la piel con frecuencia.

La enfermedad consiste en el inicio brusco de fiebre, escalofríos, exantema, principalmente en las extremidades (incluyendo palmas y plantas), mialgia, vómito, cefalea y adenopatías. La enfermedad puede evolucionar a poliartritis migratoria o artralgias, y las complicaciones incluyen enfermedad recidivante, neumonía, formación de abscesos, artritis séptica, miocarditis, endocarditis o meningitis.

El agente causal puede aislarse de la sangre, de las lesiones donde su produjo la mordedura, de aspiraciones de los abscesos o del líquido articular. También se debe realizar la tinción de Giemsa o Wright en las muestras de sangre. Los cultivos deben mantenerse hasta 3 semanas, ya que el microorganismo puede tardar en crecer. El diagnóstico microbiológico es difícil, sobre todo si se tiene en cuenta la coincidencia de la sintomatología con otras enfermedades transmitidas por animales y garrapatas, así como su naturaleza de difícil cultivo. De ahí que no resulte extraño que el diagnóstico se cambiara en esta ocasión por FMMR.

La penicilina G durante 7-10 días es el fármaco de elección para la fiebre por mordedura de rata, pero se puede utilizar ampicilina, cefuroxima, cefotaxima o doxiciclina. La doxiciclina puede ser especialmente útil, como se ha constatado en este caso, cuando se tiene sospecha de una posible enfermedad transmitida por garrapatas. Sin tratamiento, la infección suele resolverse por sí sola, aunque puede tardar 1 año en hacerlo. El pronóstico generalmente es favorable, aunque las artralgias pueden persistir durante varios meses.

La FMMR es una enfermedad diseminada causada por *Rickettsia rickettsii* y transmitida por garrapatas del género *Dermacentor*. Se ha notificado en casi todos los estados de los Estados Unidos (excepto Hawái, Alaska y Maine), pero en cinco estados (Carolina del Norte, Oklahoma, Arkansas, Tennessee y Misuri) se producen más del 60% de los casos. En consecuencia, el término *Montañas Rocosas* podría desorientar al diagnosticador. En los últimos años, la incidencia ha sido de entre 2 y 8 casos por millón (unos 2 000 casos al año en los Estados Unidos). Los síntomas iniciales incluyen fiebre, cefaleas y mialgias. Posteriormente se presenta exantema, el cual puede ser petequial y a veces doloroso, artralgias y conjuntivitis. En algunos casos, nunca se desarrolla el exantema, lo que confunde aún más el diagnóstico. Antes del uso rutinario de los antibióticos, casi el 30% de los casos eran mortales. El tratamiento temprano es esencial, y el reconocimiento de los síntomas inespecíficos es difícil, sobre todo sin una picadura de garrapata evidente.

Lecturas recomendadas

Giorgiutti S, Lefebvre N. Rat bite fever. *N Engl J Med*. 2019;381(18):1762.
Woods CR. Rocky Mountain spotted fever in children. *Pediatr Clin North Am*. 2013;60(2):455-470.

Sandalias

45

Andrew J. White

Motivo principal de consulta

«Dedos de los pies con cambio de coloración y adoloridos».

Antecedentes de la enfermedad actual

Niña de 12 años de edad presenta dolor en los dedos de los pies, el cual comenzó hace 1 o 2 meses. Pensó que podría tratarse de una infección micótica. No se inició ningún tratamiento, pero acudió a un podólogo que le puso una crema desconocida; sin embargo, no hubo mejoría. Al principio se vieron afectados el primer y el segundo dedos del pie, pero luego hubo afectación de los 10 dedos; el quinto dedo del pie izquierdo es el más adolorido. El dolor es de 5/10 en el peor de los casos, y suele precipitarse al usar zapatos ajustados. De hecho, el día de su consulta a la clínica, a pesar de ser un día frío de invierno, estaba usando sandalias. Los dedos de las manos y las orejas no están afectados. No recuerda ningún traumatismo ni exposición a animales antes del inicio de los síntomas. No ha tenido fiebre, dolor articular, úlceras en la boca, alopecia, pérdida de peso o inflamación.

Antecedentes médicos

- Cataratas congénitas
- Alergias estacionales
- Neumonía, a la edad de 6 años

Medicación

- Loratadina

Antecedentes familiares/sociales

Vive con sus padres y su hermana. Está en primer grado de secundaria. Disfruta de participar en el club de ajedrez y toca música. Ningún miembro de la familia tiene artritis reumatoide, lupus o fenómeno de Raynaud.

Exploración física

- General: preadolescente delgada, con buen aspecto.
- Piel: no tiene úlceras bucales ni tensión en la piel alrededor de la boca.
- CV: frecuencia y ritmo cardiacos normales, sin soplo, pulsos radiales 2+.
- Pulmones: limpios.
- Abdomen: blando, sin distensión ni dolor, ruidos intestinales normoactivos, sin hepatoesplenomegalia.
- Extremidades: quinto dedo del pie izquierdo eritematoso, ligeramente inflamado y sensible a la palpación (fig. 45-1). Palidece a la presión, llenado capilar en 2-3 s. Los dedos de los pies se sienten fríos al tacto. Primer y segundo dedos del pie izquierdo eritematosos en el segmento distal. Primer y segundo dedos del pie derecho eritematosos y con dolor. La piel de los dedos de los pies está seca y agrietada en algunas partes.
- Neurológico: reflejos 2+, simétricos.

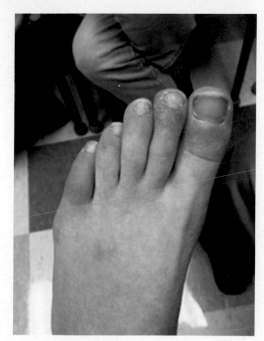

FIGURA 45-1   Pie izquierdo de la paciente.

CONSIDERACIONES DIAGNÓSTICAS

* Fenómeno de Raynaud
* Acrocianosis
* Congelación

DIAGNÓSTICO

Eritema pernio.

PUNTOS DE ENSEÑANZA

El *eritema pernio*, también conocido como *sabañón*, es una forma más leve de congelación que se presenta con lesiones inflamatorias originadas por la exposición aguda o repetida al frío húmedo, pero por encima del punto de congelación. La lesión por congelación, por su parte, suele ser el resultado de la exposición a temperaturas bajo cero. Las lesiones son edematosas, rojizas o púrpuras y a menudo son muy dolorosas, pudiendo producir prurito o ardor. Es más frecuente entre mujeres jóvenes, pero ambos sexos y todos los rangos de edad pueden verse afectados. Se distingue de otras lesiones ocasionadas por el frío no congelante, como la precongelación o escarchamiento (parestesias inducidas por el frío que mejoran al recalentarse) y el pie de trinchera (exposición prolongada al frío y a la humedad que provoca ampollas y otros daños en los tejidos, los cuales se agravan con el uso de botas ajustadas y que se observaron con frecuencia durante la Primera Guerra Mundial), y que son distintas del fenómeno de Raynaud y de la acrocianosis. El tratamiento consiste en abrigarse bien. Las lesiones suelen resolverse en 2-4 semanas, sin daños permanentes.

Lecturas recomendadas

Guly HR. Frostbite and other cold injuries in the heroic age of Antarctic exploration. *Wilderness Environ Med*. 2012;23(4):365-370. doi:10.1016/j.wem.2012.05.006
Larkins N, Murray KJ. Major cluster of chilblain cases in a cold dry Western Australian winter. *J Paediatr Child Health*. 2013;49(2):144-147.

Padeh S, Gerstein M, Greenberger S, Berkun Y. Chronic chilblains: the clinical presentation and disease course in a large paediatric series. *Clin Exp Rheumatol*. 2013;31:463-468.

Simon TD, Soep JB, Hollister JR. Pernio in pediatrics. *Pediatrics*. 2005;116(3):e472.

Sugiura K, Takeichi T, Kono M, et al. Severe chilblain lupus is associated with heterozygous missense mutations of catalytic amino acids or their adjacent mutations in the exonuclease domains of 3'-repair exonuclease 1. *J Invest Dermatol*. 2012;132(12):2855-2857. doi: 10.1038/jid.2012.210

46

Te dije que me dolía

Andrew J. White

MOTIVO PRINCIPAL DE CONSULTA

Cefalea.

ANTECEDENTES DE LA ENFERMEDAD ACTUAL

Niña de 7 años de edad que empezó a quejarse de cefalea hace 2 días. El dolor era en la zona frontal. Había tomado algo de paracetamol, sin mucho alivio. El día de la presentación fue a la escuela y su maestra notó una gran protuberancia en el cuero cabelludo. Su madre no había notado la inflamación hasta ese día. No había ningún traumatismo conocido; había jugado «policías y ladrones» hace 3 días, pero no sufrió ninguna lesión en la cabeza. Su madre estuvo con ella los 2 días siguientes, vieron películas y estuvieron bastante inactivas. Su cabello había sido trenzado 1 semana antes de la presentación. No tenía ningún síntoma general, no le aparecían hematomas con facilidad, ni sangraba por las encías o por la nariz y no tenía ningún exantema.

EXPLORACIÓN FÍSICA

Había una zona esponjosa y protuberante de 10×10 cm^2 de ancho en su cuero cabelludo frontoparietal derecho. Tenía algunas equimosis en la zona de la tibia anterior, pero no tenía petequias ni equimosis en otras partes. Su examen neurológico era normal.

CONSIDERACIONES DIAGNÓSTICAS

- Celulitis
- Querión, una infección micótica del cuero cabelludo
- Traumatismo no reconocido
- Tumor (primario o metastásico)

Estudios diagnósticos

- Pruebas de laboratorio: Hb: 10 g/dL, plaquetas: 281000; tiempo de protrombina, tiempo de tromboplastina parcial e INR: normales.
- Se obtuvo una tomografía computarizada (TC) de la cabeza (fig. 46-1), con el siguiente resultado: «En las imágenes de la TC craneal sin contraste se observa un gran hematoma subgaleal derecho (*flecha blanca*). No hay fractura de cráneo subyacente».

DIAGNÓSTICO

Hemorragia subgaleal, secundaria al trenzado del cabello.

PUNTOS DE ENSEÑANZA

El cuero cabelludo está compuesto por cinco capas: piel, tejido conjuntivo, galea aponeurótica, tejido areolar suelto y periostio. Los líquidos que llegan a aparecer entre las distintas capas son representativos de diferentes diagnósticos. El tumor del parto consiste en edema transitorio y una acumulación de líquido serosanguíneo por encima de la galea aponeurótica. El cefalohematoma es

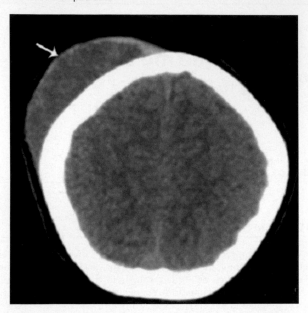

FIGURA 46-1 En esta imagen de la tomografía computarizada, la *flecha* indica el hematoma subgaleal.

una hemorragia por debajo del periostio. La hemorragia subgaleal consiste, por su parte, en una hemorragia en el tejido areolar suelto. A diferencia del cefalohematoma, la hemorragia subgaleal puede atravesar las líneas de sutura.

La hemorragia subgaleal que se produce después del periodo neonatal suele estar asociada con una fuerza tangencial o radial aplicada al cuero cabelludo, en la que se rompen las venas que cruzan el espacio subgaleal. Una revisión de la hemorragia subgaleal sugiere que los niños que tienen un espacio subgaleal más vascularizado, con un cuero cabelludo más delgado, podrían tener una mayor predisposición a la hemorragia. En este estudio, describieron la hemorragia subgaleal en una variedad de pacientes de entre 2 meses y 52 años de edad. De estas hemorragias, el 80% se localizaron en el cuero cabelludo frontal o parietal, y el 93% de los casos se produjeron en niños menores de 10 años. El 51% tenían fractura de cráneo asociada, y había preocupación por una posible diátesis hemorrágica en el 0.05% de los casos.

Existen informes de casos de hemorragias subgaleales por traumatismos menores. La hemorragia puede producirse inmediatamente o retrasarse hasta 14 días después del acontecimiento desencadenante. El inicio suele ser insidioso, se desarrolla a lo largo de varios días y suele venir acompañado de cefalea.

El tratamiento consiste en la vigilancia. Las complicaciones pueden incluir calcificación o extensión a la órbita, la cual puede tratarse con un drenaje quirúrgico. La consideración de realizar pruebas de laboratorio para detectar posibles defectos en la coagulación o la medición seriada de la Hb depende del escenario clínico específico. También se pueden hacer radiografías para descartar la fractura de cráneo.

Lecturas recomendadas

Adeloye A, Odeku EL. Subgaleal hematoma in head injuries. *Int Surg*. 1975;60(5):263-265.
Vu T, Guerrera M, Hamburger EK, Klein BL. Subgaleal hematoma from hair braiding: case report and literature review. *Pediatr Emerg Care*. 2004;20(12):821-823.

47

Algo moteado

William B. Orr, Susan J. Bayliss, Jennifer A. Wambach

MOTIVO PRINCIPAL DE CONSULTA

Perfusión deficiente.

ANTECEDENTES DE LA ENFERMEDAD ACTUAL

Niña prematura tardía que nació a las 35 semanas estimadas de gestación, de una madre sana de 26 años de edad, G3P2, con pruebas prenatales normales de rubéola, sífilis, hepatitis B y virus de la inmunodeficiencia humana. El embarazo presentó complicaciones, con restricción del crecimiento intrauterino y un parto prematuro que se adelantó 3 semanas, para lo cual se administró a la madre betametasona y nifedipino.

La niña nació por cesárea debido a que en la vigilancia prenatal así se consideró prudente. Lloró al nacer, fue vigorosa y recibió los cuidados neonatales habituales. Las puntuaciones de Apgar fueron de 8 y 9. Al nacer, se descubrió que tenía un exantema reticulado difuso, de un púrpura intenso que no palidece a la presión, con manchas violáceas en las extremidades, el abdomen y la espalda, que eran más prominentes en el brazo y la pierna izquierdos, sin áreas de ulceración (fig. 47-1).

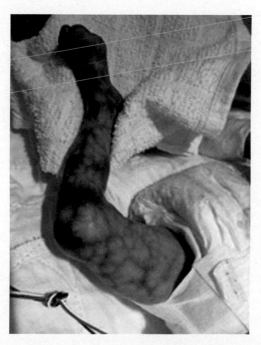

FIGURA 47-1 El miembro inferior izquierdo muestra un exantema reticulado difuso, de color púrpura oscuro, que no palidece a la presión.

Antecedentes médicos

Ninguno.

Antecedentes familiares/sociales

Se encontraron antecedentes familiares positivos de cataratas congénitas.

Exploración física

No se identificaron otras anomalías en la exploración física. Fue ingresada en la unidad de cuidados intensivos neonatales.

Consideraciones diagnósticas

Los médicos de la sala de partos estaban desconcertados y no tenían ninguna explicación plausible.

Resultados

Sus estudios de laboratorio se encontraban dentro de los límites normales, incluyendo el recuento de leucocitos, la Hb, el tiempo de protrombina, el tiempo de tromboplastina parcial y el INR. El hemocultivo fue negativo. No se realizó una biopsia. No se administraron antibióticos a la paciente, ya que los factores de riesgo de sepsis eran mínimos. La ecocardiografía, la ecografía abdominal y los exámenes oftalmológicos fueron normales.

Diagnóstico

Se consultó a dermatología pediátrica, que reconoció y diagnosticó de inmediato: piel marmórea telangiectásica congénita (PMTC).

Tratamiento/seguimiento

Como tratamiento se aplicó petrolato de forma difusa en las zonas de piel seca para ayudar a reducir el riesgo de ulceración.

Puntos de enseñanza

La PMTC fue descrita por primera vez por Cato van Lohuizen en 1922, en un niño con hallazgos cutáneos que incluían livedo reticular, telangiectasias y ulceración superficial. Es un trastorno cutáneo congénito, inusual y de poca prevalencia, con piel marmórea, telangiectasia y flebectasia persistentes. A menudo se acompaña de atrofia cutánea y, en pocas ocasiones, de ulceración. Aunque lo más habitual es que se presente al nacer, la PMTC también se ha diagnosticado durante la infancia, entre los 3 meses y los 2 años de edad. Hay un ligero predominio femenino y se ha identificado entre individuos de diversos orígenes étnicos. Los miembros inferiores son los más afectados, seguidos por el tronco, los miembros superiores y, ocasionalmente, la cara. Aunque la mayoría de los casos son unilaterales (67%), hay informes de lesiones bilaterales e incluso generalizadas. La PMTC suele asociarse con hipotrofia de la extremidad afectada (en muy pocas ocasiones se observa hipertrofia). Otras anomalías asociadas son el glaucoma congénito (hasta el 10% de los pacientes con afectación facial), el desprendimiento de retina, la macrocefalia, la sindactilia, la displasia de cadera, el pie equinovaro, el paladar ojival, la tendinitis estenosante, la aplasia cutánea congénita, el hipospadias, el lipoma, la enfermedad renal multiquística y el síndrome de Kartagener. También se han notificado deficiencias neurológicas, convulsiones y retrasos en el desarrollo en ~10% de los individuos afectados. La PMTC puede observarse en el síndrome de Adams-Oliver, el cual incluye aplasia cutánea congénita y defectos de las extremidades. Se recomienda explorar a los pacientes con PMTC para detectar anomalías asociadas, incluyendo valoraciones oftalmológicas, cardiacas y ortopédicas.

En la histología del tejido afectado se observan células endoteliales inflamadas, dilatación anómala y congestión de los capilares en la dermis papilar, proliferación de conductos vasculares en la dermis reticular, venas dilatadas y lagos venosos. El diagnóstico únicamente puede realizarse con la exploración clínica y no requiere de biopsia de piel. El pronóstico suele ser favorable, con la reducción del eritema durante los 2 primeros años de vida, siempre y cuando se mantengan cuidados dermatológicos de apoyo, como aplicar petrolato y prevenir la ulceración de la piel o la infección. Sin embargo, suele haber un patrón persistente en forma de red en la piel. Se ha probado la terapia con láser con resultados variables.

La etiología y la patogenia de la PMTC siguen siendo desconocidas. Las causas propuestas incluyen un desarrollo deficiente de los vasos mesodérmicos en la embriogénesis temprana, la disfunción neuronal periférica o el mosaicismo somático que da lugar a una mutación genética letal. La atrofia localizada y la ulceración pueden ser consecuencia de la oclusión vascular. La mayoría de los casos son esporádicos, pero se han registrado casos familiares. Recientemente, un niño con PMTC (livedo reticular difuso en el tronco y las extremidades, manchas rojizas oscuras y telangiectasias en la cara), glaucoma bilateral, rasgos faciales dismórficos, atrofia cerebral generalizada, angiomatosis pial, convulsiones, retrasos en el desarrollo motor y del habla, hepatomegalia e hipospadias fue identificado con la secuenciación del exoma completo como homocigoto para una variante interruptora en *ARL6IP6*.

Lecturas recomendadas

Abumansour IS, Hijazi H, Alazmi A, et al. ARL6IP6, a susceptibility locus for ischemic stroke, is mutated in a patient with syndromic cutis marmorata telangiectatica congenita. *Hum Genet*. 2015;134(8):815-822.

Amitai DB, Fichman S, Merlob P, Morad Y, Lapidoth M, Metzker A. Cutis marmorata telangiectatica congenita: clinical findings in 85 patients. *Pediatr Dermatol*. 2000;17(2):100-104.

Bui T, Corap A, Bygum A. Cutis marmorata telangiectatica congenita: a literature review. *Orphanet J Rare Dis*. 2019;14(1):283.

De Maio C, Pomero G, Delogu A, Briatore E, Bertero M, Gancia P. Cutis marmorata telangiectatica congenita in a preterm female newborn: case report and review of the literature. *Pediatr Med Chir*. 2014;36(4):90.

del Boz Gonzalez J, Serrano Martin MM, Vera Casano A. Cutis marmorata telangiectatica congenita. Review of 33 cases. *An Pediatr (Barc)*. 2008;69(6):557-564.

Fayol L, Garcia P, Denis D, Philip N, Simeoni U. Adams-Oliver syndrome associated with cutis marmorata telangiectatica congenita and congenital cataract: a case report. *Am J Perinatol*. 2006;23(3):197-200.

Happle R. Mosaicism in human skin. Understanding the patterns and mechanisms. *Arch Dermatol*. 1993;129(11):1460-1470.

Kienast AK, Hoeger PH. Cutis marmorata telangiectatica congenita: a prospective study of 27 cases and review of the literature with proposal of diagnostic criteria. *Clin Exp Dermatol*. 2009;34(3):319-323.

Picascia DD, Esterly NB. Cutis marmorata telangiectatica congenita: report of 22 cases. *J Am Acad Dermatol*. 1989;20(6):1098-1104.

Van Lohuizen C. Uber eine seltene angeborene Hautanomalie (cutis marmorata telangiectatica congenita). *Acta Derm Venereol*. 1922;3:202-211.

48

Tictac

Alexa Altman Doss

MOTIVO PRINCIPAL DE CONSULTA

«Mis piernas no me respondieron».

ANTECEDENTES DE LA ENFERMEDAD ACTUAL

Niño de 11 años de edad es llevado a consulta con su médico de atención primaria después de presentar dos episodios en la última semana en los que no le respondieron las piernas. Siente que no puede controlar sus piernas durante estos episodios. Estaba despierto y recuerda todo el acontecimiento.

La madre ha observado que ha estado más irritable en las últimas semanas y que ha vuelto a dormir la siesta después del colegio. También refiere que ayer, mientras veía la televisión, su boca se mantenía abierta y se le colgaba un poco la mandíbula. El paciente dijo que no tenía mucho control sobre su mandíbula en ese momento, pero esto se resolvió después de tomar una siesta.

Hace 2 meses tuvo una infección febril de las vías respiratorias superiores que se extendió fácilmente por toda la familia.

ANTECEDENTES MÉDICOS

- Asma leve persistente, controlada con inhalaciones de fluticasona, dos veces al día.
- Obesidad, índice de masa corporal mayor del percentil 95.

Antecedentes familiares/sociales

Padre con apnea obstructiva del sueño. Hermana con asma moderada persistente. Vive con su madre, su padre y una hermana menor. Asiste a la escuela y está en sexto grado.

EXPLORACIÓN FÍSICA

- Signos vitales: T: 37.1°C, FC: 82 lpm, FR: 14 rpm, PA: 112/74 mm Hg, peso: 59 kg.
- Generales: alerta y tranquilo.
- CONGO: cabeza normocefálica, atraumática; pupilas isocóricas, reactivas y sensibles a la luz; conjuntivas normales; MEOI; membranas timpánicas normales; sin congestión nasal; mucosas húmedas; sin eritema faríngeo; amígdalas 1+ bilateralmente; cuello flexible; sin linfadenopatía cervical.
- Pulmones: limpios a la auscultación bilateral; sin sibilancias, estertores o ronquidos; sin retracciones.
- CV: frecuencia y ritmo regulares; sin soplos, roces o ritmo de galope; R_1 y R_2 normales; pulsos radiales 2+ bilaterales.
- Abdomen: ruidos intestinales suaves y normales, sin dolor, distensión o hepatoesplenomegalia.
- Extremidades: no se observaron acropaquias, cianosis o edema.
- Piel: cálida, seca, sin exantemas, llenado capilar menor de 2 s.
- Neurológico: paciente despierto, alerta y orientado en persona, tiempo y lugar; responde a preguntas adecuadas para su edad; nervios craneales II a XII intactos; reflejos rotuliano y aquíleo 2+; fuerza muscular 5/5 en los miembros superiores e inferiores bilaterales; tono y marcha normales; signo de Romberg negativo; marcha de talón a dedo normal y prueba de dedo a nariz normal.

CONSIDERACIONES DIAGNÓSTICAS

- Epilepsia
- Apnea obstructiva del sueño
- Trastorno de tics
- Corea de Sydenham
- Mala higiene del sueño
- Narcolepsia con cataplejia
- Síncope
- Exposición a drogas
- Hipotiroidismo
- Obesidad de inicio rápido, hipoventilación, disfunción hipotalámica y autonómica

Estudios diagnósticos

- Las pruebas de laboratorio iniciales de QS, magnesio, fosfato, BHC, TSH, T_4, ferritina y análisis toxicológico en orina no muestran datos significativos.
- Videoelectroencefalografía: captó una caída, pero no hubo actividad convulsiva.
- Resonancia magnética cerebral: normal.

Resultados

Diagnóstico de sospecha: trastorno de tics, aunque estos suelen hacer su presentación de forma más temprana, alrededor de los 6 años de edad.

Durante los 3 meses siguientes, comenzó a dormir siestas a diario, incluso dos veces al día, a pesar de dormir entre 7.5 y 8.5 h cada noche. Los episodios en que sus piernas cedían y no respondían se hicieron más frecuentes, hasta tres veces por semana. A veces se ha logrado establecer una asociación entre las caídas y los momentos en que el niño se reía. Desarrolló más episodios de caída de mandíbula o movimientos de la lengua cuando iba en el auto o veía la televisión. También tenía ptosis intermitente.

Fue ingresado para hacer más pruebas y se le hizo una videoelectroencefalografía que captó los episodios mencionados pero no mostró actividad convulsiva. Un estudio del sueño y una prueba de latencia múltiple descartaron la apnea obstructiva del sueño y el trastorno de movimientos periódicos de las extremidades. Su latencia media de sueño era de 5.5 min. También tuvo tres episodios de sueño con movimientos oculares rápidos iniciados durante el sueño. Estos hallazgos son indicativos de narcolepsia. Las pruebas de laboratorio incluyeron la tipificación de antígenos de histocompatibilidad (HLA), que fue positiva para el HLA DQB1*0602.

DIAGNÓSTICO

Narcolepsia, con cataplejia.

Tratamiento/seguimiento

- La somnolencia se trató con armodafinilo. Para la cataplejia se administró oxibato de sodio y atomoxetina. Se le enseñaron hábitos para una buena higiene del sueño y se le alentó para que intentara perder peso.
- Durante los 2 meses siguientes, su somnolencia diurna excesiva y su cataplejia mejoraron significativamente. Ha perdido 7 kg al disminuir su consumo de bocadillos y tiene previsto empezar a jugar al baloncesto para hacer ejercicio.

PUNTOS DE ENSEÑANZA

La narcolepsia es un trastorno neurológico que dura toda la vida y que al inicio puede no ser diagnosticado debido a la falta de reconocimiento de sus síntomas. Algunos de estos comprenden somnolencia diurna excesiva, cataplejia, parálisis del sueño y alucinaciones hipnagógicas o hipnapómpicas. Estas manifestaciones pueden aparecer de manera gradual a lo largo del tiempo, comenzando normalmente con una somnolencia diurna excesiva, lo que lleva a un retraso en el diagnóstico. La narcolepsia se divide en dos formas: tipo 1 y tipo 2. Los pacientes con el tipo 1, antes llamada *narcolepsia con cataplejia*, se caracterizan por la cataplejia y las bajas concentraciones de orexina (hipocretina 1) en el líquido cefalorraquídeo. La orexina es un neuropéptido necesario para mantener la vigilia. La mayoría de los pacientes con el tipo 1 también son positivos para el HLA DQB1*0602. La narcolepsia infantil de tipo 1 también puede estar asociada con la obesidad al momento de la aparición de los síntomas. Los pacientes con el tipo 2, antes llamada *narcolepsia sin cataplejia*, no presentan esta súbita pérdida de tono y tienen concentraciones normales de orexina.

Cataplejia: entre el 70 y 80% de los pacientes experimentan cataplejia. Esta consiste en una pérdida brusca del tono muscular, la cual puede ser desencadenada por emociones fuertes. Los pacientes están despiertos durante estos episodios que duran de segundos a minutos. Los episodios de cataplejia en los niños suelen afectar la cara e incluyen ptosis, protrusión de la lengua, caída de la mandíbula y de la cabeza.

El tratamiento se centra en el control de los síntomas, ya que la narcolepsia no tiene cura. Se proporciona educación sobre una buena higiene del sueño; los pacientes pueden beneficiarse de una siesta corta y programada. Se fomenta el ejercicio diurno para aumentar el estado de alerta. Pueden ser necesarias modificaciones en el ámbito escolar. Los pacientes con sobrepeso deben ser alentados a mantener un peso saludable. La somnolencia diurna puede tratarse con medicamentos estimulantes. La cataplejia puede tratarse con oxibato de sodio, amitriptilina, venlafaxina, imipramina o atomoxetina.

Lecturas recomendadas

Babiker MO, Prasad M. Narcolepsy in children: a diagnostic and management approach. *Pediatr Neurol*. 2015;52(6):557-565. doi:10.1016/j.pediatrneurol.2015.02.020

Kotagal S, Hartse KM, Walsh JK. Characteristics of narcolepsy in preteenaged children. *Pediatrics*. 1990;85(2):205-209.

Kotagal S, Krahn LE, Slocumb N. A putative link between childhood narcolepsy and obesity. *Sleep Med*. 2004;5(2):147-150. doi:10.1016/j.sleep.2003.10.006

Koziorynska EI, Rodriguez AJ. Narcolepsy: clinical approach to etiology, diagnosis, and treatment. *Rev Neurol Dis*. 2011;8(3-4):e97-e106.

Nevsimalova S. Narcolepsy in childhood. *Sleep Med Rev*. 2009;13(2):169-180. doi:10.1016/j.smrv.2008.04.007

Nishino S, Ripley B, Overeem S, Lammers GJ, Mignot E. Hypocretin (orexin) deficiency in human narcolepsy. *Lancet*. 2000;355(9197):39-40. doi:10.1016/S0140-6736(99)05582-8

49 Épulis

Luke T. Viehl

MOTIVO PRINCIPAL DE CONSULTA

«Manchas blancas en las encías».

ANTECEDENTES DE LA ENFERMEDAD ACTUAL

Niña de 5 semanas de edad es llevada a la consulta con su pediatra por unas «manchas blancas» en las encías inferiores. Sus padres notaron estas manchas hace aproximadamente 1 semana, y mencionan que han aumentado ligeramente de tamaño y ahora son rojizas. Ha estado irritable desde el nacimiento; su pediatra le había recetado famotidina y le había cambiado de fórmula varias veces. No ha tenido otros síntomas.

ANTECEDENTES MÉDICOS

Nació a las 40 semanas 2 días de gestación por parto vaginal espontáneo. Embarazo sin complicaciones, con serologías tranquilizadoras. Líquidos meconial al momento del parto, pero no recibió asistencia respiratoria. Actualmente está tomando Nutramigen® (fórmula).

Medicación

Ninguna.

Antecedentes familiares/sociales

Antecedentes familiares: no hay antecedentes de trastornos digestivos ni de intolerancia a las proteínas de la leche.
Antecedentes sociales: vive en casa con sus progenitores, ambos enfermeros. No se informan viajes o exposiciones recientes.

EXPLORACIÓN FÍSICA

- Signos vitales: T: 37.5 °C; FC: 130 lpm; FR: 32 rpm; SpO_2: 100%.
- Generales: activa e irritable; difícil de consolar, pero se calma por un tiempo al envolverla con mantas y mecerla.
- CONGO: se observa una inflamación eritematosa de aproximadamente 0.5 cm de diámetro a lo largo de la superficie labial de la encía mandibular derecha, pero la boca y la bucofaringe están por lo demás limpias. La fontanela es blanda y plana, las membranas timpánicas son normales y no hay secreción nasal.
- CV: frecuencia y ritmo regulares, sin soplos.
- Pulmones: ruidos respiratorios normales bilateralmente, sin trabajo respiratorio excesivo.
- Abdomen: blando, sin dolor o distensión, sin hepatoesplenomegalia.
- Genitourinario: genitales externos femeninos normales, Tanner 1.

CONSIDERACIONES DIAGNÓSTICAS

- Hemangioma
- Traumatismo no accidental
- **Épulis** congénita
- Afta

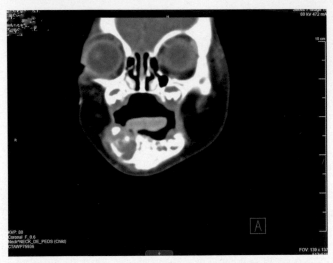

FIGURA 49-1 En la imagen coronal se observa un gran tumor centrado en la mandíbula derecha, que causa la pérdida de múltiples piezas dentales y algunos dientes flotando dentro del tumor.

Estudios diagnósticos

Fue remitida a una clínica de otorrinolaringología para una valoración adicional. Durante este tiempo, la lesión duplicó su tamaño. Se inició propranolol por la posibilidad de que se tratara de un hemangioma. Además, se había vuelto inconsolable con llanto prácticamente constante a pesar del paracetamol, con breves periodos de descanso de 1-2 h.

Fue revisada 1 semana después y la lesión había vuelto a duplicar su tamaño a pesar del tratamiento con propranolol. Se tomó una tomografía computarizada, con una imagen representativa que se muestra en la figura 49-1. Se decidió hacer una biopsia de la lesión, la cual reveló el diagnóstico definitivo.

Diagnóstico

Tumor neuroectodérmico pigmentado de la infancia.

Tratamiento/seguimiento

Tras los resultados de la biopsia, la paciente fue sometida a una mandibulectomía segmentaria de aproximadamente 3 cm, con colocación de un separador externo. Se aplicó una sonda de gastrostomía para permitir la alimentación. Después de un tiempo, se le ha retirado el separador, pero la sonda permanece debido a los continuos problemas para coordinar la deglución. Su boca y su barbilla presentan defectos estéticos, pero sigue siendo objeto de seguimiento por parte de otorrinolaringología y de cirugía plástica. Se someterá a una reconstrucción en un futuro próximo.

Puntos de enseñanza

Este tipo de tumor es benigno, pero crece de forma rápida y agresiva. Suele ubicarse en el maxilar y puede destruir el hueso subyacente. Generalmente es de color azul grisáceo, con una superficie firme y forma esférica. La extirpación quirúrgica suele ser curativa, con raras recidivas. La terapia adyuvante con fármacos quimioterápicos o radiación no se utiliza de forma rutinaria.

Estas neoplasias se describieron por primera vez en 1918. Desde entonces ha habido una gran confusión en cuanto al origen de este tumor. Por ello, se le ha llamado de diferentes formas: *melanocarcinoma congénito*, *tumor vasoproliferativo de la retina*, *épulis congénito pigmentado* o *progonoma melanótico*. Estos tumores pueden presentarse en varias ubicaciones diferentes, pero predominan en la región craneofacial, especialmente en el maxilar (~62%), el cráneo (~16%) y la mandíbula (~8%). Otras ubicaciones son menos frecuentes, pero se ha informado de la aparición de estos tumores en el cerebro, el epidídimo, las estructuras mediastínicas, los ovarios, el útero y los huesos largos apendiculares. Curiosamente, entre el 10 y 15% de estos tumores se han asociado con una elevación del ácido vanililmandélico en la orina, lo que confirmaría de nuevo su origen en las células de la cresta neural.

Un *épulis* es un crecimiento hamartomatoso congénito, poco frecuente y benigno, que se ubica en la cresta alveolar y que se observa en los recién nacidos. Ocasionalmente puede provocar dificultades respiratorias o de alimentación debido al efecto de masa. La patogenia se desconoce y se cree que se trata de la misma entidad que el tumor gingival de células granulosas del recién nacido. El tratamiento consiste en la resección quirúrgica.

Lecturas recomendadas

Andrade NN, Mathai PC, Sahu V, Aggarwal N, Andrade T. Melanotic neuroectodermal tumour of infancy—a rare entity. *J Oral Biol Craniofac Res*. 2016;6(3):237-240. doi:10.1016/j.jobcr.2016.06.005

Olson JL, Marcus JR, Zuker RM. Congenital epulis. *J Craniofac Surg*. 2005;16(1):161-164. doi:10.1097/00001665-200501000-00033

50 Cólico de niño grande

Andrew J. White

MOTIVO PRINCIPAL DE CONSULTA

Niño de 7 años de edad con vómito.

ANTECEDENTES DE LA ENFERMEDAD ACTUAL

Vomitó dos veces la noche anterior y cinco veces la mañana en que acudió al servicio de urgencias. Se encontraron pequeñas estrías de sangre en el episodio más reciente. No había vomitado antes ni había tenido diarrea, estreñimiento, fiebre o síntomas de infección en las vías respiratorias superiores. Últimamente ha estado más cansado, pero esa mañana se vistió solo, caminó hasta la parada del autobús y estuvo despierto y alerta, antes de llamar a su mamá después de volver a vomitar, esta vez con un poco de dolor abdominal. La madre estaba preocupada por la sangre en el vómito y por el nuevo síntoma que describió como dolor de tipo «cólico», por lo que lo llevó a urgencias.

ANTECEDENTES MÉDICOS

- Asma leve intermitente
- Trastorno por déficit de atención e hiperactividad, sin tratamiento
- Anemia, recién diagnosticada hace 3 semanas, tratada con hierro

EXPLORACIÓN FÍSICA

Tenía sueño y le costaba trabajo despertar. Presentaba taquicardia con soplo de eyección sistólica 3/6 y llenado capilar de más de 5 s. El abdomen estaba blando. No había exantema. Los reflejos en las rodillas eran 2+.

Se solicitó una BHC: **la Hb fue de 4.1 mg/dL, el VEM de 68 y la amplitud de distribución eritrocitaria de 26**. Los electrolitos fueron normales, al igual que las transaminasas séricas, la lipasa y la amilasa.

DIAGNÓSTICO DIFERENCIAL

No se registraron las primeras conclusiones diagnósticas, pero se debe haber incluido en esta lista la **hemorragia por sangrado agudo de tubo digestivo**, así como la subsecuente perfusión deficiente del sistema nervioso central.

Se inició una transfusión sanguínea y se planificó su ingreso al área de pediatría general; sin embargo, su estado mental no mejoró y pareció agravarse.

A continuación, desarrolló una nueva dificultad respiratoria, la cual evolucionó rápidamente (en el transcurso de 1 h) hacia la insuficiencia respiratoria.

Fue intubado y en la radiografía de tórax se detectó edema pulmonar. La transfusión de sangre se interrumpió debido a la posibilidad de una lesión pulmonar aguda relacionada con la transfusión (LPART), y se solicitó una tomografía computarizada (TC) de cráneo para descartar una hemorragia intracraneal como causa del deterioro mental.

En la TC no se encontró ninguna hemorragia aguda, y el paciente fue ingresado en la unidad de cuidados intensivos pediátricos (UCIP), donde permaneció intubado, con ventilación y sedación. Una **radiografía del abdomen**, solicitada como parte de la investigación de la hemorragia digestiva, reveló finalmente el diagnóstico (fig. 50-1).

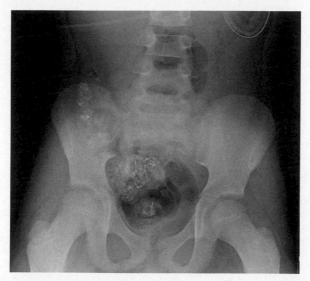

FIGURA 50-1 Radiografía de abdomen, solicitada como parte de los estudios diagnósticos indicados por una hemorragia digestiva, que muestra radiodensidades dentro de la luz intestinal.

Diagnóstico

1. **Intoxicación por plomo,** debido a la ingesta de pedazos de pintura
2. Encefalopatía debida a la intoxicación por plomo
3. Anemia por insuficiencia de hierro, debida o exacerbada por la intoxicación por plomo
4. Pica, debido a anemia por insuficiencia de hierro, que contribuye a la intoxicación por plomo
5. **Cólicos por plomo** (la causa del motivo principal de consulta)
6. Insuficiencia respiratoria de causa desconocida, posiblemente LPART

Tratamiento/seguimiento

1. Evacuación del tubo digestivo
2. Quelación. Dimercaprol inyectable (91 mg c/4 h) **y** edetato cálcico disódico inyectable (450 mg c/12 h)
3. Reanudación lenta de la transfusión
4. Apoyo ventilatorio en la UCIP

Puntos de enseñanza

El plomo es uno de los primeros metales que extrajeron y utilizaron los seres humanos por su bajo punto de fusión, su maleabilidad y su resistencia a la corrosión. Los efectos tóxicos del plomo fueron descubiertos desde el siglo II a.C. por el médico griego Nicandro, quien observó cólicos y parálisis producidos por la intoxicación con plomo. Un siglo después, el médico griego Dioscórides escribió que con el plomo «la mente cede». En el Imperio romano, en la Edad Media y en la Revolución Industrial, la exposición al plomo era principalmente de tipo ocupacional. Sin embargo, la introducción de la pintura residencial a base de plomo en el siglo XIX puso este metal al alcance de los niños. La adición de tetraetilo de plomo a la gasolina entre las décadas de 1920 y 1980, para evitar un mayor golpeteo del motor, contribuyó todavía más a la exposición al plomo a través de la contaminación del aire, el polvo y el suelo. Los médicos australianos establecieron la conexión entre la pintura con plomo y el aumento de la intoxicación en los niños a principios del siglo XX. La pintura a base de plomo se prohibió en la mayor parte del mundo desarrollado a mediados de la década de 1930, pero la agresiva presión ejercida por parte de la Lead Industries Association de los Estados Unidos impidió que se prohibiera en ese país hasta finales de la década de 1970. La industria del plomo lideró una campaña para desacreditar los estudios e incluyó principalmente a niños en su publicidad. La marca y el logotipo de Dutch Boy® fueron representativos de esta estrategia de mercadotecnia.

Las manifestaciones de la intoxicación por plomo en los niños son principalmente resultado de la ingesta o inhalación del polvo de plomo procedente de los residuos de pintura en el hogar, así como del polvo de plomo en el suelo. La ingesta de pedazos de pintura es menos frecuente, pero es preocupante en los casos de anemia ferropénica concurrente, que puede causar pica. La intoxicación multisistémica se debe en gran medida a la capacidad del plomo para unirse a los grupos sulfhidrilos de las enzimas e imitar a otros cationes divalentes, como el hierro, el calcio y el zinc. El plomo se excreta muy lentamente y en pequeñas cantidades en la orina y en volúmenes aún más pequeños en las heces, el pelo, las uñas y el sudor. Los niños menores de 2 años retienen cerca de un tercio del plomo absorbido, mientras que los adultos retienen menos del 1%. No se conocen concentraciones seguras de plomo ni un «efecto de umbral» para la aparición de los efectos fisiológicos. Dado que en la mayoría de las reacciones bioquímicas del organismo intervienen cationes divalentes que pueden ser desplazados por el plomo, los efectos de su toxicidad son generalizados:

1. **Neurológicos.** Los efectos van desde el retraso del desarrollo, las deficiencias cognitivas y los problemas de comportamiento hasta la encefalopatía (concentraciones de plomo en sangre de unos 100 µg/dL), el coma o la muerte. Aunque la punción lumbar es una modalidad diagnóstica estándar para la encefalopatía, esta debe evitarse en los casos de intoxicación grave, ya que puede causar un aumento de la presión intracraneal.
2. **Hematológicos.** Puede producirse una disminución de la síntesis de Hb con las concentraciones de plomo en sangre superiores a 40 µg/dL. La anemia ferropénica es una comorbilidad frecuente en la intoxicación por plomo, tanto por una nutrición deficiente en las poblaciones de riesgo como por el aumento de la absorción gastrointestinal de plomo debido a la insuficiencia de hierro. Puede observarse un punteado basófilo en los eritrocitos, pero no es específico de la intoxicación por plomo.
3. **Renales.** La intoxicación aguda por plomo en altas concentraciones puede causar un síndrome de tipo Fanconi, con glucosuria, aminoaciduria y pérdida de fosfato renal. En raras ocasiones, una concentración alta y una exposición más prolongada (durante décadas) pueden causar nefropatía por plomo, una nefritis tubulointersticial crónica que puede progresar hasta enfermedad renal en etapa terminal.
4. **Gastrointestinales.** Los cólicos por plomo, que provocan vómito, dolor abdominal y estreñimiento, se producen con muy poca frecuencia.
5. **Endocrinos.** El plomo inhibe el metabolismo de la vitamina D, contribuyendo posiblemente a una disminución del crecimiento y el retraso de la pubertad.

El tratamiento de cualquier concentración elevada de plomo en la sangre comienza con la eliminación de la fuente tóxica, así como con la corrección de la insuficiencia coexistente de hierro, calcio y zinc. Los Centers for Disease Control and Prevention recomiendan realizar una radiografía abdominal y la posterior descontaminación intestinal en los niños con cifras de plomo en sangre superiores a 20 µg/dL. La quelación no está indicada para las concentraciones de plomo en sangre entre 20 y 44 µg/dL, ya que, si bien puede reducirlas, no se ha demostrado que mejore los resultados clínicos. Se recomienda el tratamiento de quelación oral para los niños con concentraciones de plomo en sangre superiores a 45 µg/dL. La hospitalización, aunque no es esencial, ofrece la oportunidad de controlar los efectos adversos de la quelación y aleja al niño de la fuente de plomo. El ácido meso-2,3-dimercaptosuccínico (también conocido como *succímero*) por vía oral es el tratamiento de primera línea, con edetato cálcico disódico (CaNa$_2$EDTA) por vía intravenosa como terapia de respaldo para los niños que no pueden adherirse al tratamiento. En caso de intoxicación grave por plomo (superior a 70 µg/dL), está indicada la hospitalización en una unidad de cuidados intensivos y la quelación combinada con dimercaprol intramuscular (antilewisita británica o BAL) y CaNa$_2$EDTA intravenoso. El CaNa$_2$EDTA no debe confundirse con el Na$_2$EDTA, ya que este último provoca hipocalcemia. La quelación con dos fármacos reduce la mortalidad en la intoxicación grave por plomo del 66% al 1-2%, aunque no parece influir en los efectos neurocognitivos crónicos de la intoxicación.

Lecturas recomendadas

Bellinger DC. Lead. *Pediatrics*. 2004;113:1016.

Centers for Disease Control and Prevention. *Managing Elevated Blood Lead Levels among Young Children: Recommendations from the Advisory Committee on Childhood Lead Poisoning Prevention*; 2002.

Major RH. Some landmarks in the history of lead poisoning. *Ann Med*. 1931;3:218.

Markowitz G, Rosner D. "Cater to the children": the role of the lead industry in a public health tragedy, 1900-1955. *Am J Public Health*. 2000;90:36.

Selevan SG, Rice DC, Hogan KA, Euling SY, Pfahles-Hutchens A, Bethel J. Blood lead concentration and delayed puberty in girls. *N Engl J Med*. 2003;348:1527.

51

Un trastorno alimenticio definido

Laura A. Duckworth

MOTIVO PRINCIPAL DE CONSULTA

Edema generalizado, fatiga.

ANTECEDENTES DE LA ENFERMEDAD ACTUAL

Niña de 9 años de edad es llevada al servicio de urgencias por su madre debido a la presencia de deposiciones de consistencia disminuida, fatiga y edema de las piernas y la cara. Durante más de 1 semana, ha tenido al menos seis deposiciones acuosas no sanguinolentas por día, lo que representa un incremento con respecto a sus evacuaciones normales de 1-2 por día. Presenta dolor abdominal intermitente e inespecífico previo a la defecación. Ha tenido fatiga extrema, durmiendo a veces todo el día. Hace 2 días inicia con edema facial y al día siguiente con edema en las extremidades inferiores. No hay fiebre, vómito, hematoquecia, tos o congestión nasal.

ANTECEDENTES MÉDICOS

- Recién nacida prematura de 27 semanas de gestación que experimentó complicaciones por una enterocolitis necrosante (ECN). No requirió oxígeno complementario al salir.
- Síndrome de intestino corto debido a la ECN. La sonda gástrica se retiró hace 5 años. Conserva 36 cm de intestino delgado, con una anastomosis ileocólica en la flexura hepática; no tiene válvula ileocecal.
- Insuficiencia de micronutrientes (vitaminas D, E, B_{12}) que fueron suplementados en el pasado, pero que ahora ya no recibe.
- Retraso en el desarrollo.
- Nistagmo latente y estrabismo divergente, con seguimiento por el área de oftalmología.

Medicación

Actualmente no toma ninguna medicación a diario.

Antecedentes familiares/sociales

Vive en casa con su madre; ambas siguen una dieta vegana con un consumo limitado de carne roja. La madre cocina con sal marina no yodada.

EXPLORACIÓN FÍSICA

- Signos vitales: T: 38.1 °C, FC: 145 lpm, FR: 16 rpm, PA: 119/74 mm Hg, SpO_2: 100% en el aire ambiente.
- Aspecto general: cómoda, cooperativa y tranquila.
- CONGO:
  - Cabeza: normocefálica, atraumática.
  - Orejas: membranas timpánicas normales bilateralmente.
  - Ojos: mirada desconjugada (de base). Palidez conjuntival. Sin ictericia escleral.
  - Nariz: no se observa secreción nasal.
  - Garganta: MMH. Faringe posterior limpia.
  - Cuello: no hay linfadenopatía cervical.
- CV: taquicardia, ritmo regular, soplo sistólico 2/6, pulsos distales 2+.

- Pulmones: limpios a la auscultación bilateral. El esfuerzo respiratorio es normal. No hay sibilancias, estertores o roncus.
- Abdomen: plano, sin dolor ni distensión. Gran herida quirúrgica horizontal bien cicatrizada. No hay hepatoesplenomegalia.
- Piel: pálida, caliente y seca. Llenado capilar de 2-3 s.
- Extremidades: no hay acropaquias ni cianosis. Edema sin fóvea en ambos pies.
- Neurológico:
  - Estado mental: despierta, atenta, responde a las preguntas de forma adecuada, pero a veces se toma su tiempo para responder.
  - Nervios craneales: rostro simétrico, lengua en la línea media. PIRL, estrabismo divergente mayor del lado derecho que del izquierdo.
  - Motor: tono normal. Fuerza máxima en los miembros superiores e inferiores bilateralmente.
  - Reflejos: reflejos bicipitales y rotulianos 2+. Clono aquíleo 2, contracciones bilaterales.
  - Cerebelo: no hay ataxia, temblor o nistagmo.

CONSIDERACIONES DIAGNÓSTICAS

El edema que acompaña a problemas inespecíficos, como la diarrea y el cansancio, sugiere una enteropatía con pérdida de proteínas o quizá un síndrome urémico hemolítico.

Estudios diagnósticos

El estudio comenzó con pruebas de laboratorio, como BHC, QS y análisis de orina (para evaluar la proteinuria), pero posteriormente se amplió una vez que se obtuvieron los resultados de la BHC.

Resultados de laboratorio

- BHC: **Hb: 3.0 g/dL** (VEM: 98.8 fl), **plaquetas: 26 000/mm^3**, leucocitos: 5 800/mm^3.
- QS: Na: 141 mmol/L, K: 2.6 mmol/L, Cl: 106 mmol/L, CO_2: 25 mmol/L, BUN: 8 mg/dL, CR: 0.63 mg/dL, Glu: 126 mg/dL, Ca: 8.2 mg/dL, bilirrubina total: 1.5 mg/dL, proteínas totales: 5.8 g/dL, albúmina: 3.6 g/dL, fosfatasa alcalina: 102 U/L, ALT: 36 U/L, AST: 226 U/L.
- Análisis de orina: proteína 1+, bilirrubina 1+, esterasa leucocitaria 1+.
- Vitaminas/minerales: vitamina B_{12}: < 150 pg/mL (indetectablemente baja), vitamina D: < 8 ng/mL (baja), vitamina E: 3.8 mg/L (en el extremo inferior normal), zinc: 0.7 µg/mL (normal), selenio: 93 ng/mL (normal), folato: 17.0 ng/mL, tiamina: 129 nmol/L (normal).
- Resultados del laboratorio de hemólisis: LDH: > 2 500 U/L, haptoglobina: < 10 mg/dL, prueba de antiglobulina directa: negativa.
- Pruebas de hierro: Fe: 169 µg/dL (alto), capacidad total de fijación de Fe: 355 µg/dL (normal), saturación de transferrina: 48% (alto), ferritina: 137 ng/mL (normal).
- Reticulocitos: 5.8% (inadecuadamente normales).
- Estudios tiroideos: TSH: 13.75 µUI/mL (alta), T_4: libre 1.40 ng/dL (normal), anticuerpos contra la tiroperoxidasa: < 20 U/mL.
- Ácido metilmalónico: 7.46 nmol/mL (alto).
- Frotis de sangre periférica (fig. 51-1): cantidad normal de leucocitos, con granulocitos inmaduros y neutrófilos hipersegmentados, sin blastocitos; eritrocitos poco numerosos con anisocitosis, policromasia, algunos ovalocitos y fragmentos eritrocitarios; trombocitopenia.

DIAGNÓSTICO

- **Anemia** por insuficiencia de vitamina B_{12}
- **Insuficiencia coexistente de vitaminas A y E**, que también contribuyen a la anemia

Tratamiento/seguimiento

1. La madre es testigo de Jehová y se negó a la transfusión de sangre para su hija por motivos religiosos. Dado que, independientemente de la taquicardia, la niña estaba relativamente estable (PA y saturaciones normales), no se le administró ningún hemoderivado durante el ingreso.
2. Suplementos vitamínicos: vitamina B_{12} intramuscular, gluconato férrico intravenoso, vitaminas liposolubles (DEKA®) por vía oral. La Hb alcanzó cifras de 2.4 g/dL, pero mejoró lentamente hasta alcanzar 6.5 g/dL al alta.
3. 2 L de oxígeno a través de cánula nasal para optimizar el transporte de oxígeno.
4. Estudios infecciosos negativos (pruebas de patógenos respiratorios, cultivos de orina, sangre y heces).

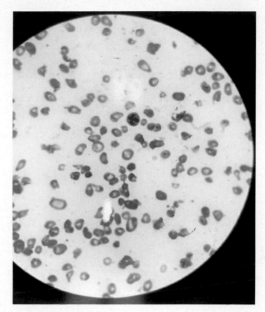

FIGURA 51-1 Frotis de sangre periférica.

PUNTOS DE ENSEÑANZA

En los niños, la insuficiencia de vitamina B_{12} puede presentarse con síntomas inespecíficos, como retraso en el desarrollo, irritabilidad, fatiga, alimentación deficiente y falla de medro. Otros síntomas podrían afectar el sistema nervioso, como parestesias, ataxia, hipotonía y cambios del estado de ánimo o bajo rendimiento escolar.

La etiología por lo general se debe a una ingesta reducida, a una absorción anómala o a errores congénitos en el transporte o el metabolismo de la vitamina B_{12}. La mayor parte de la B_{12} en la dieta se obtiene de alimentos de origen animal; por lo tanto, las personas con una dieta principalmente vegetariana o vegana, o los bebés amamantados por madres con esta dieta, corren el riesgo de sufrir una insuficiencia de esta vitamina. La absorción de la B_{12} es un proceso complejo que comienza con la liberación de la B_{12} de las proteínas de la dieta por parte del ácido gástrico y la unión a las proteínas R en el estómago. Una vez que las proteínas R han sido liberadas por las enzimas pancreáticas, la B_{12} se combina con el factor intrínseco en el intestino delgado (producido por las células parietales gástricas) y se absorbe en el íleon terminal. Por lo tanto, cualquier alteración en estos pasos puede conducir a la mala absorción de esta vitamina (p. ej., ausencia de factor intrínseco; medicación que reduce el ácido gástrico, como los inhibidores de la bomba de protones; insuficiencia pancreática; infecciones parasitarias; sobrecrecimiento bacteriano del intestino delgado; o alteraciones de la superficie ileal, como la enfermedad de Crohn, la enfermedad celíaca, el síndrome de intestino corto, etc.). En este caso, ambas características, una dieta vegana y el síndrome de intestino corto, hicieron que prácticamente se desarrollara un «trastorno alimenticio» que condujo a la presentación ya conocida.

En la insuficiencia de la vitamina B_{12}, los hallazgos de laboratorio no solo muestran bajas concentraciones de esta vitamina antes del tratamiento, también mostrarán concentraciones elevadas de ácido metilmalónico y homocisteína total, dos precursores de reacciones metabólicas en las que la B_{12} es un cofactor esencial.

Las dosis recomendadas en los niños aún no están bien establecidas. Las inyecciones intramusculares suelen ser el pilar del tratamiento; sin embargo, algunos estudios recientes han demostrado que la dosis oral también puede ser eficaz en los niños. No obstante, en el caso particular de esta paciente, la administración intramuscular era apropiada dado su síndrome de intestino corto y su dudosa capacidad de absorción. En el caso de la anemia grave, con frecuencia se requiere un suplemento de potasio durante el tratamiento inicial.

La insuficiencia de vitamina B_{12} puede presentarse con trombocitopenia concurrente y signos de hemólisis como la elevación de la LDH y los esquistocitos, similar a lo que sucede en la anemia hemolítica microangiopática. Sin embargo, a diferencia de otras formas de anemia hemolítica, suele observarse reticulocitopenia debido a una eritropoyesis ineficaz y a la destrucción intramedular. La elevación de la LDH se debe a la destrucción de los eritrocitos nucleados inmaduros en la médula ósea.

Lecturas recomendadas

Rasmussen SA, Fernhoff PM, Scanlon KS. Vitamin B12 deficiency in children and adolescents. *J Pediatr.* 2001;138:10-17.

Sezer RG, Akoğlu HA, Bozaykut A, Özdemir GN. Comparison of the efficacy of parenteral and oral treatment for nutritional vitamin B12 deficiency in children. *Hematology.* 2018;23(9):653-657.

Stabler S. Vitamin B12 deficiency. *N Engl J Med.* 2013;368:149-160.

Tran PN, Tran MH. Cobalamin deficiency presenting with thrombotic microangiopathy (TMA) features: a systematic review. *Transfus Apher Sci.* 2018;57(1):102-106.

52

Incompleta y atípica

Andrew J. White

MOTIVO PRINCIPAL DE CONSULTA

Descamación de la piel.

ANTECEDENTES DE LA ENFERMEDAD ACTUAL

Niño de 10 años de edad que acude por presentar desde hace 2 semanas inflamación de pies y manos, así como descamación de la piel. Durante varios días tuvo rinorrea y tos, y después de más o menos 1 semana se quejó de que las palmas de las manos y las plantas de los pies estaban rojas, calientes y dolorosas. Estos síntomas progresaron hasta incluir inflamación de las manos y los pies, con acentuación de las marcas propias de la piel. Recientemente mostró descamación cutánea de las manos, la cual comenzó en las puntas de los dedos. Además, en los últimos días apareció un exantema rojo simétrico y escamoso en la región dorsal de los pies y a los lados de la cintura. No ha tenido fiebre, inflamación de ganglios linfáticos, artralgias, lesiones en la mucosa oral ni enrojecimiento ocular.

Inicialmente, fue valorado en un centro de salud de atención urgente y comenzó a recibir metilprednisolona. Después, fue atendido en otro hospital, pero no se realizó ningún diagnóstico. Leucocitos: 12 400/mm³ (con esteroides en ese momento), CR: 0.8 mg/dL y proteínas totales: 6.1 g/dL. CRP: < 0.1 y VSG: 5 mm/h.

Volvió a buscar atención médica, ya que las puntas de los dedos se enrojecieron de nuevo; la madre se dio cuenta de la descamación y se preocupó por una posible presentación atípica de la enfermedad de Kawasaki, sobre la que había leído en Internet. Con solo uno de los cinco criterios y estado afebril, esto se consideró poco probable, ya que sería incompleta y atípica.

ANTECEDENTES MÉDICOS

Saludable.

Antecedentes familiares/sociales

- **Antecedentes familiares:** muerte súbita de origen cardiaco de la hermana. Enfermedad de Hodgkin en la madre.
- **Antecedentes sociales:**
  - Viajó al parque natural de Smoky Mountains, en los Estados Unidos, hace 3 semanas, sin contacto con garrapatas durante su estancia.
  - Mascotas: tres gatos y dos peces.
  - Deportes: juega en un equipo de fútbol.

EXPLORACIÓN FÍSICA

- General: cómodo y tranquilo.
- Signos vitales: T: 37.5 °C, FC: 100 lpm, FR: 32 rpm, PA: 104/70 mm Hg.
- CV: sin soplos.
- Pulmones: limpios.
- Piel: descamación de la piel de las manos (fig. 52-1).

CONSIDERACIONES DIAGNÓSTICAS

1. Enfermedad de Kawasaki incompleta, atípica y afebril (es decir, **no es** enfermedad de Kawasaki)
2. Parechovirus

165

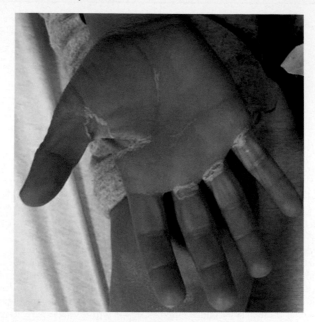

FIGURA 52-1 Descamación de la piel de las manos.

3. Enfermedad mediada por toxinas
4. Eritromelalgia

Estudios diagnósticos

- Pruebas de laboratorio: BHC normal (leucocitos: 8 900/mm³); pruebas de mononucleosis, PCR para enterovirus y múltiple: negativas. Ecografía: normal (sin dilatación coronaria).
- Se consultó con dermatología, que al examinar al niño realizó el diagnóstico.

DIAGNÓSTICO

Pitiriasis rubra pilar (PRP), ICD10 L 44.0.

PUNTOS DE ENSEÑANZA

La *pitiriasis rubra pilar* es una enfermedad cutánea poco frecuente que se caracteriza por pápulas queratósicas y placas eritematosas, con escamas y queratodermia palmoplantar. La mayoría de los casos son esporádicos, aunque algo más del 5% tienen antecedentes familiares y se heredan de forma autosómica dominante.

Hay varios tipos reconocidos:

1. PRP clásica en adultos
2. PRP atípica en adultos
3. PRP clásica juvenil
4. PRP juvenil circunscrita
5. PRP juvenil atípica (que suele ser el tipo familiar)

La forma familiar está causada por una mutación en *CARD14*, en 17q25.3. Como se trata de la vía de las caspasas, el mecanismo molecular podría implicar una alteración en la apoptosis del epitelio (*pura especulación del editor*). Todavía no se han identificado las causas en las formas no familiares, pero la aparición de la enfermedad se ha asociado con infecciones, hipotiroidismo, miositis, neoplasias malignas, así como con traumatismos cutáneos y exposición a los rayos ultravioleta.

El diagnóstico diferencial incluye dermatitis seborreica, psoriasis, exantema medicamentoso y dermatitis atópica.

El tratamiento incluye corticoesteroides tópicos, así como inmunomoduladores sistémicos leves, como el metotrexato o la ciclosporina. La terapia con antifactor de necrosis tumoral puede resultar útil. El tratamiento en general es un reto, y la respuesta al tratamiento de la forma familiar se ha descrito como escasa. En hasta el 80% de los casos de adultos, la remisión espontánea se produce después de 3-5 años.

Lecturas recomendadas

Beamer JE, Newman SB, Reed WB, Cram D. Pityriasis rubra pilaris. *Cutis*. 1972;10:419-421.

Fuchs-Telem D, Sarig O, van Steensel MAM, et al. Familial pityriasis rubra pilaris is caused by mutations in CARD14. *Am J Hum Genet*. 2012;91:163-170.

Sehgal VN, Srivastava G. (Juvenile) pityriasis rubra pilaris. *Int J Dermatol*. 2006;45:438-446.

Zeisler EP. Pityriasis rubra pilaris—Familial type. *Arch Derm Syphilol*. 1923;7:195-208.

53

Sigue la pista

Andrew J. White

MOTIVO PRINCIPAL DE CONSULTA

Fiebre y respiración acelerada.

ANTECEDENTES DE LA ENFERMEDAD ACTUAL

Niño de 19 meses de edad con asma se presenta con **fiebre** y **taquipnea**. Se sintió caliente los últimos 6 días (aunque no se tomó la temperatura), y durante los últimos 3 días ha tenido taquipnea, sibilancias y ruidos respiratorios con estertores gruesos. La madre le administró nebulizaciones de albuterol en casa, y eso le ayudó en un principio, pero ya no parece hacerlo. También tiene rinorrea transparente y vomitó solo una vez. No ha tenido tos ni diarrea. Hay disminución de la ingesta de alimentos, pero buena ingesta de líquidos y diuresis óptima. En el servicio de urgencias, estaba febril y tenía una FR alrededor de 70 rpm. Se le administró paracetamol, y una vez que la temperatura disminuyó, se observó mejoría.

En la radiografía de tórax se descubrió una neumonía con derrame pleural (fig. 53-1), por lo que se le empezó a administrar ampicilina y líquidos intravenosos, y se le ingresó.

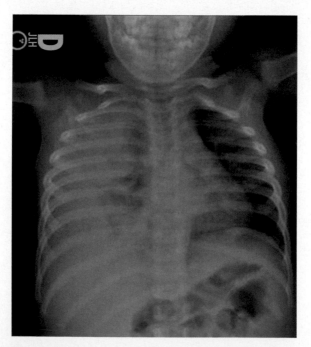

FIGURA 53-1   Radiografía de tórax.

Antecedentes médicos

- Retraso en su esquema de vacunación. Actualizado hasta los 9 meses de edad.
- Asma. Nebulizador para uso en casa.

Antecedentes familiares/sociales

Ninguno.

Exploración física

- Signos vitales: T: 37.1 °C, FC: 131 lpm, FR: 40 rpm, PA: 103/83 mm Hg, SpO$_2$: 98%.
- Generales: cómodo y tranquilo.
- Piel: cálida y seca, sin exantemas.
- Garganta: faringe posterior despejada, mucosas húmedas.
- No hay hipertrofia amigdalina.
- Cuello: flexible, sin linfadenopatía.
- Pulmones: roncus y ruidos respiratorios disminuidos en el lado derecho; ruidos respiratorios normales en el lado izquierdo. No hay sibilancias ni estridores.
- Abdomen: blando; sin distensión, dolor, hepatoesplenomegalia o masas.
- Columna vertebral recta y sin deformidades a la vista.
- Extremidades: no hay acropaquias, cianosis o edema.
- Neurológico: sistema nervioso central normal, mueve todos los miembros.

Consideraciones diagnósticas

Diagnósticos diferenciales del equipo de ingreso: «Niño de 19 meses de edad, con 6 días de fiebre y 3 días de síntomas respiratorios: sibilancias, estertores y disnea, sin tos. Síntomas que inicialmente respondían al albuterol, pero que ahora muestran poca respuesta. El diagnóstico más probable es **neumonía adquirida en la comunidad**. El diferencial también incluye la neumonía por aspiración y aspiración de cuerpos extraños. Actualmente parece estar bien cuando está afebril, agravándose cuando sube la temperatura. De momento no requiere oxígeno suplementario. El derrame pleural debe ser drenado y cultivado».

   Plan de tratamiento:

1. Ampicilina intravenosa
2. Interconsulta con cirugía para el drenaje del derrame y la colocación de una sonda torácica

   Pista diagnóstica: más tarde, ese mismo día, cuando el docente adjunto observaba al estudiante de medicina realizar una exploración física y la revisión de antecedentes del niño, descubrió una pista. La mamá mencionó que se habían mudado aquí hace 7 meses. El estudiante no siguió esta línea de interrogatorio, pero el docente sintió curiosidad e indagó un poco más:

   «¿De dónde se ha mudado?», preguntó.

   «De un pequeño pueblo en la zona rural de Texas», respondió la mamá.

   Una vez más, el estudiante dejó que esta respuesta se quedara ahí.

   El docente, una vez más, siguió indagando: «¿Por qué se mudó de Texas, la mayoría de la gente adora ese lugar?».

   «Bueno, papá ha entrado y salido de la cárcel demasiadas veces y necesitábamos poner distancia», respondió.

   Ahora se tenía una nueva consideración diagnóstica más probable: la **tuberculosis**.

Estudios diagnósticos

Como el paciente estaba a punto de dirigirse al quirófano, el equipo se movilizó rápidamente para notificar a infectología, a los cirujanos y al personal quirúrgico, quienes pudieron realizar con éxito el procedimiento (colocación de una sonda torácica) en una sala de aislamiento de presión negativa y con el equipo de protección adecuado (mascarillas KN95). Así se evitó la exposición de muchas personas a la tuberculosis.

Resultados

La prueba de la tuberculina por el método de Mantoux fue positiva (18 × 20 mm). Se inició tratamiento antituberculosis, se retiró la sonda torácica a los 3 días y el paciente mejoró y fue dado de alta a la semana.

DIAGNÓSTICO

Tuberculosis.

Tratamiento/seguimiento

1. Isoniazida, etambutol, rifampicina, pirazinamida y vitamina B_6 durante 2 meses, seguido de un tratamiento de dos fármacos durante 4 meses.
2. Notificación al Departamento de Salud.

PUNTOS DE ENSEÑANZA

- Siempre piense en una posible tuberculosis. Aunque es relativamente frecuente en los Estados Unidos, pocas veces se contempla en los niños.
- Un repaso de los antecedentes, como se hace en los hospitales-escuela, a veces conduce a nuevas pistas y no debe considerarse molesto para la familia, el paciente o el médico, ya que puede resultar **útil**.

Lecturas recomendadas

Carvalho I, Goletti D, Manga S, Silva DR, Manissero D, Migliori G. Managing latent tuberculosis infection and tuberculosis in children. *Pulmonology*. 2018;24(2):106-114. doi:10.1016/j.rppnen.2017.10.007. PMID: 29502937.
Chiappini E, Lo Vecchio A, Garazzino S, et al. Recommendations for the diagnosis of pediatric tuberculosis. *Eur J Clin Microbiol Infect Dis*. 2016;35(1):1-18. doi:10.1007/s10096-015-2507-6. PMID: 26476550.
Khurana AK, Dhingra B. What is new in management of pediatric tuberculosis? *Indian Pediatr*. 2019;56(3):213-220. PMID: 30954994.
Nahid P, Dorman SE, Alipanah N, et al. Official American Thoracic Society/Centers for Disease Control and Prevention/Infectious Diseases Society of America clinical practice guidelines: treatment of drug-susceptible tuberculosis. *Clin Infect Dis*. 2016;63(7):e147-e195. doi:10.1093/cid/ciw376. PMID: 27516382; PMCID: PMC6590850.

54

Mordidas de vampiros

Andrew J. White

MOTIVO PRINCIPAL DE CONSULTA

«Creemos que la están atacando vampiros».

ANTECEDENTES DE LA ENFERMEDAD ACTUAL

Niña de 11 años de edad que fue atendida por anemia. Hace 3 años tuvo una infección de las vías respiratorias superiores por el virus de la influenza B, y cuando se realizaron las pruebas de laboratorio de rutina se encontró una **Hb dramáticamente baja de 3 g/dL**, lo cual fue inesperado e inexplicable. Las pruebas solo revelaron insuficiencia de hierro. Fue tratada con infusiones de hierro mensuales, sin mostrar mejoría, pero estas se han prolongado de forma intermitente hasta la fecha. Ahora también recibe transfusiones de sangre, 2 unidades cada 2 semanas, volviéndose sintomática cuando está anémica entre las transfusiones. No presenta sangre en las heces y nunca la ha tenido. La prueba de guayacol en heces más reciente fue positiva; sin embargo, no se consideró que fuera la causa de su pérdida de sangre, ya que había resultado negativa en más de 30 ocasiones anteriormente. Los padres sugieren que un **vampiro** debe estar atacándola mientras duerme, ya que esta es la única explicación lógica que encuentran a su pérdida de sangre, y desde entonces ha visto a docenas de médicos y se ha sometido a innumerables pruebas, todo ello sin una respuesta.

No ha tenido ninguno de los siguientes síntomas: problemas de visión, fiebre, emesis, dificultad para tragar, dolor en el tórax, disnea, hematemesis, dolor abdominal (cuando no está anémica), melena, deposiciones sanguinolentas o ictericia cutánea o escleral. Aún sin menarca. Los padres nunca han visto alguna marca de mordidas en su cuello u otras zonas.

ANTECEDENTES MÉDICOS

Desde el nacimiento ha estado presente un tumor paraespinal lumbar y, de acuerdo con estudios de imagen que se han hecho para documentarlo, este se ha ido haciendo más pequeño. En la biopsia, se confirmó que era un hemangioma.

Un resumen condensado de sus estudios diagnósticos incluye (*además de las pruebas normales que serían de esperarse, pero que no se enumeran aquí*) pruebas del gen *TMPRSS6* (para detectar anemia ferropénica resistente al hierro), hemoglobinuria paroxística nocturna, concentraciones de eritropoyetina, plomo, análisis de Hb, análisis de cariotipo molecular, resonancia magnética nuclear de pelvis y abdomen, radiografía de tórax, enterografía por resonancia magnética, biopsia de médula ósea (2×), colonoscopia y endoscopia gastrointestinal superior (2×), endoscopia por videocápsula, angiografía y biopsia de la masa paraespinal.

Todo lo anterior se encontró normal, sin datos significativos que ayudaran a explicar su anemia ferropénica resistente al hierro.

Medicación

- Polietilenglicol
- Transfusiones de sangre
- Infusiones de hierro

Antecedentes familiares/sociales

Antecedentes sociales: vive con mamá, papá y un hermano de 12 años. Cursa el sexto grado y está en el cuadro de honor. Le gustan el arte y la música, pero no participa en educación física porque se cansa fácilmente.

Antecedentes familiares: abuela materna con cáncer de mama y ovario e hiperglucemia; abuelo paterno con hipotensión.

EXPLORACIÓN FÍSICA

Estatura: 144 cm (35%), peso: 42 kg (65%), índice de masa corporal: 19.9 (75%), T: 36.4 °C, FC: 92 lpm, FR: 18 rpm y PA: 108/60 mm Hg. Se encuentra alerta y cooperativa. Normocefálica, atraumática. PIRL. MEOI. No se observa ictericia escleral. Su bucofaringe está húmeda y clara. No hay hipertrofia amigdalina. Las membranas timpánicas son normales bilateralmente. No hay bocio ni adenopatías cervicales. Ritmo y frecuencia cardiacos regulares. Se escucha un soplo sistólico 3/6. Los pulmones están limpios, sin sibilancias, roncus o estertores. El abdomen está blando, sin dolor ni distensión; no hay esplenomegalia. Tanner II. Las extremidades están calientes, bien perfundidas. No hay indicios de marcas de venopunción ni cicatrices en los brazos o el cuello. No se observa acropaquia. Adecuado llenado capilar. Sin manchas o surcos en las uñas. Su piel es normal, sin telangiectasias ni hemangiomas. Tiene una cicatriz sobre los músculos paraespinales izquierdos en L1 (lugar de la biopsia), y una cicatriz donde se colocó el puerto, en el tórax anterior izquierdo. El puerto aún es palpable. Tiene una fuerza de 5/5 en ambas manos, deltoides, tríceps, isquiotibiales, cuádriceps, flexión plantar y dorsiflexión. Reflejos rotulianos simétricos +2. Tiene sensibilidad intacta, Romberg negativo y marcha normal.

CONSIDERACIONES DIAGNÓSTICAS

Diagnósticos establecidos:

1. Hemangioma, lumbar, paraespinal
2. Anemia refractaria idiopática grave por insuficiencia de hierro

Proceso de análisis: con una **producción** hemática normal (las biopsias de la médula no presentaban indicios de insuficiencia medular) y sin evidencias de **destrucción** eritrocitaria (frotis del BHC sin esquistocitos y Coombs negativa), la anemia con seguridad se debe a la **pérdida** de sangre. Los estudios endoscópicos previos pueden haber pasado por alto una zona específica de pérdida de sangre, y la videocápsula, si bien puede visualizar más territorio, no alcanza a cubrirlo todo. Otra opción diagnóstica distinta era que alguien le estuviera extrayendo sangre mediante una jeringa (**síndrome de Münchhausen por poderes**), y la historia del vampiro podría haber sido reflejo de ese mecanismo de pérdida de sangre. Se volvió a examinar a la niña prestando especial atención a su vasculatura y se le preguntó en privado sobre la historia del vampiro. La nueva exploración y las respuestas que proporcionó no resultaron preocupantes, por lo que se realizó un estudio con potencial diagnóstico.

Estudios diagnósticos

Se realizó un **estudio de eritrocitos marcados** con Tc-99m (11 mCi).

Resultados

«En las imágenes iniciales, se encontró un área donde el radiomarcador muestra actividad en el cuadrante inferior derecho del abdomen. En las imágenes posteriores, esta actividad del radiomarcador parece estar ubicada **en el intestino delgado distal**. Este es un hallazgo anómalo, indicativo de una fuente de sangrado digestivo».

Fue llevada al quirófano, con asistencia de gastroenterología, para una posible endoscopia intraoperatoria. Extracto de la nota quirúrgica: «...Las porciones visualizadas del estómago y el bazo, así como las del colon, parecían normales. Tras la inspección inicial del intestino delgado, **había lesiones vasculares violáceas anómalas y voluminosas presentes en la pared del intestino**. Nueve de las lesiones vasculares más grandes fueron identificadas y resecadas...»

En la histología se observan «conductos venosos anastomosados de tamaño variable, irregulares, de paredes gruesas y finas, ubicados principalmente en la muscular propia y la submucosa, y que se extienden a las superficies serosa y mucosa. Hay múltiples trombos presentes. La tinción fue negativa para el marcador de hemangioma juvenil Glut-1. Las células endoteliales eran positivas para CD31 y negativas para el marcador linfático D2-40, lo que confirma el origen **venoso**».

Diagnóstico

Síndrome del hemangioma cavernoso azul (SHCA).

Puntos de enseñanza

El *SHCA* es una alteración muy poco frecuente caracterizada por defectos venosos multifocales en la piel, los tejidos blandos y el tubo digestivo. Se informó por primera vez en 1860, y fue caracterizada de forma más completa por William Bean en 1958. En la literatura médica se han descrito aproximadamente 200 casos. Los pacientes experimentan una anemia crónica por hemorragia digestiva que suele comenzar en la infancia; solo en raras ocasiones sufren una hemorragia masiva. Una característica casi omnipresente del síndrome es la presencia de varios a cientos de lesiones cutáneas de color violáceo. Aunque se desconoce el mecanismo, Walshe informó en 1966 de dos familias con personas afectadas en tres y cinco generaciones sucesivas (lo que apoya una herencia autosómica dominante). Sin embargo, la mayoría de los casos no son familiares.

Una vez hecho el diagnóstico, se repitió el examen histológico de la biopsia tomada a la masa tumoral paraespinal y no se encontró evidencia de origen venoso. En la visita de seguimiento de 1 mes, la Hb había subido a 9.8 mg/dL, sin ninguna transfusión de por medio.

Quedaron preguntas por responder:

- ¿Por qué la mayoría de sus estudios de guayacol en heces resultaron negativos?
  - Respuesta más probable: la hemorragia era intermitente, o tal vez la técnica de guayacol fue deficiente.
- ¿Por qué en las endoscopias que se realizaron no se visualizaron los defectos vasculares?
  - Respuesta más probable: porque las endoscopias no alcanzan a cubrir toda la mucosa.
- ¿Por qué no tenía hemangiomas azules?
  - Respuesta: no siempre están presentes.

Lecturas recomendadas

Bean WB. *Vascular Spiders and Related Lesions of the Skin*. Charles C Thomas; 1958:178-185.
Ertem D, Acar Y, Kotiloglu E, Yucelten D, Pehlivanoglu E. Blue rubber bleb nevus syndrome. *Pediatrics*. 2001;107:418-421.
Walshe MM, Evans CD, Warin RP. Blue rubber bleb naevus. *Br Med J*. 1966;2:931-932.

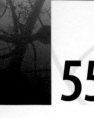

¡Chispas!

55

Andrew J. White

Motivo principal de consulta

Dolor de piernas.

Antecedentes de la enfermedad actual

Niño de 7 años de edad con autismo que empieza a tener problemas para caminar y se sujeta a cosas, como sillas o barandales, para apoyarse. Esto progresó a lo largo de 2 semanas hasta el punto en el que se negó a caminar en absoluto. Se quejaba de dolor en las piernas (a lo largo de estas), en la muñeca izquierda, en el tobillo y en los dedos de los pies, y ocasionalmente se señalaba el vientre bajo. El paracetamol ayudaba un poco con el dolor. No se había producido ningún traumatismo o lesión. Ha estado recibiendo fisioterapia sin que se haya visto mejoría. También ha tenido una baja ingesta por vía oral, y durante las últimas 2 semanas ha tenido deposiciones cada vez más líquidas. Sus heces ahora son siempre acuosas y se producen cada dos días. Recientemente, cuando lo llevan al baño se ve enrojecido y tiene temblores y grita durante los intentos de defecación. También ha empezado a hurgarse las encías, lo que es nuevo para él; suele hurgarse los lóbulos de las orejas y los dedos de forma repetitiva, como parte de su trastorno del espectro autista, lo que provoca zonas de excoriación y sangrado. No ha tenido fiebre, tos ni rinorrea; no presenta náusea, vómito ni disuria.

Fue visto por traumatología 3 semanas antes del ingreso. Ahí, le realizaron radiografías que resultaron negativas. Cuando persistió en su negativa a caminar, se obtuvo una resonancia magnética de su columna lumbosacra y del cerebro; ambas fueron normales. Se reinició la fisioterapia, pero no se produjo ninguna mejoría. También fue evaluado por un neurólogo, quien le recetó baclofeno y tizanidina, los cuales no han resuelto sus síntomas. Fue visto por un segundo neurólogo el día de su ingreso, quien lo remitió para valoración subsecuente en el hospital.

Antecedentes médicos

Autismo diagnosticado a los 2 años y medio de edad. No se le ha realizado ningún análisis de cariotipo molecular ni pruebas de detección del síndrome del cromosoma X frágil. Es capaz de articular algunas frases. Antes de los acontecimientos que condujeron a este ingreso, había caminado y corrido de forma independiente y era capaz de conducir un *scooter* con facilidad.

Antecedentes familiares/sociales

Dieta limitada. Solo come galletas con chispas de chocolate (**Chips Ahoy**®), M&M's®, galletas con mantequilla de maní y pastelitos individuales rellenos de crema. No come carne, frutas ni verduras.

Exploración física

- Signos vitales: T: 37.6 °C, FC: 130 lpm, FR: 20 rpm, PA: 121/80 mm Hg, SpO$_2$: 98%.
- Generales: angustiado y repitiendo frases, pero tumbado cómodamente en la cama.
- Piel: caliente y seca. Llenado capilar inferior a 2 s. Exantema y espinillas en ambas mejillas. Áreas de excoriación en la oreja derecha y en varios dedos.
- CONGO: normocefálico y atraumático. Las conjuntivas son claras, sin inyección ni ictericia escleral.
- Boca: encías con excoriaciones rojas e hipertrofiadas, sin drenaje purulento (fig. 55-1).

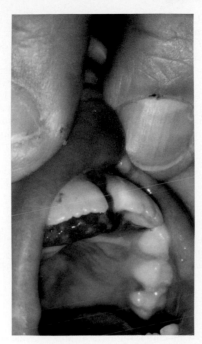

FIGURA 55-1 Encías con excoriaciones rojas e hipertrofiadas, sin drenaje purulento.

- Cuello: flexible, sin linfadenopatías.
- Pulmones: limpios a la auscultación bilateral.
- CV: ritmo y frecuencia regulares.
- Abdomen: ruidos intestinales leves y normoactivos, sin dolor ni distensión.
- Neurológico: despierto, alerta y ansioso.
- Ojos: MEOI.
- Neurológico: rostro simétrico. Sensibilidad y fuerza normales en la cara. Fuerza normal al encoger los hombros. Mueve todas las extremidades contra resistencia. Mantiene el miembro superior izquierdo pegado al cuerpo con movimiento mínimo. Aumento del tono en los miembros inferiores. Tendinitis del calcáneo. Mantiene las rodillas flexionadas y se resiste a la extensión. Sensibilidad intacta al tacto ligero en las cuatro extremidades. Reflejos 2+.

CONSIDERACIONES DIAGNÓSTICAS

- Artritis séptica
- Osteomielitis
- Fractura
- Distrofia muscular
- Dermatomiositis juvenil
- Raquitismo

Estudios diagnósticos y resultados

- La vitamina D fue de 38 mg/mL.
- La creatina-cinasa fue de 131 U/L.
- CRP de 39 mg/dL.
- VSG de 68 mm/h.
- La QS estaba dentro de los límites normales.
- BHC con Hb de 7.7 g/dL, microcítica.

Debido a la elevada VSG y al dolor en las piernas, se consultó a reumatología, que sospechó de una insuficiencia de vitamina C con base en experiencias previas y en la dieta restrictiva que llevaba. Se midió la vitamina C y en los resultados obtenidos 1 semana después se encontró que tenía concentraciones indetectables.

La resonancia magnética de los miembros inferiores permitió constatar un incremento anómalo de la intensidad de la señal en las metáfisis de los miembros inferiores y líquido subperióstico en los fémures distales, hallazgos clásicos del **escorbuto**. Posteriormente, en la radiografía simple obtenida por ortopedia era visible una banda metafisaria blanca, que es clásica del escorbuto.

Fue tratado con vitamina C por vía intravenosa y tuvo un alivio rápido y significativo de su dolor. La resolución de la hipertrofia gingival y la hemorragia fue rápida. El dolor de la pierna se resolvió, y mejoró la amplitud de movimiento y el uso de la muñeca. Seguía teniendo dificultades para caminar debido a las contracturas de flexión en sus rodillas.

Las áreas de nutrición, terapia de lenguaje y psicología trabajaron en conjunto para ayudarlo con su aversión a la comida.

DIAGNÓSTICO

1. **Escorbuto** (insuficiencia de vitamina C o ácido ascórbico), CIE-10, código E54
2. Trastorno del espectro autista
3. Contracturas de flexión en rodillas y tobillos, secundarias al desuso
4. Anemia, insuficiencia de hierro

Tratamiento/seguimiento

1. Ácido ascórbico 150 mg vía oral (v.o.), dos veces al día
2. Multivitamínico con hierro, un comprimido masticable v.o., una vez al día
3. Melatonina 6 mg v.o., una vez al día antes de dormir
4. Polietilenglicol 8.5 g v.o., una vez al día por la mañana

PUNTOS DE ENSEÑANZA

El escorbuto ha sido reconocido durante siglos como una enfermedad potencialmente mortal, pero ha desaparecido del radar de muchos médicos en las últimas décadas con la paulatina mejoría en la ingesta dietética de frutas y vegetales frescos. Las estimaciones actuales de su prevalencia en los Estados Unidos son inferiores al 1%, aunque, en la práctica, se ha detectado con mucha menor frecuencia. Las manifestaciones clínicas de la hipertrofia gingival y la hemorragia perifolicular son bien conocidas, pero el dolor de piernas, las mialgias y las artralgias son menos frecuentes. Los niños que desarrollan escorbuto tienen por definición una dieta restringida; estos niños podrían tener un diagnóstico de trastorno del espectro autista o trastorno por evitación/restricción de la ingesta de alimentos. La suplementación con vitamina C produce una rápida mejoría.

Lecturas recomendadas

Duggan PC, Westra SJ, Roseberg AE. Case records of the Massachusetts General Hospital. Case 23-2007: a 9-year-old boy with bone pain, rash, and gingival hypertrophy. *N Engl J Med.* 2007;357(4):392-400.

Fain O. Musculoskeletal manifestations of scurvy. *Joint Bone Spine.* 2005;72:124-128.

Ratanachu-Ek S, Sukswai P, Jeerathanyasakun Y, Wongtapradit L. Scurvy in pediatric patients: a review of 28 cases. *J Med Assoc Thai.* 2003;86(suppl 3):S734-S740.

Schleicher RL, Carroll MD, Ford ES, Lacher D. Serum vitamin C and the prevalence of vitamin C deficiency in the United States: 2003-2004 National Health and Nutrition Examination Survey (NHANES). *Am J Clin Nutr.* 2009;90(5):1252-1263.

56

Una ducha por hora

Nicholas R. Zessis

MOTIVO PRINCIPAL DE CONSULTA

«He estado vomitando durante el último año».

ANTECEDENTES DE LA ENFERMEDAD ACTUAL

Adolescente de 17 años de edad, varón, que acudió solo al servicio de urgencias porque tenía náusea y vómito desde hacía 1 año. Estos episodios son intermitentes y a veces duran 1-2 días; a veces, hasta 1 semana. Durante estos episodios presenta vómito entre una y dos veces al día, pero en ocasiones se incrementa hasta una o dos veces por hora. Puede pasar semanas o meses sin una crisis. En ocasiones estas se asocian con dolor abdominal difuso. No ha sido capaz de identificar un desencadenante ni un horario más probable en el día. A veces ocurre por la noche.

No ha perdido peso y no tiene odinofagia ni disfagia. No hay cefaleas, problemas de visión, diarrea, fiebre, dorsalgia o síntomas urinarios. No ha tenido melena, hematoquecia ni alteraciones cutáneas.

Ha sido valorado por su pediatra, así como en un centro de salud y en otros servicios de urgencias, sin resultados dignos de mención en los estudios diagnósticos (solo recuerda algunos análisis de sangre y estudios de imagen). Le dijeron que debía acudir a consulta con un gastroenterólogo, pero no acudió a seguimiento por remisión de los síntomas.

Se presenta hoy porque este episodio ha sido la exacerbación más intensa que ha experimentado; ha pasado casi 10 días con náusea y emesis, perdiendo casi una semana de clases.

ANTECEDENTES MÉDICOS

Sano, sin ingresos ni cirugías previos, totalmente vacunado.

Medicación

No toma medicación diaria, aunque previamente ha tomado ondansetrón con un alivio mínimo.

Antecedentes familiares/sociales

No hay nadie en la familia con enfermedad inflamatoria intestinal, enfermedad celíaca o úlcera péptica. Es hijo único y vive con su madre y su padre. Está en el último grado del bachillerato, y es un estudiante de notable a sobresaliente. Empezó a fumar marihuana porque sus amigos comenzaron a hacerlo y ahora fuma varias veces a la semana. No ha utilizado ni ingerido ninguna otra droga. Nunca ha tenido actividad sexual. Niega tener ideas suicidas u homicidas. No reporta viajes recientes.

EXPLORACIÓN FÍSICA

- Signos vitales: T: 36.8 °C, FC: 110 lpm, FR: 16 rpm, PA: 114/76 mm Hg, SpO$_2$: 99% en el aire ambiente; índice de masa corporal: 21.1 kg/m^2.
- Ojos: leve inyección conjuntival bilateral, por lo demás, una exploración sin mayores hallazgos.

CONSIDERACIONES DIAGNÓSTICAS

Se consideraron plausibles las *enfermedades de tipo recurrente* como el síndrome de vómito cíclico, la obstrucción intestinal intermitente, una alteración en vía biliar, la porfiria, los trastornos metabólicos, el síndrome de hiperemesis por canabinoides (SHC), la hiperplasia suprarrenal, el síndrome de la arteria mesentérica superior, el síndrome de Münchhausen y el seudotumor cerebral u otras causas de aumento de la presión intracraneal. Asimismo, se consideraron algunas *afecciones crónicas*, como enfermedad por reflujo gastroesofágico, úlcera péptica, esofagitis eosinofílica, acalasia, alergia alimentaria, intoxicación por plomo, trastornos de la motilidad, tumores secretores, rumiación y trastornos psicosomáticos, alimenticios y vestibulares.

Estudios diagnósticos y resultados

- La BHC, las pruebas de función hepática, la γ-glutamil-transferasa, la lipasa, la VSG, la CRP, las radiografías abdominales de dos proyecciones y el guayaco en heces fueron normales.
- QS: Na: 135 mEq/L, K: 2.7 mEq/L, Cl: 89 mmol/L, HCO_3: 32 mmol/L, BUN: 22 mg/dL, CR: 0.89 mg/dL, Glu: 71 mg/dL y Ca: 9.8 mg/dL.
- Análisis de orina con cetonas 2+, densidad específica 1.024.
- Examen toxicológico en orina: positivo a marihuana.

Impresión diagnóstica inicial

Al ingreso, el equipo pensó que el diagnóstico más probable era el síndrome de vómito cíclico, complicado por la deshidratación y la alcalosis metabólica hipocalémica o hipoclorémica. En el servicio de urgencias, se le administró:

- Un bolo de 1 L de solución salina normal
- Ondansetrón vía oral
- Suplemento de KCl vía oral

Adicionalmente, se hicieron planes para admitirlo en pediatría general.

Evolución del paciente

La madre llegó a la habitación cuando el paciente fue trasladado a piso. El médico residente estaba registrando los antecedentes de la mamá cuando el paciente, de manera agitada e inquieta, interrumpió:

Paciente: *Hermano, ¿tienes una ducha por aquí?*
Residente: ...Eh, creo que sí. Una pregunta más sobre el vómito, ¿usted...?
Paciente: *Pero hermano, el agua está caliente, ¿verdad? La necesito caliente, hermano.*
Residente: (se rasca la cabeza y mira a la mamá) ¿Con qué frecuencia se baña en casa?
Mamá: *Al menos unas 20-25 veces al día,* dice con expresión seria.
Residente: Entonces... ¿como cada hora?
Mamá: *Más o menos. ¿Y qué hay sobre el color de su piel? Normalmente no se ve así.*

Exploración física al presentarse a medicina general

- Signos vitales: T: 39.8 °C, FC: 125 lpm, FR: 22 rpm, PA: 142/94 mm Hg; SpO_2: 99% en el aire ambiente.
- Piel: difusamente enrojecida, diaforético, ligeramente agitado.
- Ojos: pupilas dilatadas, mucosas secas.
- CV: frecuencia taquicárdica, ritmo regular, pulsos distales fuertes, llenado capilar de 3 s.
- Pulmonar: taquipneico, pulmones completamente limpios, sin retracciones.
- Abdomen: blando, sin distensión, dolor o hepatoesplenomegalia; ruidos intestinales hiperactivos.
- Extremidades: temblor intermitente leve en los miembros superiores.
- Neurológico: reflejos rotulianos 4+, con clono sostenido en el tobillo. Los reflejos de sus miembros superiores son 2+.

Antecedentes adicionales

Le habían estado recetando ondansetrón frecuentemente; muchas de estas prescripciones fueron en la última semana. La madre no está segura de cuántas dosis ha tomado, pero niega el uso de medicación adicional.

Nuevas consideraciones diagnósticas

Síndrome serotoninérgico, síndrome maligno por neurolépticos, intoxicación anticolinérgica, hipertermia maligna, intoxicación simpaticomimética y meningitis o encefalitis.

DIAGNÓSTICO

1. **SHC**
2. **Síndrome serotoninérgico**

Tratamiento/seguimiento

- Síndrome serotoninérgico:
  - Suspender el ondansetrón; no administrar ningún fármaco serotoninérgico.
  - Vigilancia de los signos vitales, líquidos intravenosos de mantenimiento, nada por vía oral.
  - Benzodiazepina de acción corta: poco después, sus signos vitales y sus hallazgos neuromusculares mejoraron notablemente, por lo que ya no tuvo que ser trasladado a la unidad de cuidados intensivos pediátricos.
  - Electrocardiograma: intervalo QT de 480 ms.
  - Perfil electrolítico, con reposición cuando fue necesario.
  - Consulta con toxicología:
    - Medidas estándar para tratar la hipertermia, evitar antipiréticos.
    - Electrocardiografías seriadas y pruebas de electrolitos.
    - Concentración de creatina-cinasa: normal.
    - Inicia con ciproheptadina.
- SHC:
  - Asesoramiento para dejar de consumir marihuana.
  - Rehidratación.
  - Consulta con toxicología:
    - Se aplicó crema de capsaicina tópica en el abdomen, que fue mal tolerada.
    - Benzodiazepinas en caso de necesidad para la náusea, haloperidol en caso de necesidad para la hiperemesis grave, aunque este último no fue necesario.
- Egreso: mejoró y fue dado de alta a casa con capsaicina tópica.

PUNTOS DE ENSEÑANZA

- Para diagnosticar el síndrome de vómito cíclico se requiere:
  - Al menos cinco episodios en cualquier intervalo, o un mínimo de tres episodios en un periodo de 6 meses.
  - Crisis episódicas de náusea y vómito intenso que duran de 1 h a 10 días y que se producen con un intervalo de al menos 1 semana.
  - Un patrón y síntomas clásicos.
  - El vómito durante las crisis de náusea y vómito se produce al menos cuatro veces por hora durante al menos 1 h.
  - Todo regresa a la normalidad entre los episodios.
  - Diagnóstico de exclusión.
- SHC:
  - Tradicionalmente se pensaba que solo se producía con un consumo prolongado de marihuana (> 2 años) y de una dosis elevada (casi diaria), aunque recientemente se han descrito casos de ingesta menos significativa que han dado lugar al SHC.
    - En este paciente, el servicio de urgencias descartó inicialmente la posibilidad de un SHC, ya que consideraban que no fumaba suficiente marihuana.
    - El hallazgo de que el paciente obtenía alivio con el agua caliente es patognomónico del SHC.
  - La literatura médica no es clara en cuanto al tiempo de resolución de los síntomas tras el cese del consumo de marihuana debido a la falta de datos de seguimiento.
  - Muchos pacientes recaen, ya que el consumo de marihuana puede mejorar temporalmente la náusea.
- Síndrome serotoninérgico:
  - Las manifestaciones clínicas van desde temblores leves hasta hipertermia y choque potencialmente mortales.

- En su forma más grave, puede requerir un tratamiento agresivo para la hipertermia (no responderá al paracetamol, ya que esta se debe al aumento del metabolismo muscular), sedación, intubación y parálisis.
  - Se debe investigar si se produjo rabdomiólisis subsecuente.
- **Diagnóstico.** Se cumplen los criterios de Hunter si el paciente ha tomado un fármaco serotoninérgico, pero además debe presentar:
  - Clono espontáneo.
  - Clono inducible y agitación o diaforesis.
  - Clono ocular y agitación o diaforesis.
  - Temblor e hiperreflexia.
  - Hipertonía.
  - Temperatura mayor de 38 °C y clono ocular o clono inducible.
- Los hallazgos neuromusculares suelen ser más importantes en los miembros inferiores.
- Principios de tratamiento:
  - Interrupción de todos los fármacos serotoninérgicos.
  - Atención médica dirigida a la estabilización de los signos vitales.
  - Sedación con benzodiazepinas.
  - Administración de antagonistas de la serotonina.
  - Revaloración antes de reanudar el uso de fármacos serotoninérgicos causantes.
- Aunque hay informes de casos que describen el papel del ondansetrón en la precipitación del síndrome serotoninérgico, en general se cree que este fármaco por sí solo no puede causar este síndrome.

Lecturas recomendadas

Dunkley EJ, Isbister GK, Sibbritt D, et al. The Hunter Serotonin Toxicity Criteria: simple and accurate diagnostic decision rules for serotonin toxicity. *QJM*. 2003;96(9):635-642.

Gollapudy S, Kumar V, Dhamee MS. A case of serotonin syndrome precipitated by fentanyl and ondansetron in a patient receiving paroxetine, duloxetine, and bupropion. *J Clin Anesth*. 2012;24(3):251-252.

Li BU, Lefevre F, Chelimsky GG, et al. North American Society for Pediatric Gastroenterology, Hepatology, and Nutrition consensus statement on the diagnosis and management of cyclic vomiting syndrome. *J Pediatr Gastroenterol Nutr*. 2008;47(3):379-393.

Simonetto DA, Oxentenko AS, Herman ML, et al. Cannabinoid hyperemesis: a case series of 98 patients. *Mayo Clin Proc*. 2012;87(2):114-119.

Sorensen CJ, DeSanto K, Borgelt L, et al. Cannabinoid hyperemesis syndrome: diagnosis, pathophysiology, and treatment—a systematic review. *J Med Toxicol*. 2017;13(1):71-87.

Venkatesan T, Levinthal DJ, Li BUK, et al. Role of chronic cannabis use: cyclic vomiting syndrome vs cannabinoid hyperemesis syndrome. *Neurogastroenterol Motil*. 2019;31(suppl 2):e13606.

57

Llamaré a un amigo

Kevin Baszis

MOTIVO PRINCIPAL DE CONSULTA

Dolor abdominal y exantema.

ANTECEDENTES DE LA ENFERMEDAD ACTUAL

Adolescente de 17 años de edad, varón, con fiebre mediterránea familiar (FMF) que dice haber tenido un exantema en la parte inferior de la pierna derecha durante 3 semanas, dolor abdominal intermitente durante 2 semanas, así como un exantema en el tronco y las extremidades de 1 día de evolución.

Todo comenzó cuando notó una masa en el tobillo. Este comenzó a extenderse, a enrojecerse y a provocar la inflamación del tobillo. Se le diagnosticó celulitis y se le trató con clindamicina oral. La colchicina que estaba tomando para tratar la FMF fue suspendida temporalmente debido a una posible interacción entre los medicamentos.

Dos semanas después, desarrolló un dolor intermitente agudo en el cuadrante superior derecho (CSD) que se irradiaba hacia al hombro izquierdo. Notó con claridad que era diferente de su típico dolor abdominal por la FMF, que suele producirse en el cuadrante inferior izquierdo (CII). Ha tenido escalofríos y náusea, pero no ha presentado fiebre ni vómito en las últimas 2 semanas. No hubo ni exacerbación ni alivio del dolor con la alimentación ni algún cambio en sus hábitos de evacuación.

A continuación, desarrolló un exantema rojo con volumen y sin prurito en el tórax, que se extendió a la espalda y los miembros superiores e inferiores, por lo que acudió al servicio de urgencias.

ANTECEDENTES MÉDICOS

* FMF

Medicación

* Colchicina 0.6 mg/día, pero recientemente suspendida

Antecedentes familiares/sociales

* Hermana menor con FMF

EXPLORACIÓN FÍSICA

* Aspecto general: cómodo.
* Piel:
  * Exantema papuloso, el cual palidece a la presión, que se extiende desde el tórax hasta la espalda, el cuello y el abdomen.
  * En la parte medial del tobillo derecho, extendiéndose hasta la pantorrilla posterior, se observa una placa confluente, eritematosa, indurada y caliente, que muestra dolor a la palpación.
* Musculoesquelético:
  * No hay derrame en el tobillo derecho.
  * El tejido blando del tobillo derecho está ligeramente inflamado en relación con el izquierdo.
* Ojos: conjuntiva limpia, sin secreción o inyección. No hay ictericia escleral.
* Nariz: sin secreción.
* Pulmones: ruidos respiratorios normales.
* CV: no hay soplos.

- Abdomen: sin distensión. Dolor sobre el CSD y dolor sobre el mismo CSD al palpar el CII. Tiene reflejo de defensa pero no de rebote.
- Espalda: no se observa dolor en el ángulo costovertebral.
- Neurológico: alerta y conversador, reflejos 2+, fuerza 5/5.

CONSIDERACIONES DIAGNÓSTICAS

1. Celulitis, resistente a la clindamicina, en la pierna derecha
2. Exantema por fármacos, secundario a la clindamicina
3. Dolor abdominal, secundario a la clindamicina

Estudios diagnósticos

- BHC, QS, amilasa, lipasa, γ-glutamil-transferasa (GGT) y CRP
- Radiografía de tórax

Resultados

- Leucocitos: 10 000/mm^3.
- QS, amilasa, lipasa y GGT: normales.
- CRP: 68.3 mg/L.
- Radiografía de tórax: atelectasia perihiliar.

DIAGNÓSTICO

El paciente estaba en proceso de ingreso hospitalario para recibir vancomicina intravenosa a fin de tratar la celulitis resistente cuando el médico de urgencias telefoneó a un amigo reumatólogo y le compartió una foto tomada del teléfono del paciente (fig. 57-1).

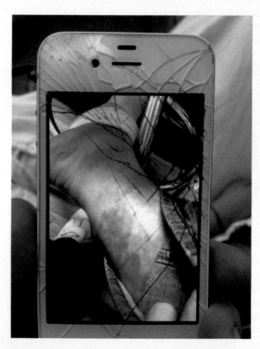

FIGURA 57-1 Fotografía tomada del teléfono con una imagen del exantema de la pierna, visible a pesar del cristal roto.

El amigo sugirió un diagnóstico alternativo:

1. **Brote de FMF**, con exantema erisipeloide en la pierna (debido al escaso cumplimiento del adolescente, que ya no tomaba la colchicina)
2. **Exantema por fármacos en el tronco**, secundario a la clindamicina
3. **Dolor abdominal**, secundario a la FMF

Tratamiento/seguimiento

1. Suspender los antibióticos.
2. Reiniciar la colchicina.
3. Empezar con corticoesteroides.

Puntos de enseñanza

La FMF es una enfermedad autoinflamatoria autosómica recesiva debida a una mutación en el gen *MEFV*, que codifica una proteína llamada, de manera singular, *pirina*. Tiene una alta prevalencia en Oriente Medio, con una frecuencia de portadores de hasta uno de cada siete en algunas poblaciones. Los episodios de fiebre de corta duración (2-3 días), a menudo acompañados de dolor abdominal intenso o peritonitis, son típicos y a menudo conducen a una laparotomía exploratoria innecesaria. También son frecuentes la artritis, la pleuritis, la pericarditis y la miositis, así como el exantema erisipeloide, que puede diagnosticarse erróneamente como celulitis. Adicionalmente, puede producirse una inflamación escrotal parecida a la de la torsión testicular. La colchicina es eficaz para prevenir la mayoría de las crisis y evitar la complicación a largo plazo de la amiloidosis.

Lecturas recomendadas

Barzilai A, Langevitz P, Goldberg I, et al. Erysipelas-like erythema of familial Mediterranean fever: clinicopathologic correlation. *J Am Acad Dermatol*. 2000;42(5 pt 1):791-795.
Berkun Y, Eisenstein E, Ben-Chetrit E. Fmf—clinical features, new treatments and the role of genetic modifiers: a critical digest of the 2010-2012 literature. *Clin Exp Rheumatol*. 2012;30(3 suppl 72):S90-S95.
Kolivras A, Provost P, Thompson CT. Erysipelas-like erythema of familial Mediterranean fever syndrome: a case report with emphasis on histopathologic diagnostic clues. *J Cutan Pathol*. 2013;40(6):585-590. doi:10.1111/cup.12132
Sag E, Bilginer Y, Ozen S. Autoinflammatory diseases with periodic fevers. *Curr Rheumatol Rep*. 2017;19(7):41.

58

Hueva de pescado o granos de café

Alex S. Plattner

MOTIVO PRINCIPAL DE CONSULTA

Vómito.

ANTECEDENTES DE LA ENFERMEDAD ACTUAL

Adolescente de 17 años de edad, mujer, que presenta una sensación de ardor en la garganta, el tórax y el abdomen desde hace 2-3 semanas, y señala que le duele al deglutir, ya sean sólidos o líquidos. Ha perdido 6 kg en ese tiempo. El día previo a la presentación, sintió una sensación de ardor en el tórax al salir de la ducha y vomitó los restos de una manzana. Luego vomitó un material que describió como «hueva de pescado o granos de café». Posteriormente, solo ha podido tolerar líquidos. No ha tenido fiebre, pero sí escalofríos, sudores nocturnos ocasionales y cefaleas frecuentes. No buscó ayuda de inmediato por falta de transporte. Acudió a su pediatra, quien la envió al servicio de urgencias.

También ha tenido «crisis» intermitentes durante los últimos 8 meses en las que se siente mareada y acalorada, seguidas de debilidad en los miembros inferiores. A veces pide que la lleven en brazos o que la sienten en una silla de ruedas. Fue vista en otro hospital hace 5 meses y sus estudios de laboratorio resultaron normales. Fue expulsada del colegio hace unos meses por faltar constantemente. Ha tenido exposiciones recientes a perros, gatos, serpientes, cerdos y garrapatas, y ha viajado a Boston.

ANTECEDENTES MÉDICOS PREVIOS

Recientemente ha recuperado su seguro de gastos médicos, pero no había visitado a su pediatra en más de un año antes de esta consulta. Su esquema de vacunación está al día.

Medicación

No toma ninguna medicación.

Antecedentes familiares/sociales

No tiene conocimiento de antecedentes familiares.

EXPLORACIÓN FÍSICA

- Generales: adolescente de aspecto delgado, sentada en la cama. Parece cansada, pero está tranquila.
- CONGO: pupilas isocóricas y reactivas, MEOI, conjuntivas normales, mucosas húmedas, bucofaringe despejada, cuello flexible sin adenopatías cervicales palpables.
- CV: frecuencia y ritmo normales, ruidos cardiacos normales, sin soplos.
- Pulmones: limpios bilateralmente, bien ventilados, esfuerzo respiratorio normal.
- Abdomen: blando, sin dolor ni distensión, no hay tumores ni organomegalias.
- Musculoesquelético: no se encuentra edema, dolor o deformidad.
- Piel: caliente y seca, sin exantemas ni hematomas.
- Neurológico: alerta y orientada en persona, lugar y tiempo. Estrabismo pero, por lo demás, nervios craneales II-XII normales. Tono y fuerza normales en todas las extremidades. Prueba de marcha no realizada y aplazada a petición de la paciente.

CONSIDERACIONES DIAGNÓSTICAS

El diagnóstico diferencial inicial era preocupante, ya que se pensaba en una posible hemorragia digestiva primaria causante de su emesis en posos de café; sin embargo, las infecciones, las neoplasias malignas y las afecciones neurológicas también podrían producir emesis sanguinolenta debido a las arcadas frecuentes que causan el desgarro de Mallory-Weiss. Sus antecedentes de escalofríos, sudores nocturnos y pérdida de peso significativa son preocupantes porque podrían estar relacionados con una posible neoplasia maligna. Por otra parte, las frecuentes cefaleas con vómito suscitaron preocupación por un aumento de la presión intracraneal (PIC). Su comentario de las «crisis» podría tratarse de síntomas conductuales, convulsiones, intoxicación o una secuela adicional del aumento de la PIC.

Estudios diagnósticos y resultados

*   BHC: leucocitos: 12 300/mm^3 (neutrófilos: 72%, linfocitos: 21%, miocitos: 6%), Hb: 13.9 g/dL, plaquetas: 182 000.
*   QS: Na: 137 mEq/L, K: 3.1 mEq/L, Cl: 109 mEq/L, CO$_2$: 19 mEq/L, BUN: 9 mg/dL, CR: 0.67 mg/dL, Glu: 92 mg/dL, Ca: 9.2 mg/dL, bilirrubina: 0.4 mg/dL, proteínas: 6.9 g/dL, albúmina: 4.2 g/dL, fosfatasa alcalina: 64 U/mL, ALT: 13 U/L, AST: 15 U/L.
*   TSH: 2.14.
*   Lipasa: 15 U/L.
*   VSG/CRP: 7/1.4.
*   Tiempo de protrombina/INR/tiempo de tromboplastina parcial: 14.2/1.0/25.8.
*   Prueba de gonadotropina coriónica humana en orina: negativa.
*   Virus de la inmunodeficiencia humana: negativo.

Durante la noche, la enfermera en turno fue llamada a la habitación por el padre de la paciente y encontró a la joven de espaldas, moviendo los brazos de un lado a otro y pateando con movimientos arrítmicos. Estos movimientos fueron controlables. Fue capaz de comunicarse con la enfermera y responder a las preguntas de forma adecuada durante este episodio. Después, fue capaz de ir al baño con ayuda. Tuvo más de 10 episodios similares esa noche. Se consultó a neurología y se concluyó que los movimientos no representaban una actividad convulsiva. No estaba claro si estos movimientos eran realmente conductuales o estaban relacionados con una enfermedad subyacente. Sin embargo, debido a estos síntomas, a la mañana siguiente se realizó una tomografía computarizada de la cabeza (fig. 58-1).

Se visualizó un tumor e hidrocefalia, y en la resonancia magnética se localizó el tumor en la región supraselar (figs. 58-2 y 58-3).

Las pruebas de laboratorio, incluyendo la hormona luteinizante (lutropina), la prolactina, la hormona del crecimiento, el factor de crecimiento insulínico tipo 1, la hormona foliculoestimulante (folitropina) y la corticotropina, se encontraban dentro de los límites normales y ayudaron a descartar el adenoma hipofisario. Se consultó a oftalmología y se detectó palidez temporal en el lado derecho, disminución de la agudeza visual, parálisis del nervio craneal VI y papiledema bilateral.

DIAGNÓSTICO

Astrocitoma pilocítico.

Tratamiento/seguimiento

Fue sometida a una resección parcial del tumor, que se identificó como un astrocitoma pilocítico.

PUNTOS DE ENSEÑANZA

Los *astrocitomas pilocíticos* son una forma relativamente inusual de tumores cerebrales pediátricos que se caracterizan por su naturaleza bien circunscrita y su pronóstico generalmente bueno. En un estudio de 51 pacientes con astrocitoma pilocítico, la supervivencia global fue del 82% a los 10 y 20 años, y el 89% de los supervivientes no experimentaron morbilidad persistente. La resección quirúrgica es la base del tratamiento; aunque también se puede utilizar quimioterapia o radiación complementarias. En una revisión retrospectiva de 31 pacientes con astrocitomas pilocíticos, la supervivencia específica de la enfermedad a 10 años no se vio afectada por la extensión resecada para la extirpación del tumor. Sin embargo, hubo un riesgo significativamente mayor de crecimiento tumoral posterior o de aparición de nuevas lesiones en los pacientes que no se sometieron a la resección total de la masa original.

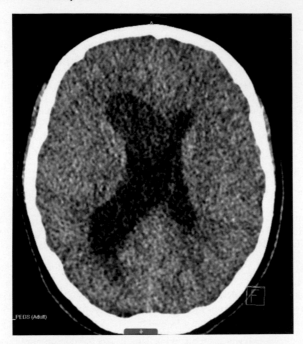

FIGURA 58-1 En la vista axial de la tomografía computarizada se observa un tumor en la porción anterior del ventrículo lateral derecho.

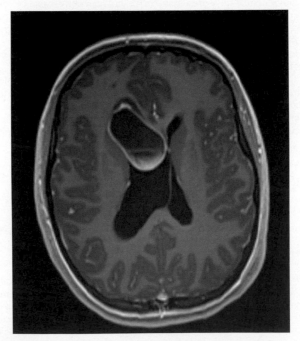

FIGURA 58-2 En la vista axial de la resonancia magnética se aprecia una lesión con borde realzado, ubicada en la porción anterior del ventrículo lateral derecho.

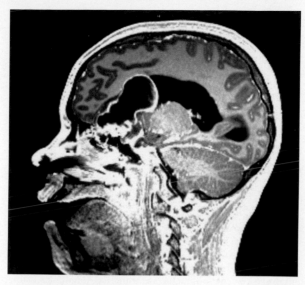

FIGURA 58-3 En la vista sagital de la resonancia magnética se puede apreciar una lesión con borde realzado, ubicada en la porción anterior de los ventrículos laterales.

Las masas supraselares se presentan con mayor frecuencia con alteración visual debido a su proximidad al quiasma óptico. Otros síntomas pueden incluir cefalea, debilidad o vómito debido al aumento de la PIC, como se observa en esta paciente.

Lecturas recomendadas

Forsyth PA, Shaw EG, Scheithauer BW, O'Fallon JR, Layton DD Jr, Katzmann JA. Supratentorial pilocytic astrocytomas. A clinicopathologic, prognostic, and flow cytometric study of 51 patients. *Cancer*. 1993;72(4):1335-1342.

Park JH, Jung N, Kang SJ, et al. Survival and prognosis of patients with pilocytic astrocytoma: a single-center study. *Brain Tumor Res Treat*. 2019;7(2):92-97.

Synder PJ. Gonadotroph adenomas. En: Melmed S, ed. *The Pituitary*. 2nd ed. Blackwell Science Inc.; 2002:575.

59

Bastante Graves

Jennifer D. May

Motivo principal de consulta

Dificultad respiratoria.

Antecedentes de la enfermedad actual

Niño de 5 días de edad con 36 semanas de edad gestacional que fue trasladado desde otro hospital por agravamiento de su dificultad respiratoria y taquicardia. Nació de una madre con enfermedad de Graves; se encontraba con buena salud y fue asintomático durante los primeros 3 días de vida.

La madre es una mujer de 28 años que fue diagnosticada con esta enfermedad durante el embarazo tras presentar proptosis. Recibió tratamiento con propiltiouracilo y luego con metimazol; sin embargo, continuó en estado hipertiroideo durante todo el embarazo. Las inmunoglobulinas estimulantes de la tiroides de la madre se encontraban elevadas, con cifras de 5.7 (lo normal es < 1.3 en el índice de rigidez tiroidea), la hormona estimulante de la tiroides (TSH, *thyroid-stimulating hormone*) era menor de 0.01 µUI/mL y la T_4 libre era de 1.4 ng/dL.

Los estudios tiroideos del lactante se obtuvieron al tercer día de vida e incluían TSH (< 0.01), T_4 libre (> 7.7) y anticuerpos del receptor de tirotropina (> 40). Se le empezó a administrar metimazol a razón de 0.2 mg/kg, divididos en dos dosis diarias; sin embargo, durante los 2 días siguientes su taquicardia se agravó, requirió de oxígeno suplementario y se volvió más tembloroso e irritable. En la radiografía de tórax, tomada el quinto día, se encontró una cardiomegalia.

Exploración física

- Signos vitales: T: 36.5 °C; FC: 190 lpm; FR: 48 rpm; PA: 75/35 mm Hg; SpO_2: 90%; FiO_2: 40%.
- Cabeza: fontanela anterior suave, abierta, plana, no moldeada.
- Ojos: con espacio interocular normal, se abren espontáneamente, se observa exoftalmos.
- Reflejo rojo: presente.
- CONGO: no hay fosas ni marcas en las orejas, la nariz se ve despejada, paladar de arco alto.
- Pulmones: limpios a la auscultación, sin retracciones, buen intercambio de aire.
- CV: frecuencia y ritmo regulares, sin soplos, pulsos de los miembros inferiores similares, llenado capilar normal.
- Abdomen: redondeado, blando; sin dolor, distensión u organomegalia; cordón umbilical con tres vasos.
- Genitourinario: pene normal, testículos descendidos bilateralmente, genitales normales para la edad gestacional y no circuncidados.
- Ano: de aspecto normal.
- Columna vertebral: recta e intacta, sin hoyuelos ni mechón sacro.
- Extremidades: no se encuentra crepitación clavicular, las caderas son estables y no se escuchan chasquidos.
- Neurológico: despierto; tono aumentado, irritable, buena succión y agarre; tembloroso.

Consideraciones diagnósticas

- Enfermedad de Graves neonatal (EGN) secundaria a hipertiroidismo materno
- EGN secundaria a una mutación que activa la TSH
- EGN secundaria al síndrome de McCune-Albright

188

Estudios diagnósticos y resultados

* Resultados de las pruebas de laboratorio del neonato:
    * Receptor de anticuerpos de tirotropina (TRAb, *thyrotropin receptor Ab*) > 40 (normal: < 1.75 UI/L).
    * TSH: < 0.01 μUI/mL (baja).
    * T_4 libre: > 7.7 ng/dL (normal: 1-3).
    * T_3 libre: 25.9 pg/mL (normal: 2.3-4.1).
* Ecocardiograma: función sistólica biventricular gravemente reducida (fracción de eyección del ventrículo izquierdo del 21%), hipertrofia del ventrículo derecho con resistencia vascular pulmonar estimada en más de 90 mm Hg, e insuficiencia tricuspídea y mitral moderadas.

DIAGNÓSTICO

1. **Enfermedad de Graves neonatal**
2. **Miocardiopatía** secundaria a tirotoxicosis

Tratamiento/seguimiento

El paciente fue tratado con óxido nítrico inhalado para la hipertensión pulmonar, milrinona y niprida para la reducción de la poscarga, y propranolol para el betabloqueo. En el séptimo día fue intubado (con un equipo de oxigenación por membrana extracorpórea en espera) por agravamiento de la función cardiorrespiratoria.

Se aumentó la dosis de metimazol para inhibir mejor la síntesis de la hormona tiroidea. Se añadió yoduro de potasio para reducir la síntesis de hormonas tiroideas y bloquear de forma aguda su liberación, junto con dosis de estrés de esteroides para reducir la conversión periférica de T_4 a T_3, y colestiramina para facilitar la eliminación de la hormona tiroidea no conjugada en el intestino. Con este tratamiento médico, logró estabilizarse, mejoró gradualmente y fue extubado en el día 19. Su función cardiaca mejoró, y un nuevo ecocardiograma en el día 22 mostró una función sistólica normal, pero todavía con hipertrofia ventricular izquierda e hipertrofia ventricular derecha.

La medicación al alta incluía sildenafilo, metimazol, clonidina, prednisona y propranolol; de estos fármacos, los tres últimos se prescribieron en esquema de reducción, a fin de suspenderlos en 1 mes.

PUNTOS DE ENSEÑANZA

La EGN es causada por la actividad de los anticuerpos estimulantes del receptor de TSH maternos (TRAb), transportados a través de la placenta durante el embarazo, lo que conduce a una sobreproducción de la hormona tiroidea. Las manifestaciones clínicas de la EGN pueden ir desde irritabilidad, diarrea y escaso aumento de peso, hasta inestabilidad hemodinámica, hipertensión pulmonar, insuficiencia cardiaca y muerte.

Mientras que la prevalencia de la enfermedad de Graves en las mujeres embarazadas es del 0.1-0.4%, solo entre el 1 y el 5% de los neonatos nacidos de madres con enfermedad de Graves desarrollarán la enfermedad.

Las recomendaciones para los neonatos nacidos de una madre con enfermedad de Graves incluyen la obtención de las concentraciones de TRAb poco después del nacimiento, de TSH y T_4 entre el tercer y el quinto día de vida, y de nuevo entre el décimo y decimocuarto día de vida, o antes si el lactante se vuelve clínicamente sintomático. Una concentración de TRAb tres veces superior al límite superior del rango normal sitúa al neonato en alto riesgo de desarrollar EGN.

El tratamiento puede incluir lo siguiente: metimazol, para bloquear la síntesis de T_4 y T_3 mediante la inhibición de la enzima peroxidasa tiroidea; propranolol, para contrarrestar los efectos derivados de la T_3; solución de Lugol, también conocida como *yoduro de potasio* (inhibe de forma aguda la secreción de T_4 y T_3 e inhibe la organificación del yodo en la glándula tiroidea); glucocorticoides, que también inhiben la conversión de T_4 en T_3; colestiramina, para unir los metabolitos excretados de la hormona tiroidea e impedir su reabsorción por recirculación enterohepática; litio, para bloquear la secreción de la hormona tiroidea; y plasmaféresis, para eliminar directamente los TRAb.

El tratamiento se mantiene hasta que se eliminan los TRAb maternos. La vida media de los TRAb en el lactante puede ser de 3-12 semanas.

Lecturas recomendadas

Alexander EK, Pearce EN, Brent GA, et al. 2017 guidelines of the American Thyroid Association for the diagnosis and management of thyroid disease during pregnancy and the postpartum. *Thyroid.* 2017;3:315-389.

Samuels ST, Namoc SM, Bauer AJ. Neonatal thyrotoxicosis. *Clin Perinatol.* 2018;45:31-40.

Van Der Kaay DC, Wasserman JD, Palmert MR. Management of neonates born to mothers with Graves disease. *Pediatrics.* 2016;137(4):2015.

60

Fenómeno mixto

Tarin M. Bigley

MOTIVO PRINCIPAL DE CONSULTA

«Tengo los dedos azules y me duelen».

ANTECEDENTES DE LA ENFERMEDAD ACTUAL

Adolescente de 15 años, varón, se presenta por cambio de coloración y dolor del quinto dedo izquierdo de varios días de evolución. En un principio, la yema del dedo se veía pálida y estaba adormecida, seguido de periodos en los que el dedo estaba azul o morado. Su segundo dedo izquierdo empezó a mostrar cambios de coloración similares. Acudió a su médico, quien le solicitó pruebas de anticuerpos antinucleares (ANA, *antinuclear antibodies*), las cuales resultaron positivas (1:640). Varios días antes del inicio de los síntomas, presentó náusea y disfagia y tuvo varios episodios de vómito, por lo que se le empezó a administrar omeprazol. Su apetito ha disminuido y ha perdido 2.7 kg. También presentaba mialgias y artralgias intermitentes y difusas, así como cansancio y debilidad que estaban mejorando hasta su presentación a la clínica reumatológica. No tenía ninguna otra enfermedad reciente, medicación ni exposición a drogas.

ANTECEDENTES MÉDICOS

* Apnea del sueño debido a crecimiento de amígdalas y adenoides, resuelta.
* Adenoamigdalectomía en 2017 para tratar la apnea del sueño.

Antecedentes familiares/sociales

* Es adoptado.
* Vive con su familia.
* Practica varios deportes, actualmente el fútbol.
* Viajó a Inglaterra e Italia hace varios meses.
* Niega haber tenido exposición a personas enfermas.
* Niega consumir drogas.
* Toma un suplemento alimenticio a base de frutas y verduras, pero ninguna otra medicación suplementaria o alternativa.

EXPLORACIÓN FÍSICA

* Signos vitales: FC: 78 lpm, FR: 16 rpm, PA: 118/64 mm Hg, T: 36.7 °C, estatura: 171 cm, peso: 65 kg, índice de masa corporal: 22.2 kg/m^2.
* Estado general: parece bien alimentado y con adecuado desarrollo.
* CONGO: normocefálico y atraumático. La bucofaringe está clara y húmeda, con un leve eritema faríngeo. Pupilas isocóricas, redondas y reactivas a la luz. Las conjuntivas y los movimientos extraoculares son normales.
* Cuello: con amplitud normal de movimiento y flexible. No hay presencia de tiromegalia.
* CV: frecuencia y ritmo regulares; sin soplo, frémito o ritmo de galope.
* Pulmones/tórax: esfuerzo respiratorio normal. No presenta dolor.
* Abdomen: suave, sin distensión ni dolor.
* Musculoesquelético: amplitud de movimiento normal. Dolor en articulaciones metacarpofalángicas, interfalángicas proximales, interfalángicas distales, muñecas, codos, hombros, rodillas, tobillos y metatarsofalángicas. Fuerza 5/5 en todo el cuerpo, volumen muscular normal.
* Ganglios linfáticos: sin adenopatías cervicales.

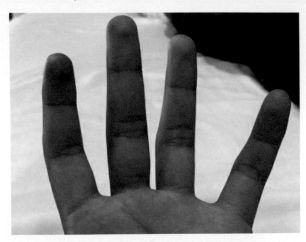

FIGURA 60-1 Imagen de los dedos al momento de la presentación.

- Neurológico: alerta y orientado en persona, lugar y tiempo. Los dedos cianóticos presentan una deficiencia sensitiva.
- Piel: caliente y seca, sin exantema. El llenado capilar tarda menos de 2 s, excepto en el quinto dedo, donde hay palidez bilateralmente. Se observa algo de cianosis y palidez en las puntas de ambos dedos índices (fig. 60-1); en las puntas de ambos quintos dedos se encontró retraso en el llenado capilar. Buenos pulsos axilares, braquiales y dorsales.

CONSIDERACIONES DIAGNÓSTICAS

- Fenómeno de Raynaud: primario frente a secundario
- Acrocianosis postinfección viral
- Crioglobulinemia postinfección viral
- Enfermedad por crioaglutininas

Estudios diagnósticos y resultados

- **ANA: 1:1280, anticuerpos anti-ADN bicatenario: 5 (positivo bajo), anticuerpos anti-RNP: > 8, anticuerpos anti-Smith: 5.7, C4: 11.9 (bajo), C3: 82 (bajo), anticuerpos anticitoplasma de neutrófilos: 1:2 560** (pANCA, PR3 y MPO: negativos), factor reumatoide: negativo, pruebas de anticuerpos de miositis y esclerodermia: positivas solo para anticuerpos anti-RNP y anti-Smith.
- La BHC, la VSG, la CRP y las enzimas musculares fueron normales.
- Las pruebas de inmunoglobulina (Ig) G y M contra el virus de Epstein-Barr y las pruebas de hepatitis resultaron negativas; las de IgG e IgM contra el parvovirus salieron positiva y negativa, respectivamente. Las pruebas de IgM e IgG contra *Mycoplasma pneumoniae* **fueron positivas**.
- Crioaglutininas y crioglobulinas: negativas.
- Examen toxicológico: negativo.
- Análisis de orina y proteínas en orina: creatina normal.
- Radiografía de tórax y ecocardiografía: normales; angiografía por tomografía computarizada del miembro superior derecho: vasculatura normal.

DIAGNÓSTICO

Enfermedad mixta del tejido conjuntivo (EMTC), con enfermedad de Raynaud refractaria.

Tratamiento/seguimiento

Se empezó a administrar al paciente ácido acetilsalicílico infantil, gabapentina y amlodipino. La presencia de autoanticuerpos y los síntomas de EMTC llevaron a iniciar tratamiento con hidroxicloroquina. También se completó un ciclo de azitromicina dado su resultado positivo de IgG e IgM contra *Mycoplasma*. Sin embargo, los síntomas se agravaron y progresaron hasta afectar la mayoría de los dedos, con características graves que incluían la persistencia de isquemia y ulceraciones

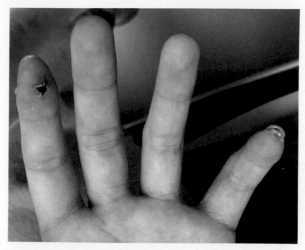

FIGURA 60-2 Ulceración digital con isquemia.

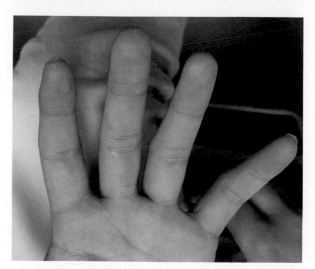

FIGURA 60-3 Resolución y cicatrización de la ulceración digital.

necróticas (fig. 60-2, obsérvense las ulceraciones del segundo y el quinto dedos). El paciente fue ingresado y tratado con prostaglandina intravenosa, rituximab y un ciclo de prednisona. También se le empezó a administrar pasta de nitroglicerina, bosentán y sildenafilo. Se suspendió el omeprazol. Respondió bien y la medicación se ha reducido gradualmente, hasta dejar solamente la hidroxicloroquina, el sildenafilo y el amlodipino. Aunque siguió teniendo cambios de coloración ocasionales con la exposición al frío, de todo lo demás se recuperó completamente (fig. 60-3). Sus anticuerpos anti-ADN bicatenario volvieron a la normalidad, los anticuerpos anti-Smith tenían títulos bajos, mientras que sus anticuerpos anti-RNP se han mantenido altos.

PUNTOS DE ENSEÑANZA

Este paciente tuvo una presentación y una evolución complicadas. Su episodio de emesis y náusea con artralgias y mialgias antes de la aparición de los cambios de coloración en los dedos, así como los hallazgos de IgM contra *M. pneumoniae*, eran indicativos de una infección reciente. Estos sucesos, junto con el inicio del omeprazol, fueron considerados como posibles factores precipitantes de su presentación. La presencia de diversos autoanticuerpos era altamente indicativa de un trastorno autoinmunitario subyacente, en este caso, EMTC.

Los criterios para el diagnóstico de la EMTC no han sido validados en la población pediátrica. Esta enfermedad generalmente se considera un síndrome de solapamiento en el que los pacientes tienen anticuerpos anti-RNP (ribonucleoproteína U1) elevados y características propias del lupus eritematoso sistémico (LES), esclerosis sistémica, polimiositis o dermatomiositis. Se caracteriza por hallazgos clínicos como el fenómeno de Raynaud, inflamación de las manos, sinovitis, miositis o mialgias, y exantemas como el exantema malar, la esclerodermia y las pápulas de Gottron. Los ANA suelen tener títulos elevados (> 1:640). Si los anticuerpos anti-Smith o anti-ADN bicatenario están presentes, lo están en menor proporción que los anti-RNP, pero su presencia y persistencia sugieren que el paciente tiene predisposición a desarrollar LES. Aunque no está claro si este paciente desarrollará una de estas enfermedades, tiene de momento como síntoma más relevante el fenómeno de Raynaud. Se ha postulado que, cuando el fenómeno de Raynaud provoca daños en los tejidos, debería denominarse *enfermedad de Raynaud*.

El fenómeno de Raynaud se presenta con cambios repentinos de coloración muy significativos en los dedos de las manos y, a veces, de los pies. Es causado por la vasoconstricción de las arterias y arteriolas digitales, lo que produce palidez, seguida de cianosis y, finalmente, enrojecimiento a medida que se resuelve la vasoconstricción y se reanuda la corriente sanguínea. Los pulgares rara vez están involucrados. En el fenómeno de Raynaud, la vasoconstricción suele producirse como respuesta a la exposición al frío o, con mayor exactitud, a una reducción de la temperatura ambiental. Otros estímulos, como el estrés, también pueden inducir la vasoconstricción. Se estima que la prevalencia es del 3-20% en las mujeres y del 3-14% en los hombres, y es mayor en los grupos de edad jóvenes (adolescentes más que niños pequeños) y en los que tienen antecedentes familiares. Los pacientes suelen describir entumecimiento, hormigueo, sensación de piquetes, dolor y, con menor frecuencia, isquemia que da lugar a ulceraciones.

Para diagnosticar el fenómeno de Raynaud, se requiere tener antecedentes de al menos dos cambios de coloración, generalmente palidez y cianosis, tras la exposición al frío. El fenómeno de Raynaud primario se utiliza para los pacientes que no tienen un diagnóstico subyacente conocido. Es más frecuente en mujeres jóvenes, y puede haber una asociación con las migrañas y otras disfunciones vasculares. El fenómeno de Raynaud secundario se produce en presencia de una enfermedad subyacente. Es importante diferenciar el Raynaud primario del secundario mediante los antecedentes, la exploración física y, en ocasiones, los estudios de laboratorio. En los pacientes con el fenómeno de Raynaud se debe considerar e investigar si existen afecciones reumatológicas, como el LES, la EMTC, la esclerosis sistémica, la dermatomiositis, el síndrome de Sjögren y otras vasculitis autoinmunitarias. Aquellos pacientes con alteraciones capilares en el lecho ungueal, como telangiectasias, o ANA mayores de 1:160, tienen mayores probabilidades de presentar una enfermedad reumatológica subyacente. Algunos estudios sugieren que existe una incidencia anual de transición del fenómeno de Raynaud primario al secundario de alrededor del 1% y que el desarrollo de una enfermedad autoinmunitaria no es algo infrecuente. Otras consideraciones diagnósticas deben incluir el hipotiroidismo, la exposición a fármacos o toxinas como el cloruro de polivinilo, las ergotaminas, la nicotina, los simpaticomiméticos, los quimioterápicos (especialmente el cisplatino y la bleomicina), la crioglobulinemia, la crioaglutinina, el síndrome paraneoplásico, la oclusión vascular (trombos) y el uso repetitivo de herramientas vibratorias que provocan lesiones vasculares.

El abordaje terapéutico del fenómeno de Raynaud depende de la gravedad de la presentación y del diagnóstico subyacente. Las personas con diagnóstico de enfermedad secundaria deben someterse al tratamiento de su afección subyacente. Los pacientes que no tienen manifestaciones isquémicas, como la ulceración, y cuyos síntomas no limitan su funcionamiento diario pueden ser tratados con medidas de apoyo y modificaciones del estilo de vida, entre ellas, evitar la exposición a los descensos de temperatura mediante el uso de guantes, calcetines y otras prendas de abrigo, así como evitar fármacos vasoconstrictores, como la cafeína y el tabaco. Si los síntomas son graves o no responden a las maniobras mencionadas, los bloqueadores de los canales de calcio (BCC) son la primera línea de tratamiento farmacológico. Cuando fallen los BCC, se considera el uso de nitratos tópicos, de inhibidores de la fosfodiesterasa tipo 5 (por lo general, el sildenafilo) y, a veces, de antagonistas de los receptores de la angiotensina II o inhibidores selectivos de la recaptación de serotonina. A los pacientes con isquemia grave, progresiva o refractaria se les comienza a administrar ácido acetilsalicílico y prostaglandina intravenosa. Se consideran el bloqueo digital o regional y, en muy pocas ocasiones, la simpatectomía para los pacientes que no responden a ningún tratamiento farmacológico.

Lecturas recomendadas

Berard RA, Laxer RM. Pediatric mixed connective tissue disease. *Curr Rheumatol Rep.* 2016;18(5):28.

Chikura B, Moore TL, Manning JB, et al. Sparing of the thumb in Raynaud's phenomenon. *Rheumatology.* 2008;47:219.

Freedman RR, Mayes MD. Familial aggregation of primary Raynaud's disease. *Arthritis Rheum.* 1996;39:1189.

Hirschl M, Hirschl K, Lenz M, et al. Transition from primary Raynaud's phenomenon to secondary Raynaud's phenomenon identified by diagnosis of an associated disease: results of ten years of prospective surveillance. *Arthritis Rheum.* 2006;54:1974.

Kallenberg CG, Wouda AA, Hoet MH, van Venrooij WJ. Development of connective tissue disease in patients presenting with Raynaud's phenomenon: a six year follow up with emphasis on the predictive value of antinuclear antibodies as detected by immunoblotting. *Ann Rheum Dis.* 1988;47:634.

Leppert J, Aberg H, Ringqvist I, Sörensson S. Raynaud's phenomenon in a female population: prevalence and association with other conditions. *Angiology.* 1987;38:871.

Spencer-Green G. Outcomes in primary Raynaud's phenomenon: a meta-analysis of the frequency, rates, and predictors of transition to secondary diseases. *Arch Intern Med.* 1998;158:595.

Suter LG, Murabito JM, Felson DT, Fraenkel L. The incidence and natural history of Raynaud's phenomenon in the community. *Arthritis Rheum.* 2005;52:1259.

Zahavi I, Chagnac A, Hering R, et al. Prevalence of Raynaud's phenomenon in patients with migraine. *Arch Intern Med.* 1984;144:742.

61

De vuelta a lo básico

Lauren Gregory

MOTIVO PRINCIPAL DE CONSULTA

«Solía caminar, pero ahora gatea».

ANTECEDENTES DE LA ENFERMEDAD ACTUAL

Niño de 2 años de edad es presentado con un agravamiento en su alteración de la marcha y dorsalgia. Hace 4 semanas se negó a que sus padres lo sentaran en la silla del auto y gritó que le dolía la espalda, un comportamiento atípico en él. Hace 2 semanas y media sus padres se dieron cuenta de que su marcha no era normal. Ahora prefiere gatear en lugar de caminar. Para ponerse de pie, empuja el suelo con las manos y luego apoya estas sobre los muslos. Hace 1 semana, visitó a sus abuelos en Kentucky, Estados Unidos, donde vomitó cuatro veces. No tuvo otros síntomas ni más episodios de emesis. Ha tomado intermitentemente ibuprofeno para la dorsalgia, lo que le ha dado cierto alivio.

Su pediatra le solicitó una ecografía bilateral de la cadera, radiografías simples de las caderas y la pelvis, BHC y marcadores inflamatorios. Los estudios de imagen fueron normales. La BHC y la CRP fueron normales, y la VSG estaba ligeramente elevada. Entonces se le remitió a un cirujano ortopédico pediátrico, quien concluyó que estos síntomas podían deberse a una inflamación o a una distensión de los tejidos blandos. La repetición de la BHC resultó de nuevo normal, pero la VSG continuó siendo elevada.

Se ordenó una resonancia magnética de la pelvis y de la columna lumbar con sedación, pero se presentó en urgencias antes de que se obtuvieran esos estudios, debido a que se negaba definitivamente a caminar.

ANTECEDENTES MÉDICOS

- Nacido de término
- Alergia a la leche

Medicación

- Ibuprofeno (por razón necesaria)

Antecedentes familiares/sociales

- Madre y hermano con displasia congénita de cadera. Madre portadora de la enfermedad de Krabbe.
- Vive con sus padres y su hermano menor en una casa. No asiste a la guardería. Tiene todas sus vacunas.

EXPLORACIÓN FÍSICA

- Signos vitales: T: 37.2 °C, FC: 97 lpm, FR: 24 rpm, PA: 98/64 mm Hg, SpO$_2$: 99% en el aire ambiente.
- Generales: está cómodo y tranquilo cuando está en el regazo de sus padres, pero llora cuando se le pone de pie.
- Cabeza: normocefálico, atraumático.
- Ojos: conjuntiva clara.
- Nariz: sin secreciones.
- Boca: no hay lesiones en los labios ni en la mucosa bucal. MMH.
- Cuello: flexible.

- Pulmones: respiración cómoda, limpia a la auscultación bilateral.
- CV: frecuencia y ritmo regulares, sin soplos.
- Abdomen: blando, distendido, ruidos intestinales presentes, sin dolor a la palpación ni organomegalia.
- Extremidades: bien perfundidas, sin deformidades.
- Espalda: dolor a la palpación sobre el sacro.
- Piel: sin exantemas.
- Musculoesquelético: amplitud de movimiento activo y pasivo completo en caderas, rodillas, tobillos y pies. Las caderas y las rodillas no presentan dolor a la palpación.
- Neurológico: despierto, alerta. MEOI, rostro simétrico. Mueve todas las extremidades. Sensibilidad intacta en todo el cuerpo. No hay debilidad muscular evidente. Disminución del tono muscular axial. Reflejos bilaterales en los miembros superiores e inferiores 2+. Coordinación normal. Pasó de estar sentado a estar de pie, impulsándose con sus manos hacia adelante sobre sus piernas. Caminaba con la pelvis inclinada hacia delante.

CONSIDERACIONES DIAGNÓSTICAS

Dada la presencia del signo de Gower y la disminución del tono axial, se consideraron algunos trastornos neuromusculares como la distrofia muscular de Duchene, la distrofia muscular de Becker, así como la mielitis transversa. Tomando en cuenta la dorsalgia, se consideró la osteomielitis, la discitis, un posible traumatismo, una neoplasia maligna y un tumor vertebral.

Estudios diagnósticos

- BHC, QS, magnesio, fósforo, creatina-cinasa, VSG y CRP.
- Se consultó a neurología y se recomendó una resonancia magnética del encéfalo y la columna vertebral.

Resultados

- BHC: leucocitos: $10\,700/mm^3$, Hb: 12.1 g/dL, hematocrito: 36.6%, plaquetas: 407 000, neutrófilos: 41%, granulocitos inmaduros: 0.2%, linfocitos: 53%.
- QS, magnesio, fósforo: dentro de los límites normales.
- VSG: 30 s, CRP: 1.3 mg/dL.
- Creatina-cinasa: 60 U/L.
- Resonancia magnética: realce del disco intervertebral y de la placa terminal del cuerpo vertebral adyacente, con anomalía de la señal de la médula asociada, compatibles con discitis y osteomielitis a nivel de L5-S1.

DIAGNÓSTICO

1. **Discitis** de la región lumbosacra.
2. **Osteomielitis** vertebral de la región lumbosacra.
3. Se obtuvo una biopsia ósea mediante radiología intervencionista, y el cultivo no mostró ningún crecimiento; sin embargo, la PCR para especies de ***Kingella*** fue positiva.

Tratamiento/seguimiento

Fue dado de alta a casa con cefazolina para tratar la osteomielitis y la discitis por *Kingella*. Se le trató durante 2.5 semanas con antibióticos intravenosos y luego se le cambió a cefalexina durante 4 semanas más. La VSG se normalizó y su exploración física volvió a la normalidad durante este tiempo.

PUNTOS DE ENSEÑANZA

En la población pediátrica, la discitis se produce con mayor frecuencia en los niños pequeños. *Staphylococcus aureus* es la causa infecciosa más usual, aunque en la mitad de los casos no se identifica ningún microorganismo. La osteomielitis vertebral es menos frecuente que la discitis, y suele presentarse en niños mayores y adolescentes. La osteomielitis infantil suele deberse a una infección hematógena, aunque puede producirse de forma secundaria a la inoculación directa a través de traumatismos y cirugías. Las causas bacterianas de la osteomielitis varían según el grupo de edad; *S. aureus* es la causa más frecuente de osteomielitis hematógena aguda en todos los grupos etarios.

Kingella kingae es un microorganismo gramnegativo betahemolítico anaerobio facultativo. La colonización asintomática de la bucofaringe es frecuente en los niños pequeños (6 meses), pero esta incidencia disminuye hasta el 10-12% en el segundo año de vida, para luego descender a niveles muy bajos. *Kingella* es difícil de cultivar en las preparaciones de rutina. Existen pruebas de PCR para la detección de estas bacterias.

Lecturas recomendadas

Conrad D. Acute hematogenous osteomyelitis. *Pediatr Rev*. 2010;31(11):464-471. doi:10.1542/pir.31-11-464

Samara E, Spyropoulou V, Tabard A, et al. Kingella kingae and osteoarticular infections. *Pediatrics*. 2019;144(6):e20191509. doi:10.1542/peds.2019-1509

62

Un año

Nicholas W. DeKorver

MOTIVO PRINCIPAL DE CONSULTA

Dolor de cuello e inflamación.

ANTECEDENTES DE LA ENFERMEDAD ACTUAL

Niño de 9 años de edad que se presentó con dolor de cuello en el lado derecho y una masa en crecimiento. Inicia el padecimiento un mes antes de la presentación, y al principio no le causó ninguna molestia, pero, a medida que aumentaba de tamaño, desarrolló un dolor que se intensificaba con la deglución. Sin fiebre, sudores nocturnos ni síntomas abdominales.

ANTECEDENTES MÉDICOS

- Esquema de vacunación completo según la edad
- Cirugía de codo izquierdo por fractura

Medicación

Loratadina.

Antecedentes familiares/sociales

Vive en casa con su madre, su padre y su hermana; tienen un gato, pero ninguna otra exposición a animales. No ha viajado fuera de su país (Estados Unidos). Tampoco ha comido carne poco cocinada o lácteos sin pasteurizar. No se ha expuesto a personas con tos crónica o tuberculosis. Acude al dentista con regularidad.

EXPLORACIÓN FÍSICA

Signos vitales: T: 36.5 °C, FC: 104 lpm, FR: 22 rpm, PA: 120/74 mm Hg, SpO$_2$: 96%.

Estaba alerta, orientado, tranquilo y con buena interacción. Cabeza normocefálica y atraumática. Conjuntivas claras; pupilas isocóricas, redondas y reactivas. MEOI. Canales del oído externo y membranas timpánicas normales. No se observa secreción nasal. La bucofaringe no presentaba eritema y las mucosas estaban húmedas. Se encontró una masa tumoral de 4 × 3 cm^2 en la parte media del cuello, situada a la derecha de la línea media (fig. 62-1), que era móvil y dolorosa a la palpación, pero sin eritema suprayacente. La masa no se elevó con la protrusión de la lengua o la deglución. Ganglios linfáticos pequeños dispersos de la cadena cervical anterior bilateral. Pulmones limpios a la auscultación; no hay aumento del esfuerzo respiratorio. El corazón tenía frecuencia y ritmo regulares, sin soplos. Abdomen blando, sin dolor a la palpación, con ruidos intestinales normales. Las extremidades estaban bien perfundidas y sin derrames, eritema o edema. Sin exantemas. Exploración neurológica normal.

CONSIDERACIONES DIAGNÓSTICAS

El diferencial de un tumor en el cuello es muy amplio e incluye procesos congénitos, inflamatorios y neoplásicos. Las causas congénitas incluyen, entre otras, los quistes de las hendiduras branquiales, los quistes del conducto tirogloso, los hemangiomas, los quistes dermoides, los laringoceles y

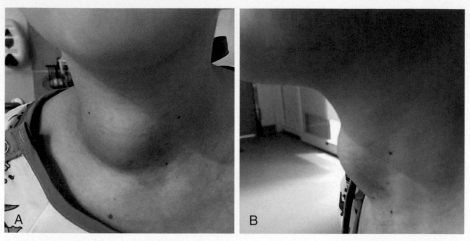

FIGURA 62-1 Tumor en el cuello de 4 × 3 cm², situado a la derecha de la línea media. **A.** Vista frontal. **B.** Vista lateral.

los teratomas. Las causas inflamatorias comprenden tanto las linfadenopatías infecciosas (virales, bacterianas y parasitarias) como las no infecciosas (sarcoidosis, enfermedades de Castleman y de Kawasaki). Por su parte, entre las causas neoplásicas se encuentran el linfoma, el neuroblastoma, el rabdomiosarcoma, los tumores tiroideos y los lipomas.

Estudios diagnósticos y resultados

Se realizaron pruebas de laboratorio, como BHC, QS y prueba de TSH, sin resultados dignos de mención. Las pruebas para detectar enfermedades infecciosas específicas (*Bartonella*, tuberculosis, *Histoplasma*, *Toxoplasma* y *Blastomyces*) fueron negativas. La ecografía del tumor mostró una lesión lobulada que carecía de flujo sanguíneo interno y estaba conectada mediante un trayecto fistuloso (fig. 62-2A). El tumor comprimía la vena yugular interna derecha y se pensó que podría tratarse de un quiste de las hendiduras branquiales infectado. En la tomografía computarizada con contraste de cuello y tórax se encontró un tumor necrótico en el lado derecho del cuello, con adenopatías mediastínicas e hiliares derechas calcificadas, nódulos en el lóbulo superior derecho y pequeños nódulos perilinfáticos circundantes (fig. 62-2B). Fue llevado al quirófano para una biopsia. Se realizó un análisis microscópico del líquido y del tejido. La citometría de flujo para las poblaciones de linfocitos B clonales fue negativa. Se enviaron muestras para realizar cultivos aeróbicos, anaeróbicos, de bacilos acidorresistentes y micóticos.

El diagnóstico por imagen era muy sugerente de actinomicosis, lo que fue confirmado por patología, y se le empezó a administrar amoxicilina-ácido clavulánico por vía intravenosa.

DIAGNÓSTICO

Actinomicosis.

Tratamiento/seguimiento

Se le cambió a amoxicilina-ácido clavulánico por vía oral 2 días después y se le dio de alta para completar 1 año de tratamiento antibiótico. La prueba de dihidrorrodamina por citometría de flujo para detectar enfermedad granulomatosa crónica fue negativa. En el seguimiento, se encontró mejoría con el tratamiento antibiótico; el tumor era mucho más pequeño y ya no era doloroso.

PUNTOS DE ENSEÑANZA

• La actinomicosis es una enfermedad poco frecuente y crónica causada por bacterias anaerobias, grampositivas y filamentosas del género *Actinomyces*. La infección suele dar lugar a la formación de abscesos, fístulas, trayectos fistulosos y fibrosis tisular.

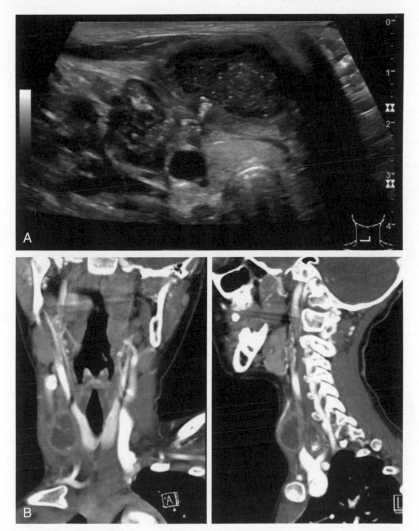

FIGURA 62-2   **A**. Ecografía del tumor del cuello y fístula de conexión. **B**. Tomografía computarizada en la que se observa un tumor en el cuello y calcificaciones en las vistas anteriores y laterales.

- El diagnóstico de actinomicosis puede resultar difícil por varias razones: 1) las infecciones suelen responder brevemente a un ciclo corto de antibióticos de amplio espectro, lo que reduce el rendimiento de los cultivos realizados a los 7-10 días del tratamiento antibiótico; 2) el cultivo de *Actinomyces* requiere condiciones estrictas de procesamiento y crecimiento anaeróbico y un largo tiempo de incubación, lo que aumenta las tasas de fracaso; 3) la histología puede pasar por alto los gránulos de azufre y la forma característica de las bacterias debido a la extensa fibrosis y al daño tisular. Los cultivos son negativos en más del 50% de los casos. La histopatología y la tinción detectan gránulos de azufre y bacterias en aproximadamente el 75% de los casos.
- El tratamiento de la actinomicosis varía en caso de tratarse de enfermedad grave o extensa y leve, pero se administran dosis altas de penicilina o amoxicilina, por vía intravenosa u oral, según la gravedad. A menudo es necesario el drenaje quirúrgico de los abscesos. La duración del tratamiento suele prolongarse 1-2 meses tras la resolución de la infección, para reducir el riesgo de recidiva. En muchos casos, esto puede llevar meses o incluso más de 1 año de tratamiento.
- Los quistes de las hendiduras branquiales son las lesiones congénitas del cuello más frecuentes, representando entre el 20 y 30% de todos los tumores del cuello en la edad pediátrica.

Suelen presentarse desde el final de la infancia hasta el principio de la edad adulta, con una infección aguda ubicada en la lesión.

* Los quistes del conducto tirogloso suelen aparecer junto con infección aguda, como un tumor en la línea media anterior del cuello que puede moverse con la deglución. Puede haber un trayecto o fístula que atraviesa el hueso hioides hasta la base de la lengua. La compresión del tumor puede hacer que se expulse material a través de la fístula.

Lecturas recomendadas

Chen A, Otto KJ. Differential diagnosis of neck masses. En: Flint PW, Haughey BH, Lund VJ, et al, eds. *Cummings Otolaryngology—Head and Neck Surgery*. Elsevier; 2010:1636-1642.

Ferry T, Valour F, Karsenty J, et al. Actinomycosis: etiology, clinical features, diagnosis, treatment, and management. *Infect Drug Resist*. 2014;7:183-197.

Geddes G, Butterly MM, Patel SM, Marra S. Pediatric neck masses. *Pediatr Rev*. 2013;34(3):115-125.

Rankow RM, Abraham DM. Actinomycosis: masquerader in the head and neck. *Ann Otol Rhinol Laryngol*. 1978;87(2):230-237.

Smego JRA, Foglia G. Actinomycosis. *Clin Infect Dis*. 1998;26(6):1255-1261.

63

No es solo grasa de bebé

Katherine Velicki, Nicholas W. DeKorver

Motivo principal de consulta

Inflamación de las piernas.

Antecedentes de la enfermedad actual

Niña de 4 meses de edad que desarrolló hace 3 semanas una inflamación en los pies y las piernas, la cual se ha agravado paulatinamente. La revisó su pediatra en la consulta de rutina y solicitó pruebas de laboratorio debido a la inflamación. La albúmina era de 1.4 g/dL y las proteínas plasmáticas de 3.0 g/dL, por lo que fue ingresada directamente en el servicio de nefrología pediátrica por un posible síndrome nefrótico. Tuvo rinorrea 2 semanas antes de que apareciera la inflamación, pero esta se resolvió por completo. No presenta fiebre, pérdida de peso, irritabilidad, dificultad para respirar, deposiciones oscuras o sangre en la orina. Recientemente, ha tenido deposiciones blandas y amarillentas, de consistencia entre el requesón y el yogur, con una frecuencia de cada 3 h durante las últimas 2 semanas.

Antecedentes médicos

*   Nació de término a las 40 semanas de gestación por parto vaginal sin complicaciones.
*   Tuvo un episodio de ictericia a las 2 semanas de edad que se resolvió sin tratamiento.
*   Tiene sus vacunas al día.

Antecedentes familiares/sociales

Se alimenta exclusivamente de leche materna y vive con su madre, su padre, su hermana mayor y dos gatos. Es «la consentida» en la guardería, a la que asiste 5 días a la semana.

Exploración física

Signos vitales: T: 36.9 °C, FC: 147 lpm, PA: 100/82 mm Hg, FR: 34 rpm, SpO$_2$: 100% en el aire ambiente.

Lactante con buen aspecto, de constitución física grande y peso en el percentil 96. Se encontraba despierta, alerta, con buena interacción, y no lloró sino hasta el final de su exploración física, tras lo cual fue consolada fácilmente por su madre. Se observó edema y aspecto moteado de la piel en ambos miembros inferiores, el cual se extendía desde las caderas hasta los pies. No se encuentra organomegalia ni tumor abdominal palpable. Leve dermatitis del pañal pero sin restos de sangre. Exantema eritematoso en el cuello con lesiones satélites.

Consideraciones diagnósticas

Además de un posible síndrome nefrótico infantil, otras posibles causas serían la enteropatía con pérdida de proteínas, la desnutrición proteínica, la hepatopatía y la insuficiencia cardiaca. Considerando solamente el edema de los miembros inferiores, se debería plantear la posibilidad de anomalías linfáticas o de obstrucción venosa.

Estudios diagnósticos y resultados

En las pruebas de laboratorio adicionales se confirmó la presencia de hipoalbuminemia e hipoproteinemia. El cociente proteínas/creatinina en orina estaba dentro de los límites normales, lo que ponía en duda el diagnóstico de síndrome nefrótico.

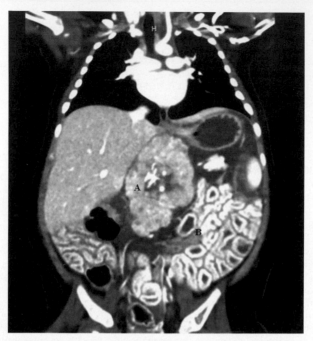

FIGURA 63-1 Tomografía computarizada con contraste de tórax, abdomen y pelvis. Se observa un gran tumor retroperitoneal (7.4 × 4.7 × 4.0 cm) realzado en la línea media, con necrosis central y calcificaciones (**A**), así como edema difuso de la pared intestinal (**B**).

Se solicitó una ecografía abdominal para examinar los riñones y el aparato urinario, y fue en este estudio donde se encontró un tumor retroperitoneal. En estudios de imagen adicionales, obtenidos por tomografía computarizada con contraste, se pudo observar un gran tumor retroperitoneal (7.4 × 4.7 × 4.0 cm) realzado en la línea media, con necrosis central y calcificaciones, lo que sugiere un diagnóstico de neuroblastoma extrasuprarrenal (fig. 63-1). El tumor envolvía la aorta abdominal y las arterias renal, celíaca, esplénica, hepática común y mesentérica superior, pero todas permanecían permeables. No había signos de metástasis en las imágenes. Se observó un engrosamiento difuso y realce de la mucosa del intestino delgado y del recto, compatibles con enteritis y proctitis difusas. Las biopsias obtenidas mediante laparotomía exploratoria revelaron un tumor de células pequeñas, redondas y azules, poco diferenciado, con inmunohistoquímica positiva para sinaptofisina, cromogranina y vimentina. Dos marcadores tumorales secretores de catecolaminas, el ácido vanililmandélico (VMA) y el ácido homovanílico (HVA), se elevaron a 205.0 y 94.7, respectivamente.

DIAGNÓSTICO

Neuroblastoma, retroperitoneal, extrasuprarrenal.

Tratamiento/seguimiento

El servicio de anatomopatología confirmó la existencia de un neuroblastoma, clasificado como estadio 4, según el Sistema Internacional de Estadificación del Neuroblastoma, debido a la afectación de los ganglios linfáticos bilaterales. Mediante una gammagrafía con metayodobencilguanidina se confirmó que no había metástasis a distancia, y las biopsias de médula ósea de las crestas ilíacas bilaterales no mostraron indicios de neoplasia maligna. La paciente fue tratada con carboplatino y etopósido a través de un catéter puerto yugular interno derecho. El edema se trató con restricción de líquidos e infusiones de albúmina y furosemida. Fue dada de alta con seguimiento oncológico y un protocolo de quimioterapia.

Puntos de enseñanza

Los mecanismos del edema incluyen el aumento de la presión hidrostática capilar, la disminución de la presión oncótica capilar y el aumento de la permeabilidad capilar. La consideración inicial para esta paciente fue el síndrome nefrótico infantil, que produciría la hipoproteinemia y la reducción de la presión oncótica capilar.

* El síndrome nefrótico congénito se presenta desde el nacimiento hasta los 3 meses de edad, y el síndrome nefrótico infantil va desde los 3 meses hasta el año de vida. Las mutaciones en *NPHS1*, *NPHS2* y *WT1* son responsables de la mayoría de los casos. Las mutaciones en *WT1* también son la causa del síndrome de Denys-Drash, que consiste en seudohermafroditismo, tumor de Wilms, hipertensión y enfermedad renal degenerativa.
* El neuroblastoma representa entre el 7 y el 10% de los cánceres infantiles y es el más frecuente en los niños menores de 12 meses. Suele presentarse como un tumor abdominal, y puede haber edema en los miembros inferiores si el tumor es grande y comprime el drenaje venoso o linfático. Estos tumores derivan de las células de la cresta neural y suelen expresar genes del transportador de noradrenalina y del metabolismo de las catecolaminas. Las pruebas de los productos finales de la vía de las catecolaminas (VMA y HVA) pueden ayudar al diagnóstico, ya que entre el 70 y 90% de los pacientes con neuroblastoma tendrán concentraciones elevadas. Hay un pequeño número de informes de casos de síndrome nefrótico en pacientes con neuroblastoma. Se cree que el desarrollo del síndrome nefrótico en estos pacientes se debe al depósito de complejos inmunitarios vinculados al neuroblastoma en la membrana basal glomerular o a un aumento de la presión intraglomerular debido a la afectación de los vasos renales.
* Aunque esta paciente no tenía proteinuria de rango nefrótico, la causa más probable para la baja concentración de proteínas y el edema era la enteropatía perdedora de proteínas. Esta entidad se ha descrito en el neuroblastoma y puede deberse a la obstrucción linfática y a la linfangiectasia.

Lecturas recomendadas

Citak C, Karadeniz C, Dalgic B, et al. Intestinal lymphangiectasia as a first manifestation of neuroblastoma. *Pediatr Blood Cancer*. 2005;46(1):105-107. doi:10.1002/pbc.20530

Gerdes JS, Katz AJ. Neuroblastoma appearing as protein-losing enteropathy. *Am J Dis Child*. 1982;136(11):1024. doi:10.1001/archpedi.1982.03970470068017

Gurney JG, Ross JA, Wall DA, et al. Infant cancer in the U.S. *J Pediatr Hematol Oncol*. 1997;19(5):428-432. doi:10.1097/00043426-199709000-00004

Hinkes BG, Mucha B, Vlangos CN, et al. Nephrotic syndrome in the first year of life: two thirds of cases are caused by mutations in 4 genes (NPHS1, NPHS2, WT1, and LAMB2). *Pediatrics*. 2007;119(4):e907-e919. doi:10.1542/pcds.2006-2164

Kim SH, Park HM, Lee JH, et al. A case of infantile nephrotic syndrome associated with neuroblastoma. *Child Kidney Dis*. 2018;22(2):91-96. doi:10.3339/jkspn.2018.22.2.91

Kontras SB. Urinary excretion of 3-methoxy-4-hydroxymandelic acid in children with neuroblastoma. *Cancer*. 1962;15(5):978-986. doi:10.1002/1097-0142(196209/10)15:5<978::aid-cncr2820150514>3.0.co;2-j

Poggi GM, Fognani G, Cuzzubbo D, et al. Neuroblastoma presenting with acute kidney injury, hyponatremic-hypertensive-like syndrome and nephrotic proteinuria in a 10-month-old child. *Case Rep Oncol*. 2011;4(2):400-405. doi:10.1159/000331211

Reifen R, Sherman P. Intestinal lymphangiectasia secondary to neuroblastoma. *Can J Gastroenterol*. 1994;8(1):49-51. doi:10.1155/1994/621375

Zheng HL, Maruyama T, Matsuda S, et al. Neuroblastoma presenting with the nephrotic syndrome. *J Pediatr Surg*. 1979;14(4):414-419. doi:10.1016/s0022-3468(79)80003-2

64

Del botulismo al abuso

Marie L. Batty

MOTIVO PRINCIPAL DE CONSULTA

Dificultad respiratoria.

ANTECEDENTES DE LA ENFERMEDAD ACTUAL

Niña de 5 meses de edad es llevada al servicio de urgencias local, referida por su pediatra, por dificultad respiratoria. Hace 1 semana comenzó a presentar tos, su abdomen se veía distendido y sus deposiciones eran menos frecuentes. Días antes de su ingreso, desarrolló distermias, con una temperatura máxima de 39.3 °C y una mínima de 35.4 °C. El día de la presentación, comenzó con respiración diafragmática y tuvo una disminución de la ingesta por vía oral. En la consulta con el pediatra, durante la exploración, tuvo un aumento del trabajo respiratorio y su saturación bajó al 70%. Fue trasladada al servicio de urgencias local para su valoración. Durante los 4 días previos, parecía mover menos de lo normal los miembros inferiores, lo que la mamá atribuyó a que estaba enferma.

En el servicio de urgencias, tuvo varios episodios de bradicardia a los 40 s, con desaturaciones a los 60 s. Un infiltrado en el lóbulo superior derecho (LSD), detectado mediante radiografía de tórax, resultaba indicativo de neumonía, por lo que recibió una dosis de ceftriaxona. Las pruebas virales resultaron negativas. Fue ingresada en su hospital local y se le puso una cánula nasal de alto flujo a 6 L, sin que mejorara su trabajo respiratorio. Dado el agravamiento de su estado respiratorio, fue trasladada a otro hospital de mayor nivel e ingresada en la unidad de cuidados intensivos pediátricos (UCIP). En el camino, continuó teniendo episodios de bradicardia mientras dormía.

ANTECEDENTES MÉDICOS

Nació a las 39 semanas de gestación por parto vaginal, tras un embarazo sin complicaciones. Sufrió una fractura de clavícula durante el parto, la cual sanó sin cirugía. No se registran hospitalizaciones previas. Tiene el esquema de vacunación completo. Se le ha alimentado con fórmula, aunque recientemente comenzó a probar alimentos de la mesa familiar. Tiene un buen sostén cefálico y puede rodar en una dirección.

Medicación

Jarabe para la tos y la congestión.

Antecedentes familiares/sociales

- Es primera gesta.
- No hay antecedentes de muerte súbita del lactante.
- La familia vive en la ciudad y toman agua de la red hidráulica.

EXPLORACIÓN FÍSICA

- Signos vitales: T: 37.2 °C, FC: 110 lpm, FR: 49 rpm, PA: 113/57 mm Hg, SpO$_2$: 100% sobre el 21% de la fracción inspirada de oxígeno.
- General: de aspecto pálido, letárgica y mínimamente reactiva a las intervenciones. Llanto débil, en ocasiones difícil de escuchar. Llora con pocas lágrimas.
- CONGO: normocefálica, atraumática, fontanela anterior abierta, suave y plana. Labios secos.

- Pulmones: limpios a la auscultación, ruidos respiratorios disminuidos en el LSD. Retracciones subcostales con respiración diafragmática. Tos débil, de sonido productivo sin ser productiva.
- CV: ritmo cardiaco de 120 s cuando está alterada, y de 70-90 s cuando está tranquila. Ritmo regular, sin soplos.
- Abdomen: distendido. Ruidos intestinales suaves y normoactivos en todo momento. Sin dolor a la palpación.
- Genitourinario: genitales externos femeninos normales.
- Extremidades: cálidas y bien perfundidas.
- Espalda: columna vertebral recta, sin anomalías en el sacro.
- Piel: lesión en forma de costra en la parte posterior del cuero cabelludo, con dermatitis seborreica circundante. Mácula café con leche en la cara interna del muslo derecho. No se observan equimosis.
- Neurológico: parece alerta pero con sueño. Rostro simétrico. Ptosis bilateral con cierre incompleto del párpado durante el sueño. MEOI, PIRL. Tos y llanto débiles. Succión fuerte. Puede alcanzar cosas con los miembros superiores, pero el movimiento de sus miembros inferiores se ha reducido al mínimo. Retira los miembros inferiores al sentir dolor. Disminución del tono axial y apendicular, con algo de retraso en el control de su cabeza. No soporta el peso de los miembros inferiores cuando se mantiene en posición de pie. Reflejos: en bíceps derecho 1+, en bíceps izquierdo ausente, en rótula derecha +1, en rótula izquierda ausente, en tobillos bilaterales ausente.

CONSIDERACIONES DIAGNÓSTICAS

- Sepsis
- Infección del sistema nervioso central
- Botulismo infantil
- Síndrome de Guillain-Barré
- Mielitis transversa
- Miastenia grave congénita
- Hemorragia intracraneal
- Atrofia muscular espinal
- Errores congénitos del metabolismo

Estudios diagnósticos y resultados

- BHC: leucocitos: 1000/μL (neutrófilos: 81.5%, linfocitos: 14.9%), Hb: 10.3 g/dL, hematocrito: 31.3%, **plaquetas: 435 000**.
- QS: Na: 137 mEq/L, K: 4.6 mEq/L, Cl: 107 mEq/L, **CO_2: 19 mEq/L**, BUN: 8 mg/dL, CR: 0.17 mg/dL, Glu: 120 mg/dL, Ca: 9.9 mg/dL, fosfatasa alcalina: 195 U/mL, AST: 28 U/L, ALT: 28 U/L, albúmina: 3.9 g/dL.
- Gasometría capilar: pH: 7.45, $PaCO_2$: 36 mm Hg, pO_2: 64 mm Hg, exceso de base: 0.8.
- TSH y T_4 libre: normales.
- Amoníaco: 30 μg/dL.
- Cortisol: 11.4 μg/dL.
- Examen toxicológico en orina: negativo.
- Estudios en líquido cefalorraquídeo (LCR):
  - Recuento celular: 8 células nucleadas, 113 eritrocitos.
  - Proteína: 67 mg/dL.
  - Glu: 74 mg/dL.
  - Cultivo de LCR: sin crecimiento después de 5 días.
- Se envió a laboratorio el cultivo de *Clostridium botulinum* y el análisis de toxinas.

Ante la disnea progresiva y los hallazgos en la exploración de letargia, ptosis bilateral, llanto débil, hipotonía y reflejos disminuidos, el diagnóstico principal fue **botulismo infantil**, a pesar de la insistencia de los progenitores de que no había ingerido miel ni estado expuesta al suelo o a un inmueble en construcción. La consulta de neurología confirmó esta posibilidad, y se hicieron esfuerzos para conseguir inmunoglobulina botulínica (BabyBIG®) como tratamiento para el botulismo infantil.

Mientras tanto, se obtuvo una ecografía transfontanelar, que en general salió normal, con una pequeña asimetría considerada como un artefacto. En la radiografía de tórax se observó una atelectasia del LSD, junto con una irregularidad cortical del húmero derecho, que posiblemente es representativa de una fractura. A partir de este hallazgo se practicó una serie ósea radiográfica, en la que se encontraron diversas fracturas de distinta antigüedad. Se observaron viejas fracturas del húmero derecho y de la clavícula izquierda, así como múltiples fracturas en los miembros inferiores, incluyendo el fémur izquierdo distal, el fémur derecho distal, la tibia y el peroné izquierdos distales y la tibia derecha distal, y todas parecían haberse producido en diferentes épocas. En la resonancia magnética cerebral se observó una hemorragia retroclival y tentorial bilateral extraaxial ligera, sin efecto de masa. En la resonancia magnética de la columna vertebral se encontró una lesión ligamentosa y medular en C7-T1, junto con un hematoma epidural que causaba una grave compresión medular. Había una fractura del cuerpo vertebral T9. En la tomografía computarizada se confirmó la fractura de T9 y no se encontraron lesiones intraabdominales.

DIAGNÓSTICO

1. Maltrato infantil, físico
2. Choque medular

Tratamiento/seguimiento

Una vez que se descubrieron las fracturas y la lesión de la médula espinal en los estudios de imagen, se hizo un diagnóstico de traumatismo no accidental (TNA) y se consideró que el botulismo infantil parecía improbable. La inmunoglobulina botulínica fue cancelada.

Se consultó a neurocirugía y cirugía general. Sus lesiones se consideraron no quirúrgicas y se hizo monitorización continua. A lo largo del mes de hospitalización, su exploración física mejoró hasta incluir movimientos de los miembros inferiores al tacto ligero a nivel de cama y movimiento de los dedos de los pies. Movía sus miembros superiores espontáneamente, podía alcanzar objetos y transferirlos entre sus manos.

El diagnóstico por imagen al ingreso mostró una consolidación del LSD y una atelectasia multifocal. La ubicación del infiltrado era compatible con una neumonía por aspiración, y fue tratada con ampicilina-sulbactam, con una mejoría radiográfica. Sin embargo, debido a la dificultad respiratoria, fue tratada con presión positiva binivel en las vías respiratorias (BiPAP). Finalmente, tuvo que ser intubada el segundo día de hospitalización. Fracasó en varios intentos de extubación y fue sometida a una traqueotomía por insuficiencia respiratoria secundaria a la lesión medular.

Durante su estancia en la UCIP, tuvo bradicardia hasta por 50 s y recibió una infusión de epinefrina durante varios días; se pensó que se debe al choque medular. Se le retiró gradualmente la medicación vasoactiva. Al momento del alta, pudo tolerar la alimentación oral, pero se le administró alimentación nasogástrica suplementaria durante la noche para aumentar la ingesta calórica.

Las autoridades de protección infantil, los trabajadores sociales y las fuerzas de seguridad se ocuparon de esta paciente y de su familia. Los servicios de protección al menor se hicieron cargo finalmente de la custodia de la paciente. Tras 1 mes de hospitalización, fue referida a un centro para continuar con la rehabilitación neurológica.

PUNTOS DE ENSEÑANZA

El maltrato infantil, a menudo llamado *TNA*, afecta cada año a 9 de cada 1000 niños en los Estados Unidos. El TNA se produce en niños de todas las edades, pero los que tienen entre 0 y 3 años son los que corren mayor riesgo y representan el 77% de todas las muertes relacionadas con este fenómeno. Una revisión del National Trauma Data Bank de los Estados Unidos, que contiene información de más de 19 000 pacientes con lesiones no accidentales, encontró que los traumatismos craneoencefálicos son los más frecuentes, observándose en más del 50% de los niños con TNA. Las lesiones de tejidos blandos, como abrasiones y contusiones, se observaron en el 38% de los pacientes, y las fracturas de extremidades estuvieron presentes en el 35% de los casos. Los traumatismos craneoencefálicos son la principal causa de muerte en los niños menores de 2 años. Además, existe una morbilidad significativa asociada con el TNA, ya que en el estudio mencionado se encontró que el 11% de los niños hospitalizados por esta razón fueron dados de alta a centros de cuidados intermedios o de larga estancia, como lo fue nuestra paciente.

Los niños con síntomas debidos a TNA al inicio pueden tener presentaciones inespecíficas. Los pacientes con traumatismo craneoencefálico por abuso a menudo no se presentan con antecedentes claros de traumatismos craneoencefálicos. Los síntomas del paciente pueden ser inespecíficos, como en nuestro caso, con letargia, irritabilidad, mala alimentación, hipotonía y vómito como signos de presentación.

En un caso publicado en *Pediatric Emergency Care* por Sagar, Shukla y Bradley-Dodds, se describe a un lactante de 10 semanas con dificultad respiratoria y un gran derrame pleural por TNA. Sin embargo, el paciente fue ingresado inicialmente con la sospecha de botulismo infantil, ya que en la exploración también presentaba estreñimiento e hipotonía, independientemente de su dificultad respiratoria. En este informe de caso, se pensó que el traumatismo torácico era el mecanismo por el cual el paciente desarrolló un gran derrame pleural que requería drenaje con sonda torácica. En nuestra paciente, se concluyó que la lesión medular era la causa de su insuficiencia respiratoria, que la hizo requerir intubación y una eventual traqueotomía.

Lecturas recomendadas

Paul A, Adamo M. Non-accidental trauma in pediatric patients: a review of epidemiology, pathophysiology, diagnosis and treatment. *Transl Pediatr*. 2014;3(4):195-207. doi:10.3978/j.issn.2224-4336.2014.06.01

Rosenfeld EH, Johnson B, Wesson DE, et al. Understanding non-accidental trauma in the United States: a National Trauma Databank study. *J Pediatr Surg*. 2020;55(4):693-697. doi:10.1016/j.jpedsurg.2019.03.024

Sagar M, Shukla S, Bradley-Dodds K. Nonaccidental trauma presenting with respiratory distress and pleural effusion. *Pediatr Emerg Care*. 2012;28(1):61-63.

65

Precribado

Sara Procknow

MOTIVO PRINCIPAL DE CONSULTA

Letargia y alimentación deficiente.

ANTECEDENTES DE LA ENFERMEDAD ACTUAL

Niña de 3 días de edad nacida de término, de un embarazo y un parto sin complicaciones, llegó al servicio de urgencias procedente de su casa debido a letargia y alimentación deficiente. Desde ayer se niega a comer y no ha mojado el pañal en 24 h. A su llegada al servicio de urgencias, estaba somnolienta y con dificultad respiratoria.

ANTECEDENTES MÉDICOS

- Recién nacida de término.
- No hubo complicaciones en el embarazo ni en el parto.

Antecedentes familiares/sociales

Vive en casa con sus progenitores y cuatro hermanos mayores, todos ellos sanos. No hay antecedentes familiares de epilepsia, trastornos metabólicos o consanguinidad.

EXPLORACIÓN FÍSICA

- Signos vitales: T: 35.7 °C, FC: 88 lpm, FR: 4 rpm, PA: 110/82 mm Hg, SpO$_2$: 99%.
- Generales: dormida, pero se despierta con un fuerte llanto. Apenas respira.
- Cabeza: normocefálica, atraumática. La fontanela anterior es plana.
- Ojos: sin secreción. Pupilas isocóricas, redondas y reactivas a la luz.
- Orejas: formadas y posicionadas normalmente.
- Nariz: sin secreción.
- Boca: paladar intacto. MMH.
- Pulmones: ruidos respiratorios normales; sin sibilancias, roncus o estertores. No hay aumento del trabajo respiratorio ni taquipnea.
- CV: bradicardia con ritmo regular. Sin soplos. Bien perfundida.
- Abdomen: blando y plano, con ruidos intestinales normales. No hay hepatoesplenomegalia.
- Espalda: columna vertebral recta, sin hoyuelos ni mechón en el sacro.
- Extremidades: normalmente constituidas. No hay dolor ni deformidad.
- Piel: llenado capilar menor de 2 s. Turgencia normal. Sin exantemas ni petequias.
- Neurológico: tranquila, con pocos movimientos espontáneos. Fuerza y tono normales. Reflejo de abrazo simétrico.

CONSIDERACIONES DIAGNÓSTICAS

La letargia y la alimentación deficiente en un recién nacido son preocupantes, ya que podría tratarse de una infección, asfixia, encefalopatía hipóxico-isquémica o errores congénitos del metabolismo. También hay que considerar traumatismos, incluyendo posibles abusos, y alguna ingesta inadvertida.

Estudios diagnósticos

- Pruebas de laboratorio iniciales: BHC, hemocultivo, gasometría capilar, PCR para patógenos respiratorios, glucemia, análisis de orina y radiografía de tórax.
- Bolo de 10 mL/kg de solución salina normal y 2 L de oxígeno por cánula nasal.
- Ampicilina y gentamicina.
- Pruebas de laboratorio: lactato, piruvato, amoníaco, creatina-cinasa y pruebas metabólicas de laboratorio (acilcarnitinas, perfil de carnitina, aminoácidos séricos, ácidos orgánicos en orina).

Resultados

- Hemocultivo: sin crecimiento.
- Globulina fijadora de corticoesteroides: 7.45/29/68/20/-3.
- BHC: normal.
- PCR para patógenos respiratorios: negativa.
- Glu: 65 mg/dL.
- Análisis de orina: turbia, proteínas 2+, bacterias 2+.
- Lactato: 3.5 mmol/L (normal: 0.7-2.0 mmol/L), piruvato: 0.13 mg/dL (normal: 0.03-0.1 mg/dL), cociente: 13.
- Creatina-cinasa: 515 U/L (normal: < 300 U/L).
- **Amoníaco: 1122 µg/dL** (normal para la edad: < 100 µg/dL).
- Pruebas de acilcarnitina: acumulación de carnitina C4-OH y de múltiples ésteres de cadena larga compatibles con la cetogénesis.
- Prueba de carnitina: reducción de la carnitina total y libre, con una leve acumulación de carnitina esterificada que probablemente sea reflejo de la cetogénesis.
- Aminoácidos séricos: citrulina elevada, sin ácido argininosuccínico detectable, glutamina alta.
- Ácidos orgánicos en orina: pico de ácido orótico 2+.

Diagnóstico

Citrulinemia de tipo 1, por insuficiencia de argininosuccinato-sintetasa.

Tratamiento/seguimiento

Se inició inmediatamente tratamiento de reemplazo renal continuo; se administró benzoato sódico y fenilacetato sódico (Ammonul®, un depurador de amoníaco), así como arginina. Después de que la concentración de amoníaco mejorara y se estabilizara, se cambió a depuradores de amoníaco por vía oral, se colocó a la paciente una sonda G y se le dio de alta. Sin embargo, en casa tuvo varias crisis hiperamonémicas con cada infección viral, y finalmente fue ingresada en espera de un trasplante de hígado.

Puntos de enseñanza

Aunque son infrecuentes, las alteraciones del metabolismo deben considerarse en el diferencial de cualquier recién nacido que presente una alimentación deficiente, letargia o taquipnea persistente. El cribado neonatal ha mejorado enormemente la detección de las alteraciones del metabolismo en el periodo neonatal, pero algunas enfermedades, en particular los trastornos del ciclo de la urea, **se manifestarán antes de que sean analizadas las pruebas de cribado**. Las pruebas de laboratorio son necesarias para el diagnóstico, pero tardan en completarse. El tratamiento debe iniciarse tan pronto como se sospeche de una alteración del metabolismo. El reconocimiento y el tratamiento oportunos pueden disminuir la neurotoxicidad asociada con la hiperamonemia. Además de los depuradores de amoníaco, el evitar el estado catabólico con líquidos con alto contenido en glucosa es clave para cualquier paciente con una alteración del metabolismo diagnosticada o sospechada. El trasplante hepático resulta curativo para los pacientes con trastornos del ciclo de la urea, aunque pueden seguir necesitando suplementos alimenticios debido a una escasa actividad del ciclo de la urea en los tejidos periféricos.

Lecturas recomendadas

Ah Mew N, Simpson KL, Gropman AL, et al. Urea cycle disorders overview. En: Adam MP, Ardinger HH, Pagon RA, et al, eds. *GeneReviews®* [Internet]. University of Washington; 2017:1993-2020.

Del Re S, Empain A, Vicinanza A, et al. Irritability, poor feeding and respiratory alkalosis in newborns: think about metabolic emergencies. A brief summary of hyperammonemia management. *Pediatr Rep.* 2020;12:77-85.

Häberle J, Burlina A, Chakrapani A, et al. Suggested guidelines for the diagnosis and management of urea cycle disorders: first revision. *J Inherit Metab Dis.* 2019;42:1192-1230.

66

PET positiva

Rachel C. Orscheln

MOTIVO PRINCIPAL DE CONSULTA

Fiebre y pérdida de peso en un receptor de trasplante cardiaco.

ANTECEDENTES DE LA ENFERMEDAD ACTUAL

Niño de 11 años de edad que fue sometido a un trasplante cardiaco cuando era lactante, en tratamiento con tacrólimus y micofenolato de mofetilo, fue remitido al servicio de infectología pediátrica por fiebre de 2 semanas de duración. Tenía faringodinia al inicio de la enfermedad y tos leve sin rinorrea. Tuvo diarrea durante un día y vómito ocasional. Presentó disminución del apetito y una pérdida de peso de 1.5 kg. Una semana antes, había sido valorado en otro hospital, donde le habían realizado las siguientes pruebas:

- Antígeno contra el virus de la influenza A/B: negativo.
- Cultivo faríngeo: negativo para estreptococos betahemolíticos.
- Análisis de orina: negativo.
- BHC: normal, excepto por las plaquetas ligeramente bajas, con cifras de 129 000.
- Tenía una ligera elevación de las transaminasas, con una AST de 75 U/L y una ALT de 82 U/L.

Se le trató con un curso empírico de amoxicilina, pero no tuvo ninguna mejoría.

ANTECEDENTES MÉDICOS

- Miocardiopatía dilatada
- Trasplante cardiaco ortotópico
- Reactivación del citomegalovirus (CMV) después del trasplante

Antecedentes familiares/sociales

Vive con su familia en una casa rural, con dos perros y dos gatos, que lo rasguñan con frecuencia. No hay otras exposiciones a animales. La familia fue a hacer espeleología hace unos meses. Hepatitis (de tipo desconocido) en el padre. No hay otros problemas médicos en la familia, y ningún otro familiar está enfermo.

EXPLORACIÓN FÍSICA

- General: parece cansado, pero sonríe y responde a las preguntas adecuadamente.
- Cabeza: rasguño de gato en la barbilla.
- Ojos: conjuntivas claras.
- Orejas: membranas timpánicas normales.
- Nariz: no se observa rinorrea.
- Bucofaringe: leve eritema de la faringe posterior, sin crecimiento de las amígdalas ni exudado.
- Cuello: flexible, se palpan ganglios con cambios de tipo benigno.
- Pulmones: limpios a la auscultación bilateral, ruidos respiratorios normales y buen intercambio de aire.
- CV: frecuencia y ritmo regulares, sin soplos, roces o ritmo de galope.
- Tórax: cicatrices posquirúrgicas cicatrizadas.

- Abdomen: suave, sin distensión ni esplenomegalia. Borde del hígado palpable 1 cm por debajo del borde costal.
- Extremidades: calientes y bien perfundidas, sin edema, dolor o inflamación articular. No hay adenopatías. Arañazos de gato en proceso de cicatrización en los antebrazos.
- Pulsos: simétricos 2+. Llenado capilar menor de 2 s.
- Piel: no hay otros exantemas, lesiones o ictericia.
- Neurológico: alerta y con buena interacción.

CONSIDERACIONES DIAGNÓSTICAS

- Infección viral por virus de Epstein-Barr (VEB), CMV o adenovirus.
- Infección zoonótica, como la infección por especies de *Toxoplasma* o *Bartonella*.
- Micosis endémica, como la infección por especies de *Histoplasma* o *Blastomyces*.
- Neoplasia maligna postrasplante, como la producida por la enfermedad linfoproliferativa postrasplante (ELPT) de órgano sólido.

Estudios diagnósticos y resultados

En su consulta inicial, se realizó una valoración limitada debido a una alta sospecha clínica de enfermedad por arañazo de gato. La BHC fue normal, con excepción de un aumento en los linfocitos del 8%. En los anticuerpos contra el VEB se encontró evidencia de una infección pasada, y las pruebas de PCR para el VEB y el CMV fueron negativas. La radiografía de tórax fue normal. Se envió a laboratorio una prueba de anticuerpos contra especies de *Bartonella*, la cual finalmente resultó negativa. Se inició un tratamiento empírico con azitromicina, pero regresó a la clínica 1 semana después debido a la persistencia de la fiebre. Se realizó un estudio infeccioso más amplio que incluía lo siguiente:

- Hisopado nasofaríngeo para patógenos respiratorios
- PCR para adenovirus
- PCR para virus del herpes simple
- PCR para parvovirus
- Pruebas de hepatitis viral
- Antígenos y anticuerpos contra *Histoplasma* en orina
- Anticuerpos contra *Blastomyces*
- Anticuerpos contra *Toxoplasma*
- Hemocultivo

Debido a la preocupación por una posible ELPT, se realizó una tomografía por emisión de positrones (PET, *positron emission tomography*) en la que se encontró:

- Esplenomegalia hipermetabólica con ganglios cervicales, mediastínicos y periportales hipermetabólicos altamente sospechosa de ELPT.
- Opacidad pulmonar en vidrio esmerilado en el lóbulo superior derecho en la PET realizada con 2-(^{18}F)-fluoro-2-desoxi-D-glucosa; esta opacidad podría ser de tipo infecciosa o inflamatoria.

El antígeno contra *Histoplasma* en orina dio positivo, con concentraciones de 19.2 ng/mL.

DIAGNÓSTICO

Histoplasmosis diseminada.

Tratamiento/seguimiento

Fue ingresado al hospital y se le administró una dosis única de anfotericina con rápida resolución de la fiebre, pero con un incremento de la creatinina. Se le cambió a itraconazol oral, con una mejoría clínica sostenida y una optimización de la función renal.

En el seguimiento después de 2 semanas y media de tratamiento antimicótico, su antígeno contra *Histoplasma* en orina había disminuido a 2.4 ng/mL.

PUNTOS DE ENSEÑANZA

La histoplasmosis es la micosis endémica más frecuente diagnosticada en los Estados Unidos. Históricamente, se considera que la afección es más usual en la región de los valles de los ríos Ohio y Mississippi, debido a las condiciones del suelo y del entorno que favorecen la reproducción del organismo.

Sin embargo, la distribución geográfica de la infección puede ser más amplia de lo que se pensaba y puede estar expandiéndose. El diagnóstico de la histoplasmosis puede ser difícil debido a la super-posición de los síntomas con otras alteraciones clínicas, lo cual hace que este se retrase. Se requiere un diagnóstico oportuno en los pacientes con riesgo de enfermedad grave, como los que reciben tratamiento oncológico o biológico, los pacientes con inmunodeficiencia congénita o adquirida y los que han recibido un trasplante de órganos sólidos o de células madre. En los pacientes inmu-nocompetentes con síntomas leves, no es necesario el tratamiento con antimicóticos. Sin embargo, la administración de este tratamiento se vuelve necesaria en los pacientes inmunodeprimidos o con enfermedad sintomática de moderada a grave.

Lecturas recomendadas

Benedict K, Beer KD, Jackson BR. Histoplasmosis-related healthcare use, diagnosis, and treatment in a commercially insured population, United States. *Clin Infect Dis*. 2020;70(6):1003-1010. doi:10.1093/cid/ciz324

McKinsey DS, Pappas PG. Histoplasmosis: time to redraw the map and up our game. *Clin Infect Dis*. 2019;70(6):1011-1013. doi:10.1093/cid/ciz327

Ouellette CP, Stanek JR, Leber A, Ardura MI. Pediatric histoplasmosis in an area of endemicity: a contemporary analysis. *J Pediatric Infect Dis Soc*. 2019;8(5):400-407. doi:10.1093/jpids/piy073

Wheat LJ, Azar MM, Bahr NC, Spec A, Relich RF, Hage C. Histoplasmosis. *Infect Dis Clin North Am*. 2016;30(1):207-227. doi:10.1016/j.idc.2015.10.009

Wheat LJ, Freifeld AG, Kleiman MB, et al. Clinical practice guidelines for the management of patients with histoplasmosis: 2007 update by the Infectious Diseases Society of America. *Clin Infect Dis*. 2007;45(7):807-825. doi:10.1086/521259

67

Pensamiento estreñido

Julianne Ivy

MOTIVO PRINCIPAL DE CONSULTA

Necesita evacuar.

ANTECEDENTES DE LA ENFERMEDAD ACTUAL

Niño de 10 años de edad es llevado al hospital tras ser transferido desde otra institución, debido a 2 días de dolor abdominal. El dolor se localizaba principalmente en el cuadrante inferior derecho; era un dolor agudo de tipo cólico, y se intensificaba con el movimiento. Se había vuelto cada vez más intenso durante los 2 días anteriores. El paciente presentaba una leve disminución del apetito, pero no tenía náusea, vómito ni diarrea. No presentaba fiebre. Tenía estreñimiento y su última evacuación había sido 5 días antes de la presentación. Sus padres le habían estado dando polietilenglicol dos veces al día durante los 3 días anteriores, sin obtener respuesta. En el servicio de urgencias del hospital, se obtuvo una tomografía computarizada (TC) del abdomen y la pelvis en la que se apreciaba «una gran acumulación de heces... y un apéndice de apariencia normal». Fue trasladado para una limpieza intestinal.

ANTECEDENTES MÉDICOS

- Cirugía para la corrección del estrabismo a los 2 años de edad
- Estreñimiento crónico

Medicación

Polietilenglicol por razón necesaria

Antecedentes familiares/sociales

La madre y la abuela paterna tenían hipotiroidismo. La madre tuvo una trombosis venosa profunda con embolia pulmonar tras un largo viaje en automóvil. La tía materna también tuvo trombosis venosa profunda tras la inmovilización después de una cirugía.

EXPLORACIÓN FÍSICA

- Signos vitales: T: 36.3 °C, FC: 123 lpm, FR: 24 rpm, PA: 130/85 mm Hg, SpO$_2$: 96%, índice de masa corporal: 26 kg/m^2 (percentil 98 para la edad).
- General: alerta, con buen aspecto, tranquilo.
- Abdomen: blando, sin distensión, significativamente doloroso a la palpación en los cuadrantes superior e inferior derechos, con defensa abdominal pero sin signo de rebote. No se encontraron tumores palpables. Ruidos intestinales presentes y normoactivos.

CONSIDERACIONES DIAGNÓSTICAS

- Estreñimiento
- Apendicitis
- Linfadenitis mesentérica

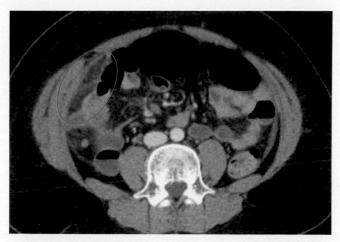

FIGURA 67-1 Tomografía computarizada abdominal axial.

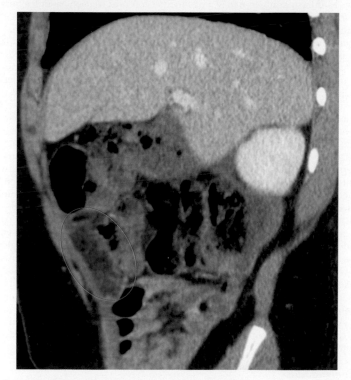

FIGURA 67-2 Tomografía computarizada abdominal coronal.

Estudios diagnósticos

- Pruebas de laboratorio: BHC, QS, pruebas de la función tiroidea.
- Se considera la posibilidad de repetir las TC de abdomen y pelvis.

Resultados

Las pruebas de laboratorio fueron en gran medida normales, a excepción de un recuento de leucocitos ligeramente elevado de 13.8 k/mm³. Sin embargo, se revisó la TC abdominal de la otra institución y se descubrió un infarto del epiplón (figs. 67-1 y 67-2).

DIAGNÓSTICO

Infarto del epiplón.

Tratamiento/seguimiento

El infarto del epiplón se trató con paracetamol y ketorolaco. El dolor del paciente se resolvió al segundo día de hospitalización, y el paciente fue dado de alta a su casa. Dada la presencia del infarto del epiplón y los antecedentes familiares de trombosis venosa profunda, se realizó un estudio para valorar una posible trombofilia, pero no se encontró una predisposición subyacente a la coagulación. El paciente y su familia fueron asesorados para tomar decisiones saludables relacionadas con su dieta y el ejercicio.

PUNTOS DE ENSEÑANZA

El infarto del epiplón es una causa poco frecuente de dolor abdominal agudo en los niños; se le conoce más por ser un imitador furtivo de la apendicitis. Se desconoce la patogenia exacta de esta enfermedad, pero en el 90% de los casos el infarto afecta los vasos epiploicos derechos. El principal factor de riesgo del infarto de epiplón es la obesidad, concretamente, una mayor cantidad de grasa en esta región. El infarto también tiende a producirse con más frecuencia en los hombres que en las mujeres y más a menudo en los adultos que en los niños.

La presentación típica del infarto de epiplón es de 2-3 días de dolor abdominal agudo en el cuadrante inferior derecho. Los síntomas digestivos adicionales, como náusea, vómito, anorexia o diarrea, están presentes en entre una cuarta y una tercera parte de los pacientes. Solo una minoría llega a presentar signos peritoneales o fiebre.

El infarto del epiplón puede ser diagnosticado mediante estudios de imagen, pero, al ser un diagnóstico tan esporádico, con frecuencia se pasa por alto. En la ecografía se observa un tumor ecogénico dentro de la grasa epiploica, y en la TC se aprecia un tumor heterogéneo de forma triangular u ovalada, con cambios inflamatorios circundantes, como porciones grasas entremezcladas. El diagnóstico también puede hacerse durante la cirugía, con hallazgos macroscópicos indicativos de infarto, que se confirman posteriormente en la histopatología.

En décadas anteriores, se efectuaba la resección quirúrgica en prácticamente todos los casos conocidos de infarto de epiplón. Incluso, muchos casos no se diagnosticaban sino hasta que se llevaba al paciente al quirófano por sospecha de apendicitis; ahí se encontraba un epiplón infartado en lugar de un apéndice inflamado. En esos casos en particular, los pacientes suelen someterse a una apendicectomía, así como a la resección quirúrgica del epiplón afectado. Sin embargo, actualmente se prefiere el tratamiento no quirúrgico. En una revisión reciente de 10 pacientes con infarto de epiplón, tres pasaron inmediatamente a laparoscopia por signos de peritonitis; tres comenzaron a recibir tratamiento exclusivo para el dolor, pero tuvieron que ir al quirófano tras un dolor persistente (que duró una media de 3 días); y cuatro fueron tratados con éxito con medidas conservadoras, es decir, analgésicos más antibióticos para la profilaxis de los abscesos. Los últimos cuatro pacientes lograron la resolución de sus síntomas y fueron dados de alta al cuarto día de su estancia en el hospital.

Se especula que este inusual diagnóstico será más frecuente a medida que aumente la obesidad en los niños. Por lo tanto, debe seguir siendo una consideración diagnóstica importante en los pacientes pediátricos que presentan dolor abdominal agudo. El estreñimiento rara vez o nunca constituye la causa de dolor abdominal intenso, y el hallazgo de una gran acumulación de heces suele ser una pista falsa.

Lecturas recomendadas

Helmrath MA, Dorfman SR, Minifee PK, Bloss RS, Brandt ML, DeBakey ME. Right lower quadrant pain in children caused by omental infarction. *Am J Surg.* 2001;182(6):729-732.

Loh MH, Chan Chui H, Yap T-L, et al. Omental infarction—a mimicker of acute appendicitis in children. *J Pediatr Surg.* 2005;40(8):1224-1226.

Nubi A, McBride W, Stringel G. Primary omental infarct: conservative vs operative management in the era of ultrasound, computerized tomography, and laparoscopy. *J Pediatr Surg.* 2009;44(5):953-956.

Rimon A, Daneman A, Gerstle JT, et al. Omental infarction in children. *J Pediatr.* 2009;155(3):427-431.e1.

68

Me suena a ERGE

Julianne Ivy

MOTIVO PRINCIPAL DE CONSULTA

«Atragantamiento».

ANTECEDENTES DE LA ENFERMEDAD ACTUAL

Lactante de término de 5 meses de edad que fue llevada al servicio de urgencias con episodios de atragantamiento crónico relacionados con la alimentación; estos se producen prácticamente desde el nacimiento. Al mes de edad, fue ingresada en otro hospital por bronquiolitis; en ese momento, a su madre le dijeron que el atragantamiento probablemente se debía a la infección. Sin embargo, la intolerancia a la alimentación continuó agravándose de manera constante a pesar de la resolución de la infección viral. Ahora tiene tomas de 90-118 mL cada 2 h mientras está despierta, y tiene episodios de atragantamiento cada vez que se alimenta. A veces se ahoga con su propia saliva. Una o dos veces a la semana, los episodios de atragantamiento son tan graves que se pone morada.

Inicialmente, fue alimentada de manera exclusiva con leche materna, pero, hacia los 3 meses de edad, su madre cambió a fórmula artificial, pensando que el atragantamiento podría estar relacionado con la lactancia. Se han probado varias leches diferentes, sin que esto haya mejorado. Recientemente, la madre ha cambiado a una fórmula orgánica de leche de cabra, que la lactante parece tolerar ligeramente mejor. La mamá también ha probado una variedad de biberones y tetinas, obteniendo un poco más de éxito con una tetina de flujo lento para prematuros. Su madre, además, experimentó con diferentes posiciones para la alimentación, y solo se observó una leve mejoría en la posición semisentada.

ANTECEDENTES MÉDICOS

Nació de término tras un embarazo y un parto sin complicaciones. Estuvo brevemente hospitalizada al mes de edad por una bronquiolitis. Ha crecido conforme a su curva de crecimiento. Ha cumplido todos sus hitos del desarrollo de forma adecuada.

Medicación

Gotas de simeticona (por razón necesaria).

Antecedentes familiares/sociales

La madre tiene enfermedad celíaca. Vive con su padre, quien es militar, y su madre, quien se dedica al trabajo en el hogar. No asiste a la guardería.

EXPLORACIÓN FÍSICA

- Signos vitales: T: 36.1 °C, FC: 140 lpm, FR: 38 rpm, PA: 92/74 mm Hg, SpO_2: 100%.
- Tabla de crecimiento. Peso: 7.65 kg, percentil 73; talla: 66 cm, percentil 76; perímetro cefálico: 43 cm, percentil 69.
- General: con buen aspecto, bien alimentada, no dismórfica.
- Cabeza: normocefálica, atraumática, fontanela anterior blanda y plana.
- Garganta: succión fuerte, sin frenillo, úvula bífida, paladar duro intacto, amígdalas sin obstrucción (grado 2).

- Cuello: flexible, sin adenopatías ni tumores palpables.
- Pulmones: respiración cómoda en el aire ambiente, sin estridores ni sibilancias.
- CV: frecuencia y ritmo regulares, R_1 y R_2 normales, sin soplos, pulsos periféricos 2+, iguales bilateralmente, sin cianosis.
- Neurológico: interacción adecuada para la edad, buen tono en los miembros superiores e inferiores.

CONSIDERACIONES DIAGNÓSTICAS

- Regurgitación infantil de tipo fisiológico
- Enfermedad por reflujo gastroesofágico (el término que más ha oído la mamá)
- Sobrealimentación
- Infección viral recurrente de las vías respiratorias superiores
- Laringomalacia
- Hendidura laríngea
- Fístula traqueoesofágica
- Trastorno neuromuscular

Estudios diagnósticos

- Hisopado múltiple para virus respiratorios
- Observación de la alimentación de la paciente
- Mecánica de la deglución
- Laringoscopia y broncoscopia

Resultados

El hisopado para virus respiratorios de la paciente fue negativo. Durante el ingreso, varios profesionales de la salud diferentes presenciaron cómo la paciente se atragantaba durante la alimentación, a veces con episodios de cianosis. Se realizó un estudio de la deglución con bario, que mostró: 1) una fase oral coordinada, con succión organizada y reflejos motores orales integrados, y 2) aspiración y penetración laríngea con líquidos fluidos y espesos. En la laringoscopia y broncoscopia posteriores se observó un surco interaritenoideo profundo a nivel de la comisura posterior, es decir, una hendidura laríngea de tipo 1.

DIAGNÓSTICO

Hendidura laríngea de tipo 1.

Tratamiento/seguimiento

Durante la laringoscopia, se aplicó una inyección de aumento en el surco interaritenoideo. Se trata de inyectar un material de relleno alrededor del lugar de la hendidura para cerrar el espacio que conecta la laringe y el esófago. A la paciente también se le indicó una dieta de fórmula espesa para ayudar a prevenir la broncoaspiración, hasta que se pudiera evaluar la eficacia total del procedimiento unas semanas después. Fue dada de alta con un estudio de deglución con bario a manera de seguimiento, programado en 1 mes.

PUNTOS DE ENSEÑANZA

Una *hendidura laríngea* es un pasaje anómalo entre la laringe/tráquea y el esófago. Esta inusual deformidad congénita parece producirse en el desarrollo embriológico, cuando el tabique que debería formarse entre la tráquea y el esófago no se cierra completamente, dejando una abertura entre estos dos conductos en sus extremos proximales. En la parte más proximal, esto también incluye una deficiente fusión de la lámina cricoidea. La consecuencia es que los alimentos pueden pasar de la parte superior del esófago a las vías respiratorias.

Estos defectos suelen dividirse en cuatro tipos. El tipo 1 se refiere a aquellas hendiduras que se localizan exclusivamente por encima de las cuerdas vocales, mientras que los tipos 2-4 se caracterizan por la extensión progresiva de la hendidura hacia el esófago y la tráquea. Las hendiduras graves de tipo 4 pueden llegar hasta la carina.

La incidencia estimada de las hendiduras laríngeas es de 1 por cada 10 000-20 000 nacidos vivos. Sin embargo, la verdadera incidencia seguro es mayor, ya que muchos casos leves no se diagnostican. En un estudio, el paciente de mayor edad con este defecto congénito no fue diagnosticado sino hasta los 12 años.

Las hendiduras laríngeas suelen presentarse con síntomas respiratorios o alimenticios inespecíficos, como episodios de atragantamiento o cianosis durante la alimentación, estridor, tos crónica o neumonía recurrente.

El tratamiento inicial de los pacientes con hendidura laríngea de tipo 1 consiste principalmente en el uso de fórmulas espesadas, determinadas posiciones de alimentación y dosis altas de medicación antirreflujo. En un estudio retrospectivo, el 36% de los pacientes fueron tratados con éxito solo con estas medidas, mientras que otro estudio informó solo el 31%. En el caso de los pacientes de tipo 1 que no tienen éxito con estas medidas iniciales o en cualquier paciente con una hendidura de los tipos 2-4, el siguiente paso es la reparación quirúrgica.

Los porcentajes de éxito tras la cirugía son variables, y a menudo se necesitan entre semanas y meses para que el efecto de la cirugía sea completo. En un estudio, a los 12 meses del postoperatorio, el 44% de los pacientes de tipo 1 ya no aspiraban en absoluto en el estudio de deglución, el 33% tenían una mejoría parcial en la aspiración y el 22% seguían aspirando cualquier tipo de consistencia líquida. Curiosamente, todos estos últimos pacientes se sometieron a una nueva endoscopia en la que se encontró que su hendidura laríngea se había curado con éxito. Estos resultados ponen de manifiesto lo frustrante que a veces puede ser el tratamiento de las hendiduras laríngeas; hasta la mitad de los pacientes tienen comorbilidades adicionales que causan síntomas similares, como laringomalacia o traqueomalacia, fístulas traqueoesofágicas, enfermedad por reflujo gastroesofágico y trastornos del neurodesarrollo. Incluso cuando se trata la hendidura, puede persistir la intolerancia alimenticia. Tanto para las familias como para los médicos, este puede ser un pronóstico difícil de digerir.

Lecturas recomendadas

Leboulanger N, Garabédian E-N. Laryngo-tracheo-oesophageal clefts. *Orphanet J Rare Dis.* 2011;6(1):81.
Ojha S, Ashland JE, Hersh C, et al. Type 1 laryngeal cleft: a multidimensional management algorithm. *JAMA Otolaryngol Head Neck Surg.* 2014;140(1):34-40.
Rahbar R, Rouillon I, Roger G, et al. The presentation and management of laryngeal cleft: a 10-year experience. *Arch Otolaryngol Head Neck Surg.* 2006;132(12):1335-1341.
Strychowsky JE, Dodrill P, Moritz E, Perez J, Rahbar R. Swallowing dysfunction among patients with laryngeal cleft: more than just aspiration? *Int J Pediatr Otorhinolaryngol.* 2016;82:38-42.

69

Enfermedad del 1.º de julio

Patrick J. Reich

MOTIVO PRINCIPAL DE CONSULTA

«Intenso resfriado de verano».

ANTECEDENTES DE LA ENFERMEDAD ACTUAL

Niño de 15 meses de edad que 5 días antes de la presentación desarrolló fiebre matutina de 38.8 °C, para lo cual se le administró ibuprofeno cada 6 h. También tenía una fuerte secreción nasal y ojos enrojecidos y llorosos. Los progenitores no lograron mantener los ojos ni la nariz limpios de secreciones. Estos síntomas se agravaron durante los 2 días siguientes; para entonces comenzó a tener tos y a respirar agitadamente.

Tres días antes, fue llevado al servicio de urgencias, donde se le diagnosticó una infección de las vías respiratorias superiores y se le envió a casa. Al día siguiente acudió a su pediatra, quien le diagnosticó otitis media y le empezó a dar antibióticos.

Dos días antes, le había brotado un pequeño exantema rojo en la mejilla, cerca del ojo. Las fiebres, la tos y la conjuntivitis continuaron. En las siguientes 24 h, el exantema se extendió.

El día del ingreso, el exantema incluía ya la mayor parte del cuerpo y se había extendido de la cabeza a los pies.

Exploración por aparatos y sistemas:

- Positivo: fiebre, tos, taquipnea, hiperemia conjuntival, exantema, hiporexia, malestar general, irritabilidad, ausencia de diuresis y labios agrietados.
- Negativo: diarrea, vómito, convulsiones, edema de manos y descamación de la piel.
- Pruebas de laboratorio: el hisopado nasofaríngeo para virus fue negativo. Recuento de leucocitos: 6 000/mm^3, Hb: 10.5 g/dL y plaquetas: 218 000, con 7% de bandas, 69% de neutrófilos y 19% de linfocitos.

ANTECEDENTES MÉDICOS

- Infección por metaneumovirus humano, hace 4 meses.
- Otitis media × 3.
- Sus vacunas están al día e incluyen la vacuna contra el virus de la varicela y la triple viral, que fueron administradas hace 10 días.

Medicación

Amoxicilina.

Antecedentes familiares/sociales

La familia regresó hace 14 días de Turquía. Ninguno de los miembros de la familia, incluyendo a los viajeros recientes, presenta síntomas.

EXPLORACIÓN FÍSICA

El paciente tiene fiebre de casi 40 °C y está taquicárdico (170 lpm), taquipneico e hipóxico (80% en el aire ambiente). Se muestra extremadamente irritable y difícil de consolar. Tiene conjuntivitis exudativa. En sus fosas nasales se observa abundante rinorrea seca. Su mucosa oral está seca y sus labios agrietados. La inspección del interior de su boca no muestra ninguna lesión o mancha. La membrana timpánica izquierda está abultada y distorsionada. No hay soplos. Sus pulmones no presentan sibilancias y los ruidos respiratorios son difusamente ásperos, con un buen movimiento del aire y uso leve de los músculos accesorios. Su exploración abdominal es benigna, así como la genitourinaria. Su sistema musculoesquelético es normal. La piel presenta un exantema papuloso difuso, eritematoso, que palidece a la presión, con lesiones coalescentes en el cuero cabelludo, la cara y el tronco. La exploración neurológica, fuera de su inquietud e irritabilidad, es normal. El paciente mueve bien todas las extremidades y tiene buen tono.

CONSIDERACIONES DIAGNÓSTICAS

Con base en los síntomas (tos, rinitis, conjuntivitis), el exantema descendente y el viaje reciente, el médico consideró que el sarampión era un diagnóstico probable.

Estudios diagnósticos

- Sala de aislamiento con presión negativa.
- Inmunoglobulinas M y G contra el virus del sarampión, urocultivo de virus, prueba de anticuerpo fluorescente y repetición del hisopado nasofaríngeo.
- Vitamina A, 200 000 UI diarias durante 2 días, para limitar el riesgo de ceguera y otras complicaciones neurológicas; debe administrarse una segunda dosis en 28 días.
- Evaluación oftalmológica para valorar las complicaciones oculares del sarampión.
- Informar el caso al ministerio de salud de la ciudad y también al equipo de prevención de infecciones hospitalarias (que se ocupa de evitar el contagio de otros pacientes), así como al equipo de salud laboral (que se encarga de prevenir el contagio de los trabajadores y el personal).
- Se debe rastrear y valorar a las personas con quienes el paciente estableció contacto en su consulta previa a urgencias, así como a los contactos en la consulta pediátrica.

DIAGNÓSTICO

Las pruebas de **sarampión** dieron positivo.

PUNTOS DE ENSEÑANZA

El sarampión (también conocido como *primera enfermedad*) es el primero de los exantemas infantiles. Se le conoce desde hace siglos, pero, debido a los exitosos programas de vacunación, ha disminuido drásticamente. Antes del lanzamiento de la vacuna en 1963, había cerca de 500 000 casos al año en los Estados Unidos, pero esta cifra se ha reducido hasta llegar a solo un puñado de casos. Recientemente, sin embargo, se ha producido un aumento tanto del número de casos como del número de brotes, debido a la disminución en las tasas de vacunación. Durante 2011, un total de 222 casos (tasa de incidencia: 0.7 por cada millón de habitantes) y 17 brotes de sarampión (definidos como tres o más casos vinculados en tiempo o lugar) fueron notificados a los Centers for Disease Control and Prevention (CDC), en comparación con una mediana de 60 casos (rango: 37-140) y cuatro brotes (rango: 2-10) notificados anualmente entre 2001 y 2010. Compare eso con el número de casos de erliquiosis notificados a los CDC en 2000, que fue de 200.

Muchos casos de sarampión en los Estados Unidos son «importados», es decir, traídos a casa por la exposición en zonas endémicas mientras se viaja, pero estos casos índice se propagan luego localmente en brotes a otras personas no inmunizadas.

En el sitio web de los CDC, http://www.cdc.gov/measles, se menciona: «Incluso en niños previamente sanos, el sarampión puede ser una enfermedad grave que requiere hospitalización. Hasta 1 de cada 20 niños con sarampión contrae neumonía, y aproximadamente 1 de cada 1000 niños desarrollará encefalitis (inflamación del cerebro que puede provocar convulsiones y dejar al niño sordo o con deficiencias cognitivas). Por cada 1000 niños que se contagian de sarampión, 1 o 2 mueren por esta causa. El sarampión puede hacer que una mujer embarazada sufra un aborto, tenga un parto prematuro o tenga un recién nacido de bajo peso. En los países en desarrollo, donde la desnutrición y la insuficiencia de vitamina A son frecuentes, se sabe que el sarampión mata hasta a una de cada cuatro personas. Es la principal causa de ceguera entre los niños africanos. El sarampión (*todavía*) mata a casi un millón de niños en el mundo cada año».

Lecturas recomendadas

Centers for Disease Control and Prevention. *Measles (Rubeola)*. 2020. http://www.cdc.gov/measles.
Moss WJ. Measles. *Lancet*. 2017;390(10111):2490-2502.
Paules CI, Marston HD, Fauci AS. Measles in 2019—Going backward. *N Engl J Med*. 2019;380(23):2185-2187.

70

Los ojos lo saben

Andrew J. White

MOTIVO PRINCIPAL DE CONSULTA

Náusea e ictericia conjuntival.

ANTECEDENTES DE LA ENFERMEDAD ACTUAL

Adolescente de 16 años de edad, mujer, que desde hace 3 semanas tiene náusea, las cuales se alivian al comer. No obstante, cada vez tiene menos apetito y se siente más cansada. Hace 5 días presentó vómito sin sangre ni bilis, los cuales aliviaron un poco su náusea. El día anterior al ingreso, notó que sus ojos se volvían amarillos. Su orina era del color del té. La prueba de detección de mononucleosis fue negativa. Los títulos de hepatitis A, B y C fueron negativos. Una amiga suya del colegio también ha estado vomitando y ha tenido algo de diarrea.

Exploración por aparatos y sistemas:

- Positivo: lechos ungueales ictéricos de 2 semanas de evolución y orina de tono oscuro.
- Negativo: fiebre, diarrea, cambio en el color de las deposiciones, disuria, disnea o dolor torácico.

ANTECEDENTES MÉDICOS

- Mononucleosis en el 2005
- Sin antecedentes de ictericia

Medicación

- Norgestimato-etinilestradiol

Antecedentes familiares/sociales

Antecedentes familiares:

- Madre con factor V de Leiden y carencia de proteína S.
- La abuela materna se sometió a una colecistectomía.

Antecedentes sociales:

- Está cursando el bachillerato.
- No consume drogas, alcohol o cigarrillos ni tiene actividad sexual.

EXPLORACIÓN FÍSICA

- Signos vitales: peso: 64 kg, estatura: 170 cm, T: 37.9 °C, FC: 84 lpm, FR: 20 rpm, PA: 128/62 mm Hg, SpO_2: 99% en el aire ambiente.
- General: cómoda y tranquila.
- Ojos: ictericia escleral.
- Cabeza: normocefálica, atraumática.
- Garganta: sin eritema, exudado o lesiones.
- Cuello: flexible, sin linfadenopatías, glándula tiroides de tamaño normal.
- Pulmones: limpios a la auscultación bilateral, sin sibilancias ni consolidaciones.
- CV: frecuencia y ritmo regulares, sin soplos, roces o ritmo de galope.

- Abdomen: blando, sin dolor ni hepatoesplenomegalia.
- Extremidades: no se observan acropaquias, cianosis o edema.
- Piel: ictericia difusa. No hay angiomas aracniformes.
- Neurológico: alerta, responde adecuadamente a las preguntas. No hay movimientos o tono anómalos. Reflejos 2+, fuerza 5/5.

CONSIDERACIONES DIAGNÓSTICAS

- Enfermedad hemolítica con una hepatitis viral o autoinmunitaria
- Síndrome de Gilbert
- Efecto secundario de las píldoras anticonceptivas orales
- Sobredosis de paracetamol
- Cálculos biliares
- Degeneración hepatolenticular (enfermedad de Wilson)

Estudios diagnósticos y resultados

- **Hb: 9.2 g/dL**, leucocitos: 22 300, plaquetas: 168 000. **AST: 178 U/mL, ALT: 34 U/mL**, fosfatasa alcalina: 22 UI/L (baja), **bilirrubina total: 17.6 mg/dL, bilirrubina directa: 9 mg/dL, tiempo de protrombina: 17.0 s** (ligeramente elevado), **INR: 1.45**, albúmina: 3.3 g/dL, concentración de paracetamol: menor de 5. **Prueba de Coombs directa e indirecta: negativa**.

  Al día siguiente se repitieron las pruebas de laboratorio:

- **Hb: 5.6 g/dL, bilirrubina directa: 14 mg/dL.**

  Se realizó una exploración ocular adicional, reconociendo la aparente ictericia escleral y analizando con detalle los bordes periféricos del iris (fig. 70-1).

DIAGNÓSTICO

Degeneración hepatolenticular.

Tratamiento/seguimiento

- Resultados de las pruebas de laboratorio: cobre en orina: 11694 μg/L (normal: 15-60), cobre sérico: 1.66 μg/mL (normal: 0.75-1.45), ceruloplasmina: 10.5 mg/dL (baja).

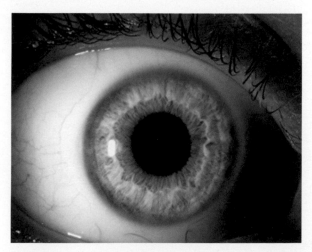

FIGURA 70-1 La exploración ocular adicional reveló la presencia de un anillo de Kayser-Fleischer, un anillo de color marrón difuminado en la periferia del iris.

Puntos de enseñanza

La *degeneración hepatolenticular* es un trastorno autosómico recesivo que afecta el metabolismo del cobre. Un defecto en el gen transportador de cobre *ATP7B*, situado en el brazo largo del cromosoma 13, provoca un depósito excesivo de cobre en el hígado. Una de cada 90 personas en los Estados Unidos es portadora de un gen defectuoso, y la incidencia de la degeneración hepatolenticular es de 1 entre 30 000 y 40 000 personas. Se han descrito más de 500 mutaciones diferentes del gen, y muchos individuos son heterocigotos compuestos. Por lo tanto, la presentación de la degeneración hepatolenticular puede adoptar muchas formas diferentes.

En los individuos sanos, la ATPasa 2 (codificada por *ATP7B*) cumple dos funciones. Primero, en el aparato de Golgi del hepatocito, carga el cobre en la ceruloplasmina para su transportación a otros órganos. Segundo, si el contenido de cobre en el hígado es alto, la ATPasa 2 transporta el cobre dentro de vesículas para ser secretado en la bilis. Si el cobre se acumula en el hígado y no logra salir por la bilis, alcanza concentraciones citotóxicas y se libera en el torrente sanguíneo, desde donde viaja a otros órganos.

La mayoría de los pacientes con degeneración hepatolenticular presentan síntomas hepáticos, neurológicos o psiquiátricos. En las primeras dos décadas de la vida, los niños suelen presentar manifestaciones hepáticas. Estas pueden ir desde valores de laboratorio anómalos, encontrados incidentalmente, hasta insuficiencia hepática fulminante, como fue el caso de esta paciente. En los pacientes con insuficiencia hepática, suele hallarse anemia hemolítica con prueba de Coombs negativa. La causa exacta de la anemia no está clara, pero se cree que se debe a la lesión oxidativa de los eritrocitos debido a la liberación excesiva de cobre por parte de los hepatocitos.

Los anillos de Kayser-Fleischer, la ceruloplasmina baja y las alteraciones neurológicas sugieren el diagnóstico de degeneración hepatolenticular, pero la prueba de referencia es la biopsia hepática con medición cuantitativa de la concentración de cobre. Sin intervención, la degeneración hepatolenticular es prácticamente mortal. El tratamiento es la quelación, y la penicilamina es la opción de primera línea para ello. Actúa uniéndose al cobre, al oro, al mercurio y al arsénico y excretándolos en la orina. A los pacientes también se les debe administrar zinc. El zinc se une a los mismos transportadores que el cobre en el tubo digestivo y ayuda a disminuir su absorción. Ambos medicamentos son de por vida. Los efectos secundarios de la penicilamina incluyen el agravamiento de los síntomas neurológicos, diarrea, exantema, trombocitopenia y leucopenia. Hasta el 30% de los pacientes con degeneración hepatolenticular no pueden tolerar los efectos adversos y se les cambia a trientina, otro fármaco quelante del cobre.

Lecturas recomendadas

Gilroy R. Wilson Disease. 2013. emedicine.medscape.com

Houchens N, Dhaliwal G, Askari F, Kim B, Saint S. Clinical problem-solving: the essential element. *N Engl J Med*. 2013;368:1345-1351.

Schilsky ML. Wilson disease: diagnosis, treatment, and follow-up. *Clin Liver Dis*. 2017;21(4):755-767.

Weiss K. Zinc monotherapy is not as effective as chelating agents in treatment of Wilson disease. *Gastroenterology*. 2011;140(4):1189.e1-1198.e1.

71

Fuera de forma

Itay Marmor

MOTIVO PRINCIPAL DE CONSULTA

Tos y disnea al realizar esfuerzos.

ANTECEDENTES DE LA ENFERMEDAD ACTUAL

Niño afroamericano de 11 años de edad, con obesidad mórbida, se presentó para una valoración por disnea de esfuerzo de 6 meses de evolución. Dijo que sabía que estaba «fuera de forma». También tenía tos y sudoración nocturna ocasional, pero no se informó fiebre, pérdida de peso, artralgias, debilidad, exantemas, úlceras, sequedad de boca u ojos, ni algún otro síntoma. No tuvo ninguna infección grave en la infancia y no hay antecedentes familiares de alguna inmunodeficiencia.

Los estudios que se realizaron previamente incluían radiografías de tórax que mostraron opacidades bilaterales irregulares y atelectasia. En una tomografía computarizada (TC) de tórax se observaron opacidades en vidrio esmerilado con pequeños nódulos y opacidades multifocales bilaterales del espacio aéreo, así como linfadenopatía mediastínica e hiliar bilateral. En la broncoscopia se detectó un ligero edema de la epiglotis, los aritenoides y las cuerdas vocales, y un marcado edema de la subglotis y la tráquea. Se encontró aumento de la vascularización, así como inflamación y secreción graves, compatibles con una bronquitis difusa. Los análisis infecciosos (incluyendo lavado broncoalveolar [LBA]) fueron negativos para infecciones virales, bacterianas, micóticas y micobacterianas. En la valoración reumatológica se halló elevación de los marcadores inflamatorios (VSG, CRP, leucocitosis, trombocitosis), anticuerpos antinucleares positivos a una dilución de 1:160, antígenos nucleares extraíbles negativos, anticuerpos contra citoplasma de neutrófilos negativos, enzima convertidora de angiotensina (ECA) normal, inmunoglobulina (Ig) G (2 234 UI/mL) e IgE (555 UI/mL) altas, IgM e IgA normales, recuento normal de linfocitos T y recuento elevado de linfocitos B (CD19: 1371).

Se trató al paciente con varios cursos de antimicrobianos empíricos, incluyendo un antimicótico durante 6 semanas (itraconazol), sin que se produjera mejoría alguna. Sus síntomas no respondían a un inhalador de agonistas β.

ANTECEDENTES MÉDICOS

- Obesidad mórbida (índice de masa corporal de 40 km/m^2)
- Eccema

Medicación

Ninguna.

Antecedentes familiares/sociales

- Hermano y madre con asma
- Hermano y madre con obesidad

EXPLORACIÓN FÍSICA

- Signos vitales: T: 36 °C, FC: 82 lpm, FR: 18 rpm, PA: 110/64 mm Hg, SpO$_2$: 96% en el aire ambiente.
- General: tranquilo, sin disnea en reposo pero rápidamente disneico tras caminar en la habitación.
- CONGO: pupilas isocóricas, redondas y reactivas a la luz, sin sinequias oculares, MEOI, bucofaringe sin eritema, mucosas húmedas.

- Linfático: no se observan linfadenopatías.
- Pulmones: disminución de los ruidos respiratorios bilaterales.
- CV: no se escuchan soplos, roces ni ritmo de galope.
- Abdomen: blando; ruidos intestinales normales; sin distensión, masas ni visceromegalias.
- Piel: no se encontraron exantemas ni cambios de coloración, turgencia normal, no hay telangiectasias en los pliegues ungueales ni surcos o crestas en las uñas; sin úlceras digitales, llenado capilar normal y no hay esclerodactilia.
- Neurológico: nervios craneales II-XII totalmente intactos, fuerza 5/5 en las cuatro extremidades.
- Musculoesquelético: amplitud de movimiento completo en todas las articulaciones, sin dolor, eritema, calor o derrame.

CONSIDERACIONES DIAGNÓSTICAS

Dada la presentación de una enfermedad pulmonar crónica, los hallazgos en la TC de tórax de opacidades en vidrio esmerilado y linfadenopatía hiliar bilateral, los análisis infecciosos completamente negativos (incluido el LBA negativo) y la ausencia de respuesta a los antimicrobianos, se consideraron varias afecciones: sarcoidosis, enfermedad pulmonar inflamatoria asociada con miositis, vasculitis microvascular, lupus eritematoso sistémico, enfermedad granulomatosa crónica, inmunodeficiencia variable común, tuberculosis e histoplasmosis.

Estudios diagnósticos

- Pruebas de laboratorio
- Pruebas de función pulmonar
- TC de tórax
- Biopsia pulmonar transbronquial guiada por ecografía

Resultados

- Pruebas de laboratorio: VSG: 49 mm/h, CRP: 5.2 mg/L, leucocitos: 9 800/mm³, plaquetas: 611 000, Hb: 12.6 g/dL. QS, creatina-cinasa, aldolasa, LDH, C3, C4 y CH50: normales; IgG: 1 675, IgE: 418; IgM, IgA, vitamina D-25-OH y 1,25-di-OH, concentración de ECA, títulos de vacunas, dihidrorrodamina y análisis de orina: normales; histoplasmosis y tuberculosis: negativas.
- Pruebas de la función pulmonar: enfermedad pulmonar mixta, restrictiva y obstructiva, con atrapamiento de aire.
- TC de tórax: amplias consolidaciones multifocales, predominantemente en el lóbulo inferior, con opacidades peribroncovasculares y en vidrio esmerilado, así como linfadenopatía mediastínica e hiliar.
- Biopsia pulmonar: granulomas no caseificantes. Cultivos bacterianos, micóticos y micobacterianos: negativos.

DIAGNÓSTICO

Sarcoidosis.

Tratamiento/seguimiento

- Esteroides orales
- Antifactor de necrosis tumoral (adalimumab)
- Metotrexato

PUNTOS DE ENSEÑANZA

La sarcoidosis de «tipo adulto» de inicio pediátrico suele caracterizarse por manifestaciones sistémicas (fiebre, malestar, pérdida de peso) y enfermedad pulmonar, asociada con adenopatías hiliares bilaterales. Otras manifestaciones pueden incluir afectación hepática, esplenomegalia, linfadenopatías periféricas, lesiones cutáneas (p. ej., eritema nodoso), uveítis y afectación del sistema nervioso central (neurosarcoidosis). Las pruebas de detección incluyen las de ECA, vitamina D y calcio, pero no son ni sensibles ni específicas. Cuando existe sospecha, el diagnóstico se establece con una biopsia transbronquial de los ganglios linfáticos y del tejido pulmonar, que muestra evidencia de granulomas no caseificantes. Para identificar los granulomas, suele ser necesaria la biopsia pulmonar abierta.

La sarcoidosis de inicio temprano, a menudo denominada *síndrome de Blau*, se presenta generalmente antes de los 4 años de edad y suele manifestarse con una dermatitis granulomatosa. Otros síntomas son la artritis y la uveítis, pero no la enfermedad pulmonar. Tanto la sarcoidosis de inicio temprano como la familiar se deben a mutaciones en el gen *NOD2* y fueron descritas clínicamente por James P. Keating en 1973, una década antes de la descripción de Blau en 1985.

Lecturas recomendadas

Blau EB. Familial granulomatous arthritis, iritis and rash. *J Pediatr*. 1985;107:689-693.

Chiu B, Chan J, Das S, Alshamma Z, Sergi C. Pediatric sarcoidosis: a review with emphasis on early onset and high-risk sarcoidosis and diagnostic challenges. *Diagnostics (Basel)*. 2019;9(4):160.

Keating JP, Weissbluth M, Ratzan SK, Barton LL. Familial sarcoidosis. *Am J Dis Child*. 1973;126(5):644-647. PMID: 4745156.

Pattishall EN, Kendig EL Jr. Sarcoidosis in children. *Pediatr Pulmonol*. 1996;22(3):195-203.

Petty R, Laxer R, Lindsley C, Wedderburn L. *Textbook of Pediatric Rheumatology*. 7th ed. Elsevier Saunders; 2015.

72

De rutina

Andrew J. White

Motivo principal de consulta

«Su saturación está baja».

Antecedentes de la enfermedad actual

Niña de 10 años de edad es enviada a urgencias procedente de radiología, donde tenía programada una resonancia magnética (RM) electiva para valorar un hemangioma en el cuello. Sin embargo, durante su evaluación preanestésica, se encontró que su SpO_2 era del 85% y sus labios estaban azules. No tenía síntomas recientes de infección en las vías respiratorias superiores ni fiebre, pero dice que siempre se le han puesto azules los labios cuando se enfría o se agita. Cree que tiene menos tolerancia al ejercicio en comparación con sus compañeros. No toma ninguna medicación.

Antecedentes médicos

- Nació de forma prematura a las 33 semanas de gestación, pero no se le diagnosticó ninguna enfermedad pulmonar crónica.
- Tuvo neumonía hace 2 años. A partir de la imagen obtenida en la radiografía de tórax, se planteó una posible tuberculosis o una enfermedad granulomatosa, pero la prueba de derivado proteínico purificado (PPD, *purified protein derivative*) fue negativa.
- Hemangioma en la cara lateral del cuello. Inicialmente se pensó que se trataba de un ganglio linfático reactivo, pero en una ecografía realizada hace 1 mes se encontró un tumor hipervascularizado de 2 × 2 cm compatible con un hemangioma. La RM programada para hoy tenía como objetivo caracterizar con más detalle este hemangioma.

Antecedentes familiares/sociales

- Antecedentes familiares: una hermana con síndrome de Wolff-Parkinson-White y otra hermana con deformidad de Chiari. El padre falleció a causa de un melanoma.
- Antecedentes sociales: en casa hay un horno antiguo, pero sin medidor de monóxido de carbono.

Exploración física

- Signos vitales: FC: 96 lpm, FR: 22 rpm, T: 36.6 °C, PA: 100/68 mm Hg, SpO_2: 84%.
- Aspecto general: cómoda, pero ansiosa y al borde de las lágrimas.
- Piel: caliente y seca, sin exantemas, llenado capilar menor de 2 s.
- CONGO:
  - Cabeza: normocefálica, atraumática.
  - Ojos: conjuntivas limpias, sin secreción o inyección. No hay ictericia escleral.
  - Oreja izquierda: no se encontró seno preauricular, pabellón auricular normal, membrana timpánica clara e intacta, conducto auditivo permeable.
  - Oreja derecha: no se encontró seno preauricular, pabellón auricular normal, membrana timpánica clara e intacta, conducto auditivo permeable.
  - Nariz:
    - Puente nasal recto, sin deformidades.
    - La cavidad nasal no mostraba secreción ni tumores y estaba permeable.
    - Tabique intacto en la línea media.
  - Cavidad bucal/bucofaringe:
    - Paladar intacto y úvula normal.
    - Amígdalas 2+, no obstructivas.

- Cuello: tumor suave y móvil al tacto, de 2.5 cm, anterior al esternocleidomastoideo (nivel II). No es doloroso a la palpación ni presenta alteraciones cutáneas superficiales. La auscultación reveló un soplo sobre la lesión.
- Pulmones: limpios; sin sibilancias, estertores o ronquidos; sin uso de músculos accesorios ni retracción.
- CV: frecuencia y ritmo regulares; sin soplos, roces o ritmo de galope; R_1 y R_2 normales; pulsos distales 2+.
- Abdomen: blando; sin dolor, distensión, tumores palpables ni hepatoesplenomegalia.
- Espalda: columna vertebral recta, sin deformidades.
- Extremidades: no se observan acropaquias, cianosis o edema.
- Neurológico: está despierta y alerta y responde a las preguntas de forma adecuada para su edad.
- Nervios craneales: PIRL, MEOI, rostro simétrico y lengua en la línea media.
- Motor: mueve las cuatro extremidades.

CONSIDERACIONES DIAGNÓSTICAS

- Hipoxemia
- Tumor en el cuello, presunto hemangioma
- Enfermedad granulomatosa pulmonar, posiblemente histoplasmosis

Consideraciones diagnósticas en el servicio de urgencias: «Dada la hipoxemia de la paciente de causa poco clara, se han considerado diagnósticos como metahemoglobinemia, intoxicación por monóxido de carbono, fibrosis pulmonar, cortocircuito intracardiaco o hipertensión pulmonar. Otras posibles causas serían un secuestro pulmonar o un proceso inflamatorio intrapulmonar, como viejos nódulos granulomatosos, sarcoidosis, histoplasmosis o tuberculosis».

Estudios diagnósticos

- 15 L de oxígeno con mascarilla con reservorio para suministro a alta concentración; después, se colocó una cánula nasal de alto flujo de 10 L.
- La BHC y los electrolitos no arrojaron resultados dignos de mención. La concentración de metahemoglobina era normal.
- El hisopado múltiple para virus respiratorios fue negativo.
- Pruebas para descartar la tuberculosis: prueba de PPD, ensayo de liberación de interferón γ para tuberculosis, prueba de bacilos acidorresistentes.
- Radiografía de tórax.

Resultados

Radiografía de tórax (fig. 72-1): se observan nódulos pulmonares miliares difusos con ganglios linfáticos mediastínicos, que hacen pensar en un proceso granulomatoso, como la sarcoidosis. Otra posibilidad sería una infección granulomatosa previa, ya curada. Se recomienda una tomografía computarizada (TC) de tórax.

TC de tórax (fig. 72-2): hay innumerables nódulos diminutos diseminados por los pulmones con un patrón miliar. Esto parece haber progresado desde la radiografía de 2015. No hay consolidación del espacio aéreo confluente. No se observa derrame pleural ni neumotórax. El tamaño del corazón es normal. Hay un leve ensanchamiento de la franja paratraqueal derecha y una leve amplitud del hilio izquierdo, que puede ser reflejo de una linfadenopatía.

Impresión: se aprecian nódulos pulmonares miliares difusos con ganglios linfáticos mediastínicos dudosos con realce, lo que sugiere un proceso granulomatoso como la sarcoidosis.

El aspecto inusual del parénquima pulmonar y su origen incierto, así como la consideración de una posible sarcoidosis, llevaron a realizar una biopsia pulmonar abierta. La figura 72-3 es una imagen de la superficie pulmonar que muestra numerosas máculas de aspecto vascular, a las cuales se les tomó biopsia.

Consideraciones diagnósticas adicionales

- Sarcoidosis
- Telangiectasia hemorrágica hereditaria
- Vasculitis (p. ej., granulomatosis con poliangitis)

DIAGNÓSTICO

La patología de la biopsia de pulmón proporcionó el diagnóstico final: **carcinoma papilar de tiroides**.

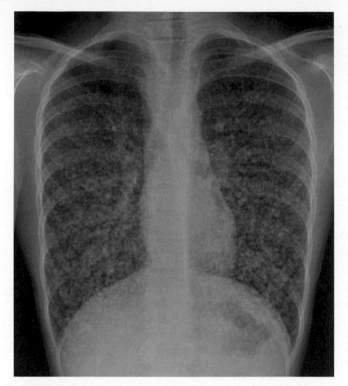

FIGURA 72-1 Radiografía de tórax.

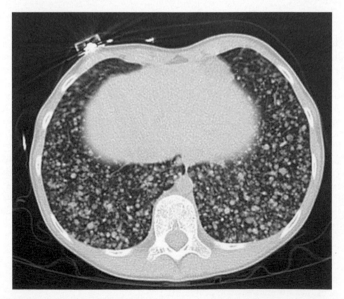

FIGURA 72-2 Tomografía computarizada de tórax.

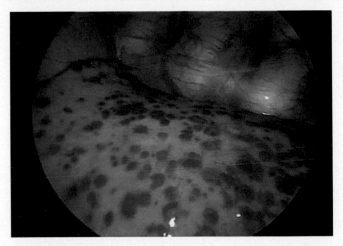

FIGURA 72-3 Imagen de la superficie pulmonar con numerosas máculas de aspecto vascular, a las cuales se les tomó biopsia.

Tratamiento/seguimiento

1. Resección del tumor del cuello y de la glándula tiroides, con disección del cuello
2. Yodo-131 (yodo radioactivo)

PUNTOS DE ENSEÑANZA

El **carcinoma papilar de tiroides** es la forma más frecuente de cáncer tiroideo y suele afectar a mujeres de mediana edad. Se extiende rápidamente a los ganglios linfáticos del cuello y puede hacer metástasis en los pulmones o en los huesos. La tasa de curación es excelente con el yodo radioactivo, dependiendo de la avidez con la que las células tumorales absorban el yodo. Parece que su incidencia está aumentando en los Estados Unidos, pero se desconoce la causa. El retraso en el diagnóstico es un fenómeno recurrente.

El pronóstico generalmente es favorable. Los antecedentes de melanoma en el padre plantean la posibilidad de una predisposición familiar a las neoplasias malignas.

Lecturas recomendadas

Ho WL, Zacharin MR. Thyroid carcinoma in children, adolescents and adults, both spontaneous and after childhood radiation exposure. *Eur J Pediatr.* 2016;175(5):677-683.

Ozkan E, Soydal C, Araz M, Kucuk NO. Differentiated thyroid carcinomas in childhood: clinicopathologic results of 26 patients. *J Pediatr Endocrinol Metab.* 2011;24(9-10):739-742.

Spinelli C, Strambi S, Rossi L, et al. Surgical management of papillary thyroid carcinoma in childhood and adolescence: an Italian multicenter study on 250 patients. *J Endocrinol Invest.* 2016;39(9):1055-1059.

73 Todo está en tu cabeza

Amanda Reis Dube, Jennifer Martens Dunn

MOTIVO PRINCIPAL DE CONSULTA

Vómito y pérdida de peso.

ANTECEDENTES DE LA ENFERMEDAD ACTUAL

Niña de 10 años de edad que se presenta en el servicio de urgencias con vómito de 4 días de evolución y disminución del apetito que se ha prolongado durante 7 meses. No tiene dolor abdominal, pero dice que se siente satisfecha todo el tiempo. Ha perdido 6.8 kg en el último año. Hablando con la paciente a solas, se muestra al borde las lágrimas, pero niega tener pensamientos depresivos o intención de hacerse daño. Afirma que come tres veces al día y que ha intentado hacerse vegetariana desde que perdió el apetito. Los padres creen que no come las tres comidas y que siempre ha sido quisquillosa; mencionan que últimamente se niega a comer alimentos que antes le encantaban. Creen que se preocupa mucho y que a veces le cuesta dormir por la noche. La niña niega haber tenido recientemente fiebre, cefaleas, tos, rinorrea o dolor de garganta.

ANTECEDENTES MÉDICOS

- Estreñimiento intermitente
- Esquema de vacunación al día

Medicación

Ninguna.

Antecedentes familiares/sociales

- Abuelo paterno con cáncer de colon y enfermedad tiroidea.
- No hay antecedentes familiares de enfermedad celíaca o enfermedad inflamatoria intestinal.

EXPLORACIÓN FÍSICA

- Signos vitales: T: 36.8 °C, FC: 106 lpm, FR: 20 rpm, PA: 100/65 mm Hg, SpO$_2$: 99%, peso: 32.5 kg (percentil 46), estatura: 146 cm (percentil 87), índice de masa corporal (IMC): 15.4 kg/m^2 (percentil 22).
- Generales: delgada, tranquila, tumbada en la cama, callada pero responde las preguntas.
- CONGO: MMH, sin rinorrea.
- Cuello: flexible, sin linfadenopatías.
- CV: ritmo y frecuencia regulares; sin soplos, roces o ritmo de galope.
- Pulmones: limpios, sin movimientos de retracción ni taquipnea.
- Abdomen: ruidos intestinales normoactivos; blando; sin dolor, distensión, tumores o hepatoesplenomegalia.
- Extremidades: cálidas, bien perfundidas; mueve todas las extremidades por igual.
- Neurológico: PIRL, MEOI; alerta, responde de manera adecuada a las preguntas; rostro simétrico y equilibrio normal.

CONSIDERACIONES DIAGNÓSTICAS

Inicialmente, las consideraciones diagnósticas incluían el estreñimiento y la anorexia nerviosa.

Estudios diagnósticos

La paciente fue dada de alta de su consulta inicial en el servicio de urgencias con ondansetrón, 4 mg c/8 h, por razón necesaria, y polietilenglicol 1 cucharadita al día. Acudió posteriormente con su médico de atención primaria, quien documentó episodios continuos de vómito, a menudo por las mañanas, pero a veces por las tardes. Las pruebas de tiroides y electrolitos y el análisis de orina fueron normales. Siguió sintiéndose ansiosa, con problemas para conciliar el sueño, y le costó ingerir suficiente polietilenglicol para aliviar el estreñimiento. Su exploración física no presentaba ninguna anomalía, con excepción de un IMC bajo. En la exploración fundoscópica se observó de manera específica que sus discos ópticos eran nítidos y de bordes definidos, lo que fue confirmado por dos médicos en el consultorio de su médico de atención primaria. Se planteó realizar un estudio de imagen en la cabeza, pero este fue pospuesto. Le recetaron antiácidos y un suplemento alimenticio y fue remitida a un psicólogo y a un gastroenterólogo.

La paciente fue evaluada por el servicio de gastroenterología y se le realizó una endoscopia superior con biopsia, un estudio de tránsito gastroduodenal, una ecografía abdominal y un estudio de detección de enfermedad celiaca, todos los cuales fueron normales. También se reunió con un psicólogo y se hizo seguimiento con una enfermera del consultorio de su médico de atención primaria, quien la derivó a un centro de tratamiento de trastornos alimenticios. Después de someterse a una valoración, se le recomendó que ingresara a hospitalización. Sus padres, en cambio, optaron por un tratamiento ambulatorio. Se le empezó a administrar mirtazapina, que inicialmente aumentó su apetito, pero no se logró un efecto sostenido. Completó el programa intensivo para pacientes ambulatorios. Sin embargo, había perdido otros 4.5 kg. Regresó con su médico de atención primaria, ya que ahora presentaba cefaleas pulsátiles bilaterales de 2 días de evolución, además de una continua pérdida de apetito y vómito, generalmente por las mañanas. El médico de atención primaria dispuso su ingreso directo a hospitalización. Al momento del ingreso, su IMC era de 13.9 kg/m^2, y en la exploración destacaba una ataxia troncal con signo de Romberg positivo.

Esa noche se ordenaron y realizaron controles neurológicos frecuentes. A las 4 de la mañana, su estado mental era normal, pero a las 5:45 no respondía a las órdenes, tenía pupilas dilatadas y parálisis de la mirada lateral derecha. Fue trasladada a la unidad de cuidados intensivos pediátricos (UCIP) y se le realizó una tomografía computarizada (TC) craneal de urgencia.

Resultados

La TC craneal mostró un gran tumor en la fosa posterior con hidrocefalia obstructiva, flujo transependimario y edema. La resonancia magnética mostró un tumor en la fosa posterior de 4.3 × 4.0 × 4.1 cm que surgía del cuarto ventrículo, sin metástasis en la columna vertebral.

DIAGNÓSTICO

Meduloblastoma, grado IV, riesgo estándar.

Tratamiento/seguimiento

En la UCIP, se le administró manitol y fue hiperventilada. Se colocó un drenaje ventricular externo a pie de cama, lo que supuso una mejoría del estado mental. Cuatro días después, pasó por el quirófano para la resección del tumor. Se recuperó bien de la operación y tuvo un rápido aumento del apetito. Ha completado con éxito la quimioterapia.

Se recuperó bien de su tratamiento, aunque tiene una pérdida de audición residual a las altas frecuencias y toma levotiroxina para controlar el hipotiroidismo leve inducido por la radiación. Está sacando excelentes notas en la escuela secundaria.

PUNTOS DE ENSEÑANZA

Los tumores del sistema nervioso central pueden presentarse con pérdida de peso y falta de apetito. Puede existir un lapso de meses a años entre el inicio de los síntomas y el diagnóstico debido a la falta de hallazgos neurológicos, como parálisis de los nervios craneales o cefaleas. A menudo, se confunde con otros diagnósticos. En los niños más pequeños, el diagnóstico diferencial puede centrarse en causas más frecuentes para el retraso en el crecimiento, como una alimentación deficiente o trastornos genéticos o metabólicos. En los niños mayores y los adolescentes, a menudo se sospecha de causas digestivas, así como de fenómenos de origen psiquiátrico, como la anorexia nerviosa. Existen varios informes y series de casos que informan niños mayores y adolescentes que presentan una pérdida de peso que inicialmente se sospechó o se diagnosticó como un trastorno alimenticio, hasta que los estudios de imagen posteriores revelaron un tumor intracraneal. El meduloblastoma es el tumor cerebral maligno pediátrico más frecuente. Los niños mayores (de más de 3-5 años de edad) suelen tener mejor pronóstico que los pequeños. El tratamiento óptimo combina la resección quirúrgica, la radioterapia y la quimioterapia adyuvante. Los trastornos alimenticios son una afección relativamente frecuente en las adolescentes y deben considerarse en el diferencial de una adolescente con pérdida de peso. Sin embargo, en el caso de los pacientes sin dismorfia corporal, también deben considerarse otros diagnósticos diferenciales. Es posible que los tumores cerebrales alcancen un tamaño considerable y solo produzcan síntomas inespecíficos. Por lo tanto, es importante descartar la patología intracraneal no solo en los lactantes, sino también en los niños mayores que presentan una disminución del apetito, pérdida de peso o retraso en el desarrollo.

Lecturas recomendadas

Chipkevitch E. Brain tumors and anorexia nervosa syndrome. *Brain Dev*. 1994;16(3):175-179.

Chipkevitch E, Fernandes ACL. Hypothalamic tumor associated with atypical forms of anorexia nervosa and diencephalic syndrome. *Arq Neuropsiquiatr*. 1993;51(2):270-274.

Distelmaier F, Janssen G, Mayatepek E, Schaper J, Göbel U, Rosenbaum T. Disseminated pilocytic astrocytoma involving brain stem and diencephalon: a history of atypical eating disorder and diagnostic delay. *J Neurooncol*. 2006;79(2):197.

Fleischman A, Brue C, Poussaint TY, et al. Diencephalic syndrome: a cause of failure to thrive and a model of partial growth hormone resistance. *Pediatrics*. 2005;115(6):e742-e748.

Krugman SD, Dubowitz H. Failure to thrive. *Am Fam Physician*. 2003;68(5):879-884.

Poussaint TY, Barnes PD, Nichols K, et al. Diencephalic syndrome: clinical features and imaging findings. *AJNR Am J Neuroradiol*. 1997;18(8):1499-1505.

Rohrer TR, Fahlbusch R, Buchfelder M, Dörr HG. Craniopharyngioma in a female adolescent presenting with symptoms of anorexia nervosa. *Klin Pädiatr*. 2006;218(02):67-71.

Roussel MF, Hatten ME. Cerebellum: development and medulloblastoma. *Curr Top Dev Biol*. 2011;94:235-282.

Taylor RE, Bailey CC, Robinson K, et al. Results of a randomized study of preradiation chemotherapy versus radiotherapy alone for nonmetastatic medulloblastoma: the International Society of Paediatric Oncology/United Kingdom Children's Cancer Study Group PNET-3 study. *J Clin Oncol*. 2003;21(8):1581-1591.

Zeltzer PM, Boyett JM, Finlay JL, et al. Metastasis stage, adjuvant treatment, and residual tumor are prognostic factors for medulloblastoma in children: conclusions from the Children's Cancer Group 921 randomized phase III study. *J Clin Oncol*. 1999;17(3):832-845.

74

Demasiado bueno

Anne Marie Anderson

MOTIVO PRINCIPAL DE CONSULTA

Vómito y pérdida de peso.

ANTECEDENTES DE LA ENFERMEDAD ACTUAL

Niña de 4 meses de edad es llevada al servicio de urgencias con vómito y escaso aumento de peso. Nació con una edad gestacional estimada de 40 semanas y 2 días, con un peso de 3.317 kg (en el percentil 38). Su estancia hospitalaria desde el nacimiento no tuvo complicaciones, y se fue a casa con una dieta de lactancia materna y leche materna extraída. Durante los primeros 3 meses de vida, se alimentaba bien y crecía de manera adecuada. La madre la alimenta cada 2.5-3 h, pasando 20 min al pecho o recibiendo 90-118 mL de leche materna extraída mediante biberón.

A los 3 meses de edad, la madre volvió a trabajar y la lactante entró a la guardería. Su ingesta media se redujo a 30-60 mL por comida. Una semana previa al padecimiento actual, comenzó a tener uno o dos episodios por día de vómito de gran volumen, sin sangre ni bilis. En su revisión de los 4 meses de edad, pesaba 4.763 kg (percentil 1). Este fue su mayor peso registrado. El pediatra estaba preocupado por su velocidad de crecimiento y recomendó que la lactante recibiera al menos 710 mL de leche materna extraída al día. La madre comenzó a ofrecerle biberones de leche materna extraída cada 1 o 2 h, pero por la niña giraba la cabeza y tosía con cada intento de proporcionarle el alimento. Su vómito persistía. Una semana más tarde, se le volvió a revisar y su peso bajó a 4.706 kg, por lo que se le empezó a administrar ranitidina. La madre suspendió los intentos de amamantamiento, ofreciendo únicamente leche materna extraída. Produjo al menos 473 mL/día, pero tenía un suministro almacenado lo suficientemente adecuado para cumplir el objetivo de 710 mL/día. En los 2 días previos al padecimiento actual, la lactante tomó una media de 400 mL de leche materna al día. En esos días, la lactante estaba somnolienta y había disminuido la producción de orina a unos cinco pañales al día, lo que suponía una baja de su promedio de siete al día.

Tenía deposiciones normales y regulares y no presentaba sudoración ni aumento del esfuerzo respiratorio con las tomas. No había síntomas de infección respiratoria superior ni fiebre.

ANTECEDENTES MÉDICOS

Nació a las 40 semanas y 2 días de gestación. No hubo complicaciones durante el embarazo. La madre fue negativa para estreptococo del grupo B. La lactante salió del hospital en el segundo día de vida. Tuvo su primera evacuación en las primeras 24 h de vida. Su exploración de recién nacida fue normal. Estaba al día con las vacunas de los 4 meses. A esta edad, la lactante se rodaba, toleraba la posición boca abajo, movía objetos de mano en mano, sonreía, establecía seguimiento visual y balbuceaba.

Medicación

Vitamina D.

Antecedentes familiares/sociales

Antecedentes familiares: papá con antecedentes de diabetes tipo 1.
Antecedentes sociales: es hija única y vive con papá y mamá. Asiste a la guardería.

EXPLORACIÓN FÍSICA

- Signos vitales: peso: 4.536 kg (0.55%), FC: 130 lpm, PA: 110/83 mm Hg, FR: 40 rpm, SpO_2: 96%, T: 36.6 °C.
- General: alerta, sonriente, interactiva. **Aspecto caquéctico.**
- Cabeza: **fontanela anterior hundida**. No hay deformidad craneal.
- Oídos: membranas timpánicas sin líquido o eritema.
- Nariz: normal. Sin secreción nasal.
- Bucofaringe: **membranas mucosas secas**.
- Ojos: no se observa infección conjuntival. Reflejo rojo presente bilateralmente. PIRL, MEOI.
- Cuello: amplitud de movimiento normal; cuello flexible, sin linfadenopatías.
- CV: frecuencia y ritmo regulares, R_1 y R_2 normales, sin soplos, pulsos femorales 2+.
- Pulmones/tórax: limpios a la auscultación bilateral. No hay aumento del esfuerzo respiratorio.
- Abdomen: escafoide y blando. Ruidos intestinales normales. Sin dolor ni hepatoesplenomegalia.
- Genitourinario: mujer, Tanner 1.
- Musculoesquelético: maniobras de Ortolani y Barlow: negativas.
- Neurológico: alerta. Succión normal. Tono adecuado pero con un **ligero retraso para sostener la cabeza**.
- Piel: moteada. **Llenado capilar de 2-3 s**. No hay exantema ni ictericia.

CONSIDERACIONES DIAGNÓSTICAS

Al momento de la presentación, el diagnóstico diferencial de la paciente era amplio, ya que incluía ingesta inadecuada, trastornos metabólicos, estenosis pilórica, diabetes neonatal, disfunción bucofaríngea, fibrosis quística, intolerancia a las proteínas de la leche, reflujo y trastornos neurológicos.

Estudios diagnósticos

Las pruebas de laboratorio iniciales incluyeron BHC, QS, análisis de orina, TSH y T_4 libre, amoníaco, lactato, piruvato, CRP, radiografía de tórax y ecografía de píloro. Se le colocó una vía intravenosa y se le administró un bolo de solución salina normal.

En sus pruebas de laboratorio iniciales se encontró una glucosa normal, hiponatremia, hipocloremia y una ligera leucocitosis. Presentaba una TSH ligeramente elevada con una T_4 libre normal y lactato, piruvato y amoníaco normales. La radiografía de tórax y la ecografía pilórica fueron normales.

Antes del ingreso del servicio de urgencias al piso de pediatría general, el laboratorio llamó informando un valor crítico de Ca en la QS, superior a los 15 mg/dL, el cual se pensó estaba equivocado. Se obtuvo un Ca ionizado que también resultó ser críticamente alto, con más de 8 mg/dL. Se consultó a endocrinología y el equipo recomendó obtener las pruebas de hormona paratiroidea (PTH, *parathyroid hormone*), 1,25 $(OH)_2$ vitamina D, 25 (OH) vitamina D, magnesio, fósforo, Ca en orina al azar y CR.

Resultados

Resultados relevantes, con los valores normales entre paréntesis:

- Na: 131 mmol/L (135-145 mmol/L).
- Cl: 96 mmol/L (100-114 mmol/L).
- Leucocitos: 19 500/mm³ (100-114 mmol/L).
- TSH: 6.03 µU/mL (0.3-4.2 µU/mL).
- T_4 libre: 1.61 ng/dL (0.9-1.7 ng/dL).
- Ca: > 15 mg/dL, y tras un análisis posterior en el laboratorio subió a 18.6 mg/dL (8.6-11.0 mg/dL).
- Ca ionizado: > 8 mg/dL (3.8-5.2 mg/dL).
- PTH: < 5 pg/mL (14-72 pg/mL).
- 1,25 $(OH)_2$ vitamina D: 76 ng/dL (24-86 ng/dL).
- 25 (OH) vitamina D: > 96 ng/dL y, tras algunas pruebas de laboratorio adicionales, fue de **430 ng/dL** (20-100 ng/dL).
- Cociente Ca/CR en orina: 3.44 (< 0.14).

Diagnóstico

Hipervitaminosis D. Se le administró furosemida intravenosa en el servicio de urgencias y se le ingresó en la unidad de cuidados intensivos pediátricos para ser monitorizada mediante telemetría. Recibió rehidratación combinada con diuresis para tratar la hipercalcemia, la cual se cree que es secundaria a la intoxicación por vitamina D. Tras hablar con los progenitores, se descubrió que durante 3 meses a la lactante se le habían administrado gotas de vitamina D Hi-Po Emulsi-D3®, compradas en Amazon®, las cuales tienen 2 000 UI de vitamina D por gota. Los progenitores habían estado administrando entre 0.25 y 0.50 mL/día o entre 7 y 15 gotas, lo que equivale a entre 14 000 y 30 000 UI/día. La madre también tomaba suplementos de vitamina D durante la lactancia. Los estudios de laboratorio subsecuentes determinaron que el Ca de la lactante era de 18.6 mg/dL y que la 25-OH vitamina D de referencia se encontraba elevada, en 430 ng/dL. En la ecografía renal se pudo constatar una nefrocalcinosis medular bilateral.

Tratamiento/seguimiento

Se le empezó a alimentar con una leche artificial baja en Ca. También se inició con prednisolona como tratamiento adyuvante para prevenir la reabsorción intestinal de Ca. Se consideró la posibilidad de administrar calcitonina o bisfosfonatos, pero estos fármacos no fueron necesarios. La furosemida y los esteroides se prolongaron durante 3 días hasta que su Ca fue inferior a 11.5 mg/dL. A medida que sus concentraciones de Ca descendían, su ingesta oral mejoraba y su vómito se aliviaba. Durante la semana de hospitalización, la paciente consiguió un aumento de peso y una estabilización del Ca; finalmente fue dada de alta con la leche artificial baja en Ca. El Ca ionizado al momento del alta fue de 5.58 mg/dL. Durante los 2 meses siguientes, el Ca se normalizó y la paciente pudo pasar a la leche artificial normal.

Puntos de enseñanza

La administración de suplementos de vitamina D a los lactantes se ha convertido en una consideración importante en las últimas décadas, ya que los pediatras abogan cada vez más por una lactancia materna exclusiva. En respuesta a un resurgimiento de la insuficiencia de vitamina D y el raquitismo, en particular en los lactantes alimentados exclusivamente con leche materna y de piel más oscura, la American Academy of Pediatrics aumentó su recomendación de suplementos de vitamina D de 200 a 400 UI/día en el 2008.

Los suplementos de vitamina D están ampliamente disponibles en preparados de venta libre, siendo el más frecuente D-Vi-Sol®, una formulación de colecalciferol (vitamina D_3) que contiene 400 UI por 1 mL. Sin embargo, muchos informes de casos de hipervitaminosis D en lactantes han puesto de manifiesto las concentraciones variables de estos productos. Incluso cuando la dosis prevista es de 400 UI, muchos preparados contienen 400 UI por gota, en lugar de por mililitro. Un cuidador puede confundir estas concentraciones y dar 1 mL, equivalente a unas 30 gotas, obteniendo entonces los lactantes unas 12 000 UI diarias. La dosis máxima recomendada para los lactantes menores de 6 meses de edad es de 1000 UI. Por otra parte, algunos estudios recientes han sugerido que, en las preparaciones de suplementos de vitamina D para adultos, solo un tercio de los compuestos cumplían con las normas de la Pharmacopeial Convention de los Estados Unidos, conteniendo un 90-110% del ingrediente activo, mientras que el resto tenía concentraciones superiores o inferiores a las esperadas.

Los signos y síntomas de la intoxicación por vitamina D pueden ser inespecíficos en los neonatos y pueden incluir una alimentación deficiente, intolerancia a la alimentación, estreñimiento, poliuria, deshidratación, letargia, irritabilidad, falla de medro, vómito y diarrea, todo ello como consecuencia de la hipercalcemia. La intensidad de los síntomas suele correlacionarse con el aumento de los valores de la hipercalcemia. El exceso de Ca filtrado a través de los riñones conduce a hipercalciuria. Una hipercalciuria prolongada lleva a la poliuria debido a la disminución en la capacidad de concentración. También puede producirse una nefrolitiasis, como ocurrió en esta paciente.

La farmacocinética de la vitamina D contribuye a su toxicidad. Como la D_3 es soluble en grasa, puede almacenarse en los tejidos adiposos hasta por 2 meses seguidos. La D_3 se hidroxila en el hígado para formar 25-hidroxivitamina D3 o 25(OH)D, que también es soluble en grasa y puede almacenarse durante meses. A continuación, la 25(OH)D se une a la proteína de unión a la vitamina D, lo que retrasa su excreción por los riñones. En última instancia, los riñones hidroxilan la 25(OH)D a su forma activa, la $1,25(OH)_2D$, conocida como *calcitriol*. El calcitriol media el aumento de la absorción intestinal de Ca, lo que conduce a la hipercalcemia. Los pacientes con hipervitaminosis D suelen tener concentraciones altas de la 25(OH)D, lo que refleja unas reservas elevadas de vitamina D. Sin embargo, las concentraciones de la 1,25(OH)$_2$D pueden estar elevadas o ser normales debido a la retroalimentación y regulación de la PTH y el Ca. En esta paciente, la 25(OH)D era marcadamente alta, con cifras de 430 ng/dL, pero las concentraciones de la 1,25(OH)$_2$D estaban dentro del rango normal, reflejando una concentración indetectable de PTH. Por lo tanto, con las reservas excesivas de la 25(OH)D que existen en los tejidos adiposos durante meses, la simple interrupción de los suplementos de vitamina D es insuficiente.

Este caso pone de manifiesto la importancia de la educación de los cuidadores, y de los médicos, en relación con los productos de venta libre en el mercado. Aunque una simple revisión de la medicación suele dar por sentado que los lactantes que toman suplementos de vitamina D están tomando las 400 UI recomendadas, preguntar adicionalmente a los cuidadores sobre las fórmulas específicas y los métodos de dosificación puede ser fundamental al realizar el diagnóstico. Los pediatras suelen considerar que la vitamina D es un suplemento inofensivo y esencial para los lactantes a fin de prevenir la insuficiencia de vitamina D y el raquitismo. Sin embargo, como ocurre con la mayoría de las cosas buenas de la vida, la moderación resulta clave.

Lecturas recomendadas

Bilbao NA. Vitamin D toxicity in young breastfed infants: report of 2 cases. *Glob Pediatr Health*. 2017;4:1-5.

LeBlanc ES, Perrin N, Johnson JD. Over-the-counter and compounded vitamin D: is potency what we expect? *JAMA Intern Med*. 2013;173(7):585-586.

Rajakumar K, Reis EC, Holick MF. Dosing errors with the over-the-counter vitamin D supplementation: a risk for vitamin D toxicity in infants. *Clin Pediatr (Phila)*. 2013;52(1):82-85.

Smollin C, Srisansanee W. Vitamin D toxicity in an infant: case files of the University of California, San Francisco medical Toxicology Fellowship. *J Med Toxicol*. 2014;10(2):190-193.

Vogiatzi MG, Jaconson-Dickman E, DeBoer MD. Vitamin D supplementation and risk of toxicity in pediatrics: a review of current literature. *J Clin Endocrinol Metab*. 2014;99(1):1132-1141.

75

Insuficiente

Mary E. Fournier

MOTIVO PRINCIPAL DE CONSULTA

«No ha tenido su periodo en más de 1 año».

ANTECEDENTES DE LA ENFERMEDAD ACTUAL

Niña de 12 años de edad, menarca a los 10 años y edad ginecológica actual de 2 años. Al principio, las menstruaciones eran irregulares y se producían cada 1-3 meses, con una duración de 5 días y un flujo moderado que requería de tres a cuatro toallas sanitarias al día. Negó cualquier antecedente de cólicos o cualquier otro síntoma menstrual. Tuvo entre tres y cuatro periodos durante los primeros 8 meses después de la menarca y desde entonces no ha tenido ningún sangrado menstrual o metrorragia. La fecha de la última menstruación fue hace 16 meses. Su médico la revisó después de 8 meses sin periodo y le aseguró que las menstruaciones irregulares son típicas en las adolescentes jóvenes. En ese momento no se realizaron más valoraciones y se recomendó vigilancia.

ANTECEDENTES MÉDICOS

Cefaleas ocasionales.

Medicación

Ninguna.

Antecedentes familiares/sociales

Está en sexto grado de primaria y su madre la describe como una niña tranquila. Vive con su madre y su tía materna; padre fuera del núcleo familiar. Respecto a sus antecedentes familiares, solo son significativos la obesidad en la madre y un ictus (accidente cerebrovascular) en la bisabuela materna. No hay antecedentes familiares de irregularidades menstruales o infertilidad.

EXPLORACIÓN FÍSICA

- General: con buen aspecto, obesidad, tranquila.
- Piel: se observa una piel oscura, engrosada y aterciopelada a lo largo de la parte posterior del cuello, compatible con acantosis pigmentaria. No hay evidencia de crecimiento anómalo del cabello o de acné.
- CONGO: pupilas iguales, redondas, reactivas a la luz y a la acomodación, MEOI, oídos normales, membranas timpánicas limpias, nariz despejada, bucofaringe normal, MMH.
- Cuello: flexible; sin tumores, crecimiento tiroideo o linfadenopatías.
- Pulmones: limpios a la auscultación bilateral, sin sibilancias ni roncus.
- CV: frecuencia y ritmo regulares; sin soplos, roces o ritmo de galope.
- Abdomen: blando; sin dolor, tumores ni hepatoesplenomegalia; ruidos intestinales normales.
- Mamas: mujer normal, Tanner IV.
- Genitourinario: órganos sexuales femeninos normales, sin lesiones ni secreciones, vello púbico Tanner V, exploración pélvica diferida.
- Extremidades: no se observan acropaquias, cianosis o edema.
- Neurológico: nervios craneales 2-10 intactos, fuerza 5/5, reflejos equivalentes bilateralmente.

CONSIDERACIONES DIAGNÓSTICAS

El patrón menstrual de esta paciente es compatible con la amenorrea secundaria, descrita como la ausencia de menstruación durante más de 3 meses en niñas que previamente tenían ciclos menstruales regulares, o de 6 meses en niñas que tenían menstruaciones irregulares. Aunque las niñas suelen tener periodos irregulares durante los primeros 2 años después de la menarca, la ausencia de menstruación durante más de 3-6 meses justifica una investigación. Las consideraciones diagnósticas incluyen retraso en la maduración del eje hipotalámico-hipofisario-suprarrenal, alguna alteración hormonal como la enfermedad tiroidea, la hiperprolactinemia, el síndrome de ovario poliquístico, la insuficiencia ovárica, el hipogonadismo hipogonadotrópico y la hiperplasia suprarrenal congénita de inicio tardío.

Estudios diagnósticos

- Prueba de gonadotropina coriónica humana en orina: negativa.
- La enfermedad tiroidea fue descartada con pruebas de TSH y T_4 libre normales.
- Prolactina, sulfato de deshidroepiandrosterona y 17-hidroxiprogesterona a primera hora de la mañana.
- Gonadotropina y hormonas ováricas.
- Prueba de provocación con progesterona.
- Ecografía pélvica.

Resultados

Se obtuvieron las concentraciones de gonadotropinas, que resultaron significativamente elevadas; la hormona luteinizante (lutropina o LH, *luteinizing hormone*) se encontraba en 51.2 U/L y la hormona foliculoestimulante (folitropina o FSH, *follicle-stimulating hormone*) en más de 100 U/L. Por su parte, las hormonas ováricas, incluyendo el estradiol y las testosteronas libre y total, eran más bajas de lo esperado para su escala de Tanner actual.

La ecografía pélvica transabdominal muestra un útero pequeño, de 5.8 × 2.9 × 1.9 cm. La franja endometrial es mínima y mide 3 mm de grosor. Los ovarios tienen un aspecto normal; el ovario izquierdo mide 2.2 × 1.2 × 2.0 cm, para un volumen de 3 mL; el ovario derecho mide 1.4 × 1.7 × 1.5 cm, para un volumen de 2 mL. No se ven folículos en ninguno de los dos ovarios. Impresión diagnóstica: los ovarios y el útero parecen recibir poca estimulación. Son pequeños, no se ven folículos en los ovarios y la franja endometrial tiene un grosor de 3 mm.

La paciente recibió medroxiprogesterona oral 10 mg diarios durante 10 días. Se esperaba un sangrado menstrual en la semana siguiente a la suspensión de las hormonas, pero este no sucedió.

DIAGNÓSTICO

Insuficiencia ovárica primaria (IOP).

Tratamiento/seguimiento

1. Se reveló el diagnóstico de forma cuidadosa y reflexiva a la adolescente y a los padres con un lenguaje directo y recursos adecuados para su desarrollo, con tiempo suficiente para responder preguntas y brindar apoyo.
2. Análisis cromosómico para evaluar síndrome de Turner.
3. Examen de densidad ósea para evaluar el estado óseo asociado con la insuficiencia de estrógenos.
4. Valoración de autoanticuerpos antisuprarrenales.
5. Terapia de reemplazo hormonal para preservar la salud cardiovascular y ósea, así como la función sexual.

PUNTOS DE ENSEÑANZA

La IOP, anteriormente denominada *menopausia prematura* o *insuficiencia ovárica prematura*, es el desarrollo de hipogonadismo hipergonadotrópico antes de los 40 años de edad. Los estudios han constatado que la incidencia de IOP espontánea en adolescentes y mujeres jóvenes es de aproximadamente 1 de cada 10 000. Las pacientes suelen acudir con la preocupación de tener ciclos menstruales irregulares o ausentes, incluyendo amenorrea primaria. Otros síntomas generalmente se asocian con la insuficiencia de estrógenos e incluyen sofocos, sequedad vaginal, disfunción sexual y la preocupación por la pérdida de masa ósea, incluido el aumento en la tasa de fracturas. La IOP se asocia con una importante disfunción endotelial vascular que aumenta el riesgo de enfermedad cardiovascular y mortalidad de las pacientes. Las mujeres jóvenes con IOP también suelen tener importantes secuelas emocionales tras el diagnóstico, como depresión y ansiedad.

El diagnóstico se realiza al obtener las concentraciones de las gonadotropinas, en particular la FSH, medidas en un rango menopáusico. Las pacientes con IOP pueden tener una función ovárica intermitente, por lo que las mediciones contantes y las correspondientes concentraciones de estradiol son útiles para el diagnóstico. Deben descartarse otras causas de oligo- y amenorrea. Una vez realizado el diagnóstico, es necesario hacer una valoración adicional para encontrar la causa subyacente, así como los trastornos comúnmente asociados. En particular, las pacientes deben ser valoradas para detectar trastornos cromosómicos y autoinmunitarios.

El tratamiento de la IOP consiste principalmente en una terapia de reemplazo hormonal, con estrógenos y progestágenos. En el caso de las adolescentes jóvenes con amenorrea primaria que no han desarrollado completamente los caracteres sexuales secundarios, se necesitan dosis más bajas de estrógenos con aumentos graduales, para imitar la maduración puberal paulatina. En el caso de las pacientes con amenorrea secundaria, se requieren mayores dosis de reemplazo de estradiol con progestágenos cíclicos. Como alternativa, se pueden emplear anticonceptivos orales combinados. El tratamiento de reemplazo hormonal debe continuarse hasta la edad normal de la menopausia, alrededor de los 50-51 años.

Lecturas recomendadas

Committee Opinion No. 605: primary ovarian insufficiency in adolescents and young women. *Obstet Gynecol*. 2014;124:193-197.

Committee Opinion No. 698: hormone therapy in primary ovarian insufficiency. *Obstet Gynecol*. 2017;129(5):e134-e141 [Reaffirmed 2020].

Coulam CB, Adamson SC, Annegers JF. Incidence of premature ovarian failure. *Obstet Gynecol*. 1986;67:604-606.

Covington SN, Hillard PJ, Sterling EW, Nelson LM; Primary Ovarian Insufficiency Recovery Group. A family systems approach to primary ovarian insufficiency. *J Pediatr Adolesc Gynecol*. 2011;24:137-141.

de Almeida DM, Benetti-Pinto CL, Makuch MY. Sexual function of women with premature ovarian failure. *Menopause*. 2011;18:262-266.

De Vos M, Devroey P, Fause BC. Primary ovarian insufficiency. *Lancet*. 2010;376:911-921.

Kalantaridou SN, Naka KK, Papanikolaou E, et al. Impaired endothelial function in young women with premature ovarian failure: normalization with hormone therapy. *J Clin Endocrinol Metab*. 2004;89:3907-3913.

Nelson LM. Primary ovarian insufficiency. *N Engl J Med*. 2009;360:606-614.

Popat VB, Calis KA, Kalantaridou SN, et al. Bone mineral density in young women with primary ovarian insufficiency: results of a three-year randomized controlled trial of physiological transdermal estradiol and testosterone replacement. *J Clin Endocrinol Metab*. 2014;99:3418-3426.

Popat VB, Calis KA, Vanderhoof VH, et al. Bone mineral density in estrogen-deficient young women. *J Clin Endocrinol Metab*. 2009;94(7):2277-2283.

76

PIC

Farid Farkouh

MOTIVO PRINCIPAL DE CONSULTA

«Estaba totalmente inconsciente».

ANTECEDENTES DE LA ENFERMEDAD ACTUAL

Adolescente de 17 años de edad, mujer, es llevada al servicio de urgencias tras experimentar un episodio de pérdida del conocimiento. Esa mañana se levantó con cefalea, lo que era típico en ella en los últimos meses, y se fue a la escuela después de desayunar. Sin embargo, al salir del colegio, presentó visión borrosa y mareos durante unos 20 min y luego perdió el conocimiento. Estuvo inconsciente durante unos 10 min, según estimaron sus amigos, quienes dijeron que no podían hacer que reaccionara porque «estaba completamente inconsciente». Al recuperar la consciencia, sintió náusea y experimentó de nuevo cefalea, pero su estado mental volvió a ser normal. No presentaba ningún traumatismo craneoencefálico reciente ni movimientos anómalos de las extremidades; tenía movimientos oculares normales, sin evidencia de mordedura de lengua durante el episodio. Mencionan que respiró regularmente durante todo ese tiempo. No tenía fiebre, exantemas ni diarrea.

ANTECEDENTES MÉDICOS

- Obesidad
- Náusea crónica desde hace meses
- Cefaleas crónicas de varios meses
- Ansiedad

Medicación

- Escitalopram 20 mg una vez al día
- Anticonceptivos orales

Antecedentes familiares/sociales

Niega tener ansiedad, depresión o ideas suicidas. No consume alcohol, tabaco ni otras drogas.

EXPLORACIÓN FÍSICA

- Signos vitales: T: 36.1 °C, FC: 88 lpm, PA: 103/71 mm Hg, FR: 22 rpm, SpO_2: 99%, peso: 99 kg, índice de masa corporal: 37.5 kg/m^2.
- General: con obesidad, pero conversadora y preocupada por el episodio.
- CONGO: normocefálica, atraumática, sin inyección conjuntival, MMH.
- Pulmones: ventilación adecuada, ruidos respiratorios claros y simétricos, sin roncus.
- CV: frecuencia y ritmo regulares, sin soplos.
- Abdomen: sin distensión ni dolor.
- Extremidades: cálidas y bien perfundidas.
- Piel: no se observan exantemas.
- Neurológico: alerta y orientada. Nervios craneales II-XII intactos, agudeza visual normal, examen fundoscópico normal con discos ópticos de bordes nítidos y campos visuales completos

bilateralmente. No se observa nistagmo. Volumen y fuerza musculares normales en todo momento. Sensibilidad al tacto ligero sin afectación. Reflejos en rodillas, tobillos y antebrazos 2+; los dedos de los pies se retraen con la estimulación plantar. No hay dismetría con la prueba dedo-nariz-dedo. Marcha normal.

CONSIDERACIONES DIAGNÓSTICAS

* Síncope vasovagal
* Tumor intracraneal
* Obstrucción del flujo venoso del sistema nervioso central (SNC) (p. ej., trombosis del seno venoso, compresión de la vena yugular)
* Migraña
* Meningitis (dudosa)
* Hipertensión intracraneal idiopática (HII)

Estudios diagnósticos y resultados

* La Glu era de 68 mg/dL en el servicio de urgencias.
* Los signos vitales ortostáticos se tomaron en varias ocasiones, con resultado normal.
* La resonancia magnética de la cabeza fue normal, con ventrículos normales y sin evidencia de hidrocefalia o tumores craneales.

Tras descartar las causas más probables, se realizó una punción lumbar, con una presión de apertura para el líquido cefalorraquídeo (LCR) registrada de 27 cm H_2O. El LCR era cristalino e incoloro y no tenía células nucleadas ni eritrocitos.

DIAGNÓSTICO

Hipertensión intracraneal idiopática sin papiledema (HIISP).

Tratamiento/seguimiento

Se empezó a administrar acetazolamida, un inhibidor de la anhidrasa carbónica que reduce la tasa de producción de LCR y que se ha asociado con mejores resultados en los pacientes con HII. También se alentó a la paciente a iniciar un programa de pérdida de peso. El episodio de pérdida de consciencia se debió probablemente a una elevación transitoria, aguda o demasiado alta, de la presión intracraneal (PIC), ya que el episodio no ha vuelto a producirse tras iniciar el tratamiento con la acetazolamida.

PUNTOS DE ENSEÑANZA (*VÉANSE* LECTURAS RECOMENDADAS)

La HII, también conocida como *seudotumor cerebral*, es una afección de causa desconocida que se manifiesta con una PIC crónicamente elevada, con parénquima cerebral normal, sin ventriculomegalia, lesión en masa, infección o neoplasia maligna subyacente. Se ha descrito una variante de la HII denominada *hipertensión intracraneal idiopática sin papiledema* como causa poco frecuente de cefalea crónica de origen desconocido. La pérdida de visión permanente es la principal morbilidad asociada con la HII. Un estudio que siguió a 57 pacientes durante 5-41 años descubrió que el 24% desarrollaron ceguera o discapacidad visual grave.

La HII afecta predominantemente a mujeres jóvenes obesas y también se asocia con ciertos fármacos (vitamina A, tetraciclina, hormonas del crecimiento). Hay pruebas de que los anticonceptivos orales aumentan el riesgo de HII, pero un estudio reciente no encontró ninguna asociación significativa entre la incidencia de la HII y el uso de anticonceptivos hormonales. Los síntomas incluyen cefaleas difusas, síntomas visuales como pérdida de visión transitoria, fotopsia, diplopía, dolor retrobulbar y acúfenos pulsátiles.

La fisiopatología se debe a un desajuste entre la producción y la reabsorción del LCR, lo que conduce a un aumento de la PIC que provoca daños en las estructuras del SNC, especialmente en las fibras nerviosas ópticas. Se ha propuesto el siguiente mecanismo fisiopatológico: estenosis del seno venoso → obstrucción del flujo de salida venoso → hipertensión venosa → disminución de la absorción del LCR → aumento de la PIC → compresión del seno venoso, lo que lleva a un círculo vicioso que complica aún más la estenosis del seno venoso. Algunos estudios han utilizado la electroencefalografía para monitorizar continuamente la PIC y han descubierto que existen picos transitorios en la PIC de los pacientes con HII. Estos picos podrían provocar una disminución del flujo sanguíneo cerebral, lo cual podría ser la causa del síncope.

Para el diagnóstico de la HII se requiere lo siguiente:

- Papiledema (no necesario para el diagnóstico de HIISP).
- Exploración neurológica normal, salvo anomalías de los nervios craneales.
- Estudios de neuroimagen: parénquima cerebral normal sin evidencia de hidrocefalia, tumor o lesiones estructurales y sin realce meníngeo anómalo en la resonancia magnética.
- Composición normal del LCR.
- Presión de apertura elevada para el LCR durante la punción lumbar (≥ 25 cm H_2O en adultos y ≥ 28 cm H_2O en niños).

El tratamiento tiene dos objetivos: aliviar los síntomas (cefalea) y conservar la visión.

- Suspender cualquier medicamento potencialmente causante, si esto es posible.
- Aplicar estrategias para la pérdida de peso.
- El tratamiento de primera línea es la acetazolamida, con la adición de furosemida si es necesario.
- Considerar la cirugía si las medidas médicas fallan:
  - Fenestración de la vaina del nervio óptico, que consiste en la extirpación de pequeños fragmentos de duramadre que rodean el nervio óptico para permitir que el LCR drene hacia la grasa periorbitaria.
  - Derivación de LCR, normalmente ventriculoperitoneal.
- No se recomiendan las punciones lumbares seriadas, ya que el LCR suele reacumularse en 6 h, lo que hace que este tratamiento sea de corta duración.

Lecturas recomendadas

Corbett JJ, Savino PJ, Thompson HS, et al. Visual loss in pseudotumor cerebri. Follow-up of 57 patients from five to 41 years and a profile of 14 patients with permanent severe visual loss. *Arch Neurol.* 1982;39(8):461-474.

Kilgore KP, Lee MS, Leavitt JA, Frank RD, Mcclelland CM, Chen JJ. A population-based, case-control evaluation of the association between hormonal contraceptives and idiopathic intracranial hypertension. *Am J Ophthalmol.* 2019;197:74-79.

Larimer P, Mcdermott M, Scott B, Shih T, Poisson S. Recurrent syncope due to refractory cerebral venous sinus thrombosis and transient elevations of intracranial pressure. *Neurohospitalist.* 2013;4(1):18-21.

Matheos K, Dai S. Idiopathic intracranial hypertension without papilledema in children: a case series. *Adv Pediatr Res.* 2015;2:14.

Simone RD, Ranieri A. Commentary: idiopathic intracranial hypertension without papilledema (IIHWOP) in chronic refractory headache. *Front Neurol.* 2019;10:39.

Simone RD, Romigi A, Albanese M, et al. Revised diagnostic criteria for the pseudotumor cerebri syndrome in adults and children. *Neurology.* 2014;82(19):1752-1753.

77

Parada forzosa

Shelley C. Choudhury, Shruti Sakhuja

MOTIVO PRINCIPAL DE CONSULTA

«No puede evacuar regularmente».

ANTECEDENTES DE LA ENFERMEDAD ACTUAL

Niño de 16 meses de edad que se presentó en el servicio de urgencias después de 3 semanas en las que no ha podido evacuar. En intervenciones previas a esta consulta se intentó la ingesta diaria de jugos (zumos), un supositorio con el que se consiguió obtener una pequeña evacuación hace semanas y el uso de un laxante, por única ocasión. En el pasado ha tenido evacuaciones con estrías de sangre, pero nunca estreñimiento durante tanto tiempo. El día previo a la presentación, tuvo una fiebre máxima de 38.3 °C, comenzó a vomitar y presentó distensión abdominal. Ha mostrado disminución del apetito y aumento de la somnolencia. Se obtuvo una radiografía abdominal que sugería una obstrucción intestinal.

ANTECEDENTES MÉDICOS

- Anemia por deficiencia de hierro, diagnosticada a los 14 meses de edad.
- Nació a las 35 semanas de gestación, en un parto gemelar, ingresó en la unidad de cuidados intensivos neonatales durante 1.5 semanas y expulsó meconio en las primeras 24 h.

Medicación

Sulfato ferroso.

Antecedentes familiares/sociales

- Estreñimiento en la madre.
- Vive con sus progenitores.
- Esquema de inmunizaciones al corriente.

EXPLORACIÓN FÍSICA

- Signos vitales: FC: 115 lpm, FR: 30 rpm, SpO$_2$: 100%, T: 38.1°C, PA: 113/85 mm Hg.
- General: no tiene ninguna molestia, se ve tranquilo.
- Piel: caliente y seca, sin exantemas.
- CONGO: normocefálico, MMH, sin congestión/rinorrea, sin ictericia escleral, membranas timpánicas limpias.
- Cuello: sin adenopatías cervicales, glándula tiroides de tamaño normal.
- CV: taquicardia, ritmo regular, sin soplos, pulsos distales intactos.
- Pulmones: limpios bilateralmente, sin aumento del esfuerzo respiratorio y sin sibilancias.
- Abdomen: moderadamente distendido y firme pero no duro, dolor difuso a la palpación.
- Musculoesquelético: amplitud de movimiento normal.
- Neurológico: alerta, adecuado para la edad.

TABLA 77-1 Pruebas de laboratorio iniciales
Pruebas de laboratorio
Análisis de orina: esterasa leucocitaria (+), nitritos negativos
Urocultivo: sin crecimiento
Leucocitos: 12.2 células/mm^3
Hb: 9.9 g/dL
CR: 1.1 mg/dL
CO_2: 15 mEq/L
Ácido úrico: 10.6 mg/dL
LDH: 407 U/L
AFP: 4.0 ng/mL
hCG β: < 5 mUI/mL

AFP: alfafetoproteína; CO_2: dióxido de carbono; CR: creatinina; Hb: hemoglobina; hCG: gonadotropina coriónica humana; LDH: lactato-deshidrogenasa.

CONSIDERACIONES DIAGNÓSTICAS

El diagnóstico diferencial de un paciente con dificultad para evacuar incluye estreñimiento crónico idiopático, obstrucción intestinal, anomalías congénitas como la enfermedad de Hirschsprung, endocrinopatías subyacentes como el hipotiroidismo, enfermedad celíaca o neoplasias.

Estudios diagnósticos

- BHC
- QS
- Análisis de orina
- LDH
- Ácido úrico
- Alfafetoproteína
- Gonadotropina coriónica humana β en suero
- Biopsia
- Radiografía abdominal
- Ecografía abdominal
- Tomografía computarizada (TC) de abdomen y pelvis
- Resonancia magnética (RM) de abdomen y pelvis
- Tomografía por emisión de positrones

Resultados (tablas 77-1 y 77-2; figs. 77-1 a 77-3)

Las imágenes revelan un gran tumor compatible con neoplasia maligna. El niño fue llevado a quirófano para biopsia y resección; el servicio de anatomopatología reveló la presencia de un rabdomiosarcoma embrionario de grado alto, con amplia anaplasia, figuras mitóticas y necrosis. Resultó positivo para vimentina, desmina y WT-1. La hibridación fluorescente *in situ* es negativa para FOXO1.

DIAGNÓSTICO

1. **Rabdomiosarcoma embrionario de grado alto**, grupo III, estadio 2, riesgo intermedio
2. **Hidronefrosis bilateral** secundaria a una obstrucción de la salida de la vejiga
3. **Lesión renal aguda** secundaria a una obstrucción de la salida de la vejiga
4. **Anemia normocítica**

Tratamiento/seguimiento

El paciente fue valorado por urología, oncología y cirugía pediátrica y fue sometido a una cistoscopia con colocación de una endoprótesis ureteral y a una biopsia incisional laparoscópica. El uréter

TABLA 77-2 Estudios de imagen iniciales	
Estudios de imagen	
Radiografía abdominal	Asas intestinales distendidas, llenas de aire, con ausencia de aire en la obstrucción del abdomen medio (vs. íleo). Radiodensidad con apariencia de tumor en la parte inferior del abdomen.
Ecografía abdominal	Tumor ecogénico con vascularidad interna posterior a la vejiga. Vejiga significativamente distendida e hidronefrosis bilateral.
TC de abdomen/pelvis	1. Gran tumor presacro de realce heterogéneo con áreas quísticas internas, que produce un efecto de masa en el recto, el colon y la vejiga. Es probable que surja de la base de la vejiga o de la próstata. Las consideraciones diagnósticas incluyen el neuroblastoma, el sarcoma y el teratoma sacrococcígeo. 2. Hidronefrosis bilateral moderada con obstrucción de la salida de la vejiga y engrosamiento de la pared vesical. 3. Aorta torácica derecha.
RM de abdomen/pelvis	1. Tumor pélvico grande y heterogéneo (4.9 × 4.6 × 4.8 cm) que surge del cuello de la vejiga, la uretra o la próstata, que sugiere rabdomiosarcoma pélvico. 2. Pared de la vejiga engrosada, probable cistitis concurrente. 3. No hay linfadenopatía.
PET	Aumento relativo del tamaño del tumor, sin enfermedad metastásica.

PET: tomografía por emisión de positrones; RM: resonancia magnética; TC: tomografía computarizada.

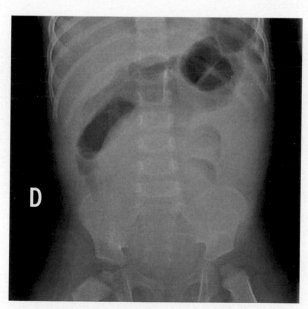

FIGURA 77-1 Radiografía simple que muestra ausencia de gas en el abdomen inferior.

derecho se seccionó inadvertidamente durante el procedimiento, por lo que se tuvo que cambiar a cirugía abierta con la colocación de un catéter suprapúbico, así como un catéter puerto. Tras el agravamiento de la distensión abdominal y del vómito biliar secundario a la obstrucción, se colocó una colostomía a derivación. El cáncer fue tratado con una combinación de vincristina, irinotecán, dactinomicina, ciclofosfamida y radiación. Su evolución se complicó con una candidiasis urinaria persistente y una neuropatía secundaria a la compresión nerviosa y a la quimioterapia.

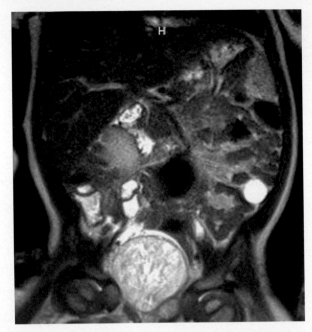

FIGURA 77-2 Hallazgos de la resonancia magnética de abdomen y pelvis, vista coronal, donde se observa un tumor con realce.

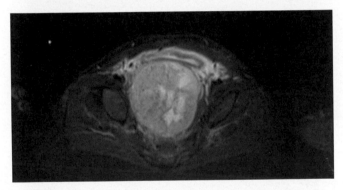

FIGURA 77-3 Hallazgos de la resonancia magnética de abdomen y pelvis, vista axial, donde se aprecia la compresión del recto.

PUNTOS DE ENSEÑANZA

El diagnóstico diferencial del estreñimiento en los pacientes pediátricos es amplio, pero las causas extrínsecas (p. ej., la compresión) deben considerarse junto con las causas intrínsecas, especialmente si no hay antecedentes de estreñimiento crónico. Los rabdomiosarcomas son los sarcomas de tejidos blandos más frecuentes en la infancia, pero tienen una presentación variable en función de su ubicación y el efecto de masa que producen. La mayoría de los rabdomiosarcomas del aparato genitourinario son de tipo embrionario (rabdomiosarcomas embrionarios) y se logran diferenciar de los rabdomiosarcomas alveolares mediante tinción inmunohistoquímica. Los rabdomiosarcomas embrionarios pueden estar asociados con la neurofibromatosis 1, el síndrome de Beckwith-Wiedemann, el síndrome de Li-Fraumeni, el síndrome de DICER1 y el síndrome de Costello, pero esta asociación suele ser esporádica. El diagnóstico se hace mediante una biopsia. Para la evaluación del estadio, los pacientes deben someterse a una TC o a una RM del tumor y de las estructuras circundantes. Se deben documentar los límites anatómicos del tumor (que determinan el estadio, la estratificación del riesgo y el tratamiento) antes de iniciar el tratamiento. Las complejidades de la anatomía pélvica aumentarán automáticamente la estratificación del riesgo de los tumores de origen vesical y prostático y pueden dar lugar a complicaciones urinarias, gastrointestinales, reproductivas y neurológicas por el efecto de masa, la invasión local del tumor y las intervenciones quirúrgicas posteriores. El tratamiento ha pasado de la resección radical a la quimioterapia y la radiación, principalmente. Entre las complicaciones a largo plazo se encuentran la disfunción intestinal y vesical, la disfunción cardiaca secundaria a los efectos de la quimioterapia y los tumores secundarios.

Lecturas recomendadas

Alexander N, Lane S, Hitchcock R. What is the evidence for radical surgery in the management of localized embryonal bladder/prostate rhabdomyosarcoma? *Pediatr Blood Cancer*. 2012;58(6):833-835.

Parham DM, Barr FG. Classification of rhabdomyosarcoma and its molecular basis. *Adv Anat Pathol*. 2013;20(6):387-397.

Perez EA, Kassira N, Cheung MC, Koniaris LG, Neville HL, Sola JE. Rhabdomyosarcoma in children: a SEER population based study. *J Surg Res*. 2011;17(2):e243-e251.

78

Los sospechosos de siempre

Andrew J. White

Motivo principal de consulta

Exantema doloroso y fiebre.

Antecedentes de la enfermedad actual

Niño de 8 años de edad que se presentó con 9 días de fiebre y un exantema doloroso. Hace 9 días, sus primeros síntomas fueron dolor torácico al respirar profundamente y cefalea. En el servicio de urgencias de un hospital, se le hicieron pruebas de influenza y de estreptococos, las cuales resultaron normales. Se le diagnosticó una infección de las vías respiratorias superiores/bronquitis y se le envió a casa con 5 días de azitromicina. Después de su primera dosis de azitromicina, vomitó y desde entonces ha tenido episodios dolorosos de vómito a diario, precedidos por intensos escalofríos, temblores y fiebre de hasta 39 °C.

Hace 6 días, la abuela notó un **exantema** en el abdomen y en la cara. El paciente fue llevado a su pediatra y se suspendió la azitromicina. Se obtuvo una BHC y una QS, las cuales fueron normales. El dolor torácico y la cefalea se habían resuelto. Hace 5 días, el exantema se extendió por todo el tronco, las cuatro extremidades y la espalda, y se volvió doloroso, pruriginoso y muy sensible a la palpación.

El día del ingreso, el paciente regresó al servicio de urgencias debido a fiebre, escalofríos, vómito y el exantema que se había extendido. En la QS, la BHC y el análisis de orina no se encontró ningún problema.

Antecedentes médicos

Previamente sano.

Medicación

Azitromicina reciente, nada en los últimos 6 días.

Antecedentes familiares/sociales

Está expuesto a las siguientes fuentes potenciales de infección:

- Gallinas, palomas, cabras, perros, caballos, vacas.
- Gato callejero con gatitos en el ático del granero, los cuales le han arañado.
- Caza ciervos, conejos, pavos, pero no recientemente.
- Come pavo, conejo y ardilla, pero no en los últimos meses.
- Prefiere su carne de ciervo en término medio.
- No consume lácteos no pasteurizados.
- Ayudó a limpiar los escombros de una propiedad incendiada, barriendo las cenizas y utilizando una máquina excavadora.
- Mosquitos, por supuesto.
- Garrapatas, pero no hay picaduras recientes.
- Nadó en el río Negro (Estados Unidos).

EXPLORACIÓN FÍSICA

- General: cómodo y tranquilo.
- Signos vitales: T: 37.5 °C, FC: 100 lpm, FR: 32 rpm, PA: 104/69 mm Hg, SpO$_2$: 96%.
- Piel:
  - El tronco, los brazos, las piernas, las mejillas y las nalgas presentan un exantema difuso, maculoso y doloroso, que palidece a la palpación y que no afecta las palmas de las manos ni las plantas de los pies.
  - No hay afectación ni descamación de la membrana mucosa.
- CONGO:
  - Cabeza: normocefálico, atraumático.
  - Ojos: conjuntivas claras. No hay secreción ni inyección. No se observa ictericia escleral.
  - Nariz: sin secreciones. MMH. No se visualizan tumores.
  - Boca: faringe posterior limpia. No hay lesiones bucales.
  - Garganta: sin hipertrofia amigdalina.
  - Cuello: flexible, sin linfadenopatías.
- Pulmones: limpios a la auscultación bilateralmente; sin sibilancias, estertores o roncus.
- CV: ritmo y frecuencia regulares. No hay roces ni galopes, soplo sistólico 2/6. R$_1$ y R$_2$ normales, pulsos distales 2+.
- Abdomen: blando; sin distensión, dolor o hepatoesplenomegalia. No se encuentran tumores a la palpación. Ruidos intestinales normoactivos.

CONSIDERACIONES DIAGNÓSTICAS

Impresiones diagnósticas (*los sospechosos de siempre*) del equipo de ingreso:

- Enfermedad del suero/exantema por fármacos/síndrome de exantema medicamentoso con eosinofilia y síntomas sistémicos
- Fiebre maculosa de las Montañas Rocosas
- Bartonelosis
- Erliquiosis
- Histoplasmosis
- Tularemia glandular
- Fiebre Q (añadida por el equipo de enfermedades infecciosas)
- Enfermedad arboviral
- Virus de Epstein-Barr, citomegalovirus, enterovirus, virus de Coxsackie, adenovirus
- *Mycoplasma*
- Endocarditis
- Enfermedad de Kawasaki u otra vasculitis
- Brucelosis (debido a la carne preparada en casa)

Estudios diagnósticos

Se hicieron pruebas de laboratorio para los sospechosos de siempre. Los resultados iniciales fueron:

- Prueba rápida de la mononucleosis infecciosa: negativa.
- Análisis de orina: normal.
- VSG: 12 mm/h, CRP: 30.9 mg/dL y QS: normal.

Resultados

La mayoría de las pruebas resultaron negativas; sin embargo, se encontró lo siguiente:

- Anticuerpos contra *Coxiella burnetii* (fiebre Q), inmunoglobulina (Ig) G, fase **I 1:256** (normal: < 1:16)
- Anticuerpos contra *C. burnetii* (fiebre Q), IgM, fase I < 1:16 (normal: < 1:16)
- Anticuerpos contra *C. burnetii* (fiebre Q), IgG, fase II **1:128** (normal: <1:16)
- Anticuerpos contra *C. burnetii* (fiebre Q), IgM, fase II < 1:16 (normal: < 1:16)

DIAGNÓSTICO

Fiebre Q.

Tratamiento/seguimiento

Doxiciclina 100 mg vía oral c/12 h.

Puntos de enseñanza

La fiebre Q fue reconocida por primera vez como enfermedad humana en 1935, tras el brote de una enfermedad febril entre los trabajadores de un matadero en Queensland (Australia). La «Q» proviene de *query* (interrogante o duda), ya que la causa era desconocida. Actualmente se sabe que es causada por la bacteria intracelular denominada *Coxiella burnetii* (en honor a Harold Rea Cox, bacteriólogo de la Johns Hopkins School of Public Health, y a Frank Macfarlane Burnet, virólogo australiano que ganó el premio Nobel por sus trabajos sobre inmunología, concretamente sobre la tolerancia). Por lo general, se transmite a los humanos desde el ganado vacuno, ovino o caprino, especialmente cuando está dando a luz.

La infección suele producirse por aerosoles, o en ocasiones desde el tubo digestivo, o por exposición percutánea. El periodo de incubación es de aproximadamente 20 días (rango de 14-39 días).

La enfermedad se manifiesta con fiebre y signos de neumonía (tos, disnea, esputo), aumento de las transaminasas y trombocitopenia. Las presentaciones más graves incluyen meningitis, meningoencefalitis, pericarditis, miocarditis, colecistitis y adenitis.

La fiebre Q crónica se diagnostica en los pacientes cuyos síntomas duran más de 6 meses (1-5% de los pacientes). *C. burnetii* no crece en los hemocultivos de rutina. El método más frecuente para hacer el diagnóstico es la prueba de inmunofluorescencia (IFA) contra los antígenos de *C. burnetii*.

Este microorganismo tiene dos antígenos distintos llamados *fase I* y *fase II*. Los anticuerpos dirigidos a la fase II se desarrollan después que los anticuerpos dirigidos a la fase I. Un aumento cuatro veces mayor de la IgG antifase II durante el periodo agudo y el de convalecencia, tomada con 3-6 semanas de diferencia, resulta diagnóstico.

Tratamiento: doxiciclina. Si hay endocarditis por fiebre Q, doxiciclina e hidroxicloroquina durante un mínimo de 18 meses. Si el paciente tiene meningoencefalitis por fiebre Q, use fluoroquinolonas porque tienen una mejor penetración en el líquido cefalorraquídeo. Si la paciente está embarazada, se utiliza cotrimoxazol.

Aunque algunas de las características de presentación de la enfermedad de este paciente son atípicas para la fiebre Q, sus amplios antecedentes de exposición, la fiebre con escalofríos y temblores, y la tentadora serología inicial hacen que este diagnóstico sea el más probable. La repetición de las pruebas serológicas será de suma importancia para confirmar el diagnóstico.

«A veces, cuando se reúne a los sospechosos de siempre, se encuentra a Keyser Söze».

Lecturas recomendadas

Anderson A, Bijlmer H, Fournier PE, et al. Diagnosis and management of Q fever—United States, 2013: recommendations from CDC and the Q fever working group. *MMWR Recomm Rep*. 2013;62:1-30.

Centers for Disease Control and Prevention. *National Center for Emerging and Zoonotic Infectious Diseases (NCEZID) Division of Vector-Borne Diseases (DVBD)*. 2013.

Dahlgren F, McQuiston J, Massung R, et al. Q fever in the United States: summary of case reports from two national surveillance systems, 2000-2012. *Am J Trop Med Hyg*. 2015;92(2):247-255.

Million M, Raoult D. *Recent Advances in the Study of Q Fever Epidemiology, Diagnosis and Management*. Elsevier; 2015.

79

Demasiado bajo para respirar

Robert D. Williams, Ana S. Solís Zavala

MOTIVO PRINCIPAL DE CONSULTA

Oxígeno insuficiente.

ANTECEDENTES DE LA ENFERMEDAD ACTUAL

Niño de 8 días de edad que fue ingresado por síndrome de dificultad respiratoria. Nació a las 36 semanas y 4 días de gestación por cesárea de una madre G2P2, complicada por el retraso del crecimiento intrauterino y exposición materna a la covid-19. Al nacer, las puntuaciones de Apgar fueron de 8 y 8, pero presentó retracciones y aleteo nasal, su saturación bajó y se le suministró 1 L de oxígeno vía cánula nasal. Se inició la administración de ampicilina y gentamicina. El hisopado nasofaríngeo para el SARS-CoV-2 fue negativo.

A partir del tercer y el séptimo días de vida, el oxígeno suplementario se redujo con éxito, pero su alimentación fue deficiente. Fue tratado con fototerapia para su hiperbilirrubinemia no conjugada, la cual se resolvió en 2 días. La QS fue indicativa de una **fosfatasa alcalina** baja, de 12 U/L.

En la radiografía de tórax se observó un corazón y unos pulmones de aspecto normal, pero una disminución generalizada de la mineralización.

RESULTADOS INICIALES DE LAS PRUEBAS DE LABORATORIO

- Electrolitos: dentro de los límites normales.
- Ca: 10.5 mg/dL (normal).
- Fósforo: 7.2 mg/dL (límites normales).
- **Repetición de la fosfatasa alcalina: 17 U/L (baja).**

ANTECEDENTES MÉDICOS

Antecedentes familiares/sociales

- Madre con retraso en la dentición y problemas de aprendizaje
- Hermana con retraso en la dentición y baja estatura
- Otros miembros de la familia con retraso en la dentición, caries y baja estatura

EXPLORACIÓN FÍSICA

- Signos vitales: T: 36.9 °C, FC: 160 lpm, FR: 36 rpm, PA: 54/35 mm Hg, SpO$_2$: 100%.
- Estatura: 1%, peso: 10%, índice de masa corporal: 4%.
- General: congruente con la edad gestacional estimada, pero pequeño e hipotónico.
- Piel: rosada, sin exantemas.
- Cabeza: gran fontanela anterior blanda, abierta, plana, sin moldeado; presencia de cefalohematoma; cráneo suave.
- Ojos: espaciados normalmente, se abren de manera espontánea.
- CONGO: no hay fosas ni marcas auriculares, las narinas se observan permeables, el paladar está intacto.
- Pulmones: limpios a la auscultación bilateralmente, sin retracciones, buen intercambio de aire.
- CV: frecuencia y ritmo regulares, sin soplos, pulsos de los miembros inferiores adecuados y equivalentes bilateralmente, llenado capilar normal.
- Abdomen: redondeado, blando y sin dolor, distensión u organomegalia.

- Genitourinario: masculino, pene normal, testículos bilaterales descendidos, genitales normales para la edad gestacional.
- Ano: permeable.
- Espalda: recta e intacta, sin hoyuelos ni mechón sacro.
- Extremidades: no hay crepitación clavicular; caderas estables sin chasquidos ni golpes sordos; ensanchamiento de las muñecas y arqueamiento tibial derecho.
- Neurológico: despierto; tono, reactividad, succión y prensión adecuados para la edad gestacional; reflejo del moro completo.

CONSIDERACIONES DIAGNÓSTICAS

- Osteogénesis imperfecta: un grupo de trastornos genéticos que conducen a una formación ósea imperfecta, con mayor riesgo de fracturas.
- Acondrogénesis: alteraciones que afectan el desarrollo de los cartílagos y los huesos, lo que produce extremidades cortas y otras anomalías del esqueleto.
- Hipofosfatasia: trastorno genético caracterizado por un desarrollo anómalo de los huesos y los dientes debido a una mineralización defectuosa.

Estudios diagnósticos y resultados

- Radiografías (figs. 79-1 y 79-2).
- **Pruebas diagnósticas: secuenciación del ADN.** Los resultados mostraron que es heterocigoto compuesto para dos cambios en *ALPL* (c.881A > C transversión en el exón 9 y c.892G > A transición en el exón 9), confirmando el diagnóstico de hipofosfatasia perinatal.

DIAGNÓSTICO

Hipofosfatasia perinatal.

Tratamiento/seguimiento

- La asfotasa α es la enzima de reemplazo de la fosfatasa alcalina no específica de tejido humano.
- Las pruebas de laboratorio realizadas 48 h después del inicio del tratamiento mostraron (de manera oportuna) una concentración elevada de fosfatasa alcalina de 3 099 U/L, calcio ionizado de 5.48 mg/dL, fósforo de 7.4 mg/dL y vitamina B_6 baja de menos de 2 µg/L.

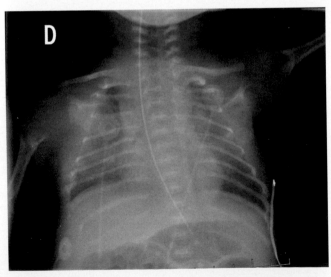

FIGURA 79-1 En la radiografía de tórax se observa desmineralización generalizada y metáfisis erosionadas y anómalas.

- Se inició el enriquecimiento de la leche materna con un enriquecedor de leche humana, para aportar vitamina B_6 suplementaria (392 µg) adecuada para un perfil con concentraciones indetectables de piridoxal-5-fosfato y ácido piridóxico en menos de 2 µg/L.
- La repetición de las pruebas de laboratorio 2 semanas después mostró una mejoría en la concentración de piridoxal-5-fosfato (54 µg/L) y de ácido piridóxico (35 µg/L).
- La repetición de los estudios de imagen, aproximadamente 1 mes después del inicio del tratamiento, mostró una mejoría significativa, con un aumento de la mineralización de las costillas, las muñecas y las rodillas.

PUNTOS DE ENSEÑANZA

La *hipofosfatasia* es un trastorno genético caracterizado por un desarrollo anómalo de los huesos y los dientes. La enfermedad es causada por mutaciones en el gen *ALPL*, responsable de la codificación de la enzima fosfatasa alcalina no específica de tejido (FANET). Las mutaciones en el gen conducen a concentraciones insuficientes de las enzimas FANET, lo que lleva a una mineralización defectuosa en la que los huesos y los dientes no pueden captar adecuadamente minerales como el calcio y el fósforo. La presentación de la hipofosfatasia tiene un rango de gravedad y se han identificado seis formas clínicas principales. Las diferentes formas clínicas se basan sobre todo en la edad de inicio de los síntomas y en el diagnóstico y son las siguientes: perinatal, de los lactantes, infantil, adulta y odontofosfatasia. La gravedad de la enfermedad en general se correlaciona con la actividad residual de la fosfatasa alcalina en el organismo.

La hipofosfatasia perinatal se caracteriza por una formación inadecuada del esqueleto en el útero y suele dar lugar a mortinatalidad. En otras ocasiones, los recién nacidos pueden sobrevivir varios días y fallecer debido a una insuficiencia respiratoria producto de las deformidades torácicas y el subdesarrollo de los pulmones. La hipofosfatasia en la lactancia no suele presentar anomalías identificables al nacer, pero los principales síntomas, como el retraso en el crecimiento y la craneosinostosis, se desarrollan a los 6 meses de edad. Los niños afectados por la forma infantil tienen huesos reblandecidos y debilitados que dan lugar a las anomalías óseas del raquitismo, como las deformidades angulares o deformidades de las articulaciones del tórax, las muñecas y los tobillos. Es importante tener en cuenta que, debido a la presencia de deformidades torácicas, los lactantes tienen un mayor riesgo de contraer neumonía y presentan diversos grados de insuficiencia pulmonar que pueden conducir a la insuficiencia respiratoria.

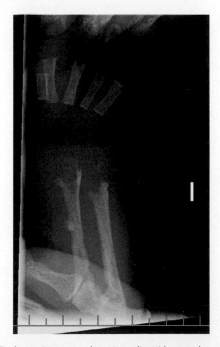

FIGURA 79-2 Radiografía de muñeca con desmineralización y reabsorción ósea.

La hipercalcemia es otra complicación que puede observarse en la hipofosfatasia. Puede provocar síntomas como vómito, estreñimiento, debilidad, alimentación deficiente y nefrocalcinosis, debido al aumento de la excreción de calcio por los riñones.

El tratamiento de la hipofosfatasia perinatal y de los lactantes consiste en una terapia de reemplazo enzimático con asfotasa α, la cual se inyecta por vía subcutánea. Es importante asegurarse de rotar los sitios de inyección para evitar una lipohipertrofia.

Lecturas recomendadas

Whyte MP. Enzyme-replacement therapy in life-threatening hypophosphatasia. *N Engl J Med.* 2012;366:904-913.

80 Vengo del futuro

Shruti Sakhuja, Rachel Zolno

Motivo principal de consulta

Estado mental alterado.

Antecedentes de la enfermedad actual

Adolescente de 13 años de edad, mujer, que se presenta con 3 meses de síntomas depresivos. Al principio solo expresaba ansiedad en relación con el rendimiento escolar, pero progresivamente desarrolló falta de sueño, irritabilidad, anhedonia, disminución del apetito y tendencias suicidas. Fue trasladada a un hospital donde le realizaron estudios, incluyendo tomografía computarizada (TC) de cráneo, los cuales resultaron normales. Enseguida fue ingresada en un centro psiquiátrico, donde comenzó a desarrollar alucinaciones auditivas y visuales y dificultad para hablar. Se le diagnosticó un trastorno depresivo mayor con rasgos psicóticos y finalmente fue dada de alta a su casa con escitalopram y quetiapina. Dos días después del alta, volvió a experimentar alucinaciones auditivas y visuales, hiperactividad e hipersexualidad. Tenía episodios de conductas agresivas en casa, como maldecir, morderse a sí misma y a otros, golpear, vaciar los cajones y derribar un equipo de sonido. Intentó fugarse de casa, diciendo «yo vengo del futuro» y «no pertenezco aquí», lo que provocó que su familia la llevara de nuevo a urgencias.

No ha tenido fiebre, rinorrea, congestión, cefalea, dolor torácico, náusea, vómito, diarrea, artralgia, exantemas ni cambios en su apetito o en su peso.

Antecedentes médicos

Saludable.

Medicación

- Escitalopram 10 mg diarios
- Quetiapina 25 mg/25 mg/100 mg

Antecedentes familiares/sociales

No consume alcohol, tabaco o drogas. Vive en casa con su madre, sus abuelos maternos y sus dos hermanos pequeños. Está en primer grado de secundaria.

Existen fuertes antecedentes familiares de trastornos psiquiátricos, incluyendo depresión, ansiedad y trastorno bipolar, tanto en el lado materno como en el paterno. La madre tiene lupus eritematoso sistémico y nefritis lúpica.

Exploración física

- Signos vitales: T: 36.4 °C, FC: 136 lpm, PA: 122/96 mm Hg, FR: 20 rpm, SpO$_2$: 100% en el aire ambiente.
- General: deambula por la habitación, ocasionalmente murmura y hace pequeñas vocalizaciones, discurso disártrico.
- Cabeza: normocefálica, atraumática.

- Ojos: conjuntivas claras bilateralmente, MEOI, pupilas dilatadas 5 mm, ambas redondas y reactivas a la luz.
- Cuello: flexible, sin linfadenopatías.
- CV: frecuencia y ritmo regulares, sin soplos, R_1 y R_2 normales.
- Pulmones: limpios a la auscultación bilateralmente, buen intercambio de aire.
- Abdomen: blando; sin dolor, distensión ni hepatoesplenomegalia.
- Extremidades: calientes y bien perfundidas, sin edema, artralgias o inflamación.
- Piel: no se observan exantemas, lesiones, ictericia, cortes ni hematomas.
- Neurológico: está despierta, se pasea por la habitación, murmura algo sobre «volver de un viaje en el tiempo», dice repetidamente «no es mi cumpleaños, soy más vieja que todos en este mundo». Nervios craneales intactos. Realiza movimientos persistentes de masticación. Establece poco contacto visual. Tiene una mínima interacción con el explorador. Sigue órdenes sencillas de forma intermitente y después de indicaciones repetidas. Fuerza 5/5 en todas las extremidades. Sensibilidad sin alteraciones en todo el cuerpo. Marcha inestable. No se observa dismetría ni temblor de intención. Distonía leve de la mano izquierda. Reflejos 2+ en todo el cuerpo.

CONSIDERACIONES DIAGNÓSTICAS

El estado mental alterado de inicio agudo acompañado de psicosis sugiere diagnósticos como intoxicación o ingesta, algún trastorno psiquiátrico primario como la esquizofrenia de inicio temprano o un trastorno del estado de ánimo con características psicóticas, lupus del sistema nervioso central, encefalitis autoinmunitaria o una encefalopatía metabólica.

Estudios diagnósticos

Se consultó a psiquiatría y toxicología, quienes recomendaron suspender toda la medicación psiquiátrica por la posibilidad de un delírium inducido por fármacos. También se consultó a neurología para descartar causas orgánicas.

Las pruebas de laboratorio iniciales incluyeron:

- BHC
- QS
- Concentración de ácido fólico
- Concentración de vitamina B_{12}
- Examen toxicológico en orina
- Análisis de orina
- Gonadotropina coriónica humana β en orina
- Concentración de etanol
- Concentración de salicilatos
- Concentración de paracetamol
- VSG, CRP
- Pruebas para virus de la inmunodeficiencia humana, reagina plasmática rápida
- TSH, T_4 libre
- Ceruloplasmina, concentración de cobre
- Pruebas de encefalitis autoinmunitaria en suero
- Anticuerpos antinucleares, antígenos nucleares extraíbles

Se realizó una resonancia magnética (RM) cerebral con y sin contraste, junto con una TC de tórax en búsqueda de un tumor que pudiera causar un síndrome paraneoplásico. También se llevó a cabo una electroencefalografía (EEG) de rutina.

Durante los 2 días siguientes, en la exploración física se encontró un estado mental y de alerta con altibajos; presentaba mutismo, problemas para deglutir, insomnio, espasmos en los brazos, arrastre de la marcha con periodos de congelación, rigidez en los miembros superiores, hiperreflexia y parálisis de la mirada conjugada con preferencia hacia el lado derecho. También mostraba variabilidad en la PA. La sospecha de encefalopatía aumentaba dado el deterioro de su exploración neurológica, por lo que se repitió la EEG de rutina.

Se efectuó una punción lumbar y se solicitaron pruebas del líquido cefalorraquídeo (LCR), las cuales incluían recuento de células (total y diferencial), proteínas, glucosa, cultivo, pruebas de encefalopatía autoinmunitaria, índice de inmunoglobulina G (IgG), bandas oligoclonales y neopterina.

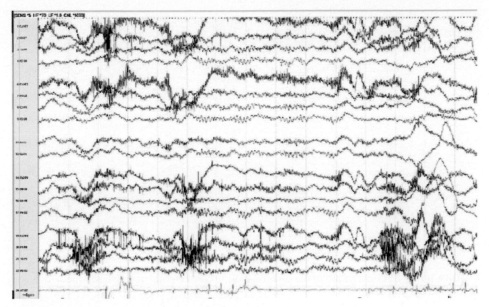

FIGURA 80-1   Electroencefalograma de rutina, normal.

Resultados

- RM cerebral: flujo venoso y arterial normal. Cuerpo calloso normal. Fosa posterior sin hallazgos dignos de mención. Hipófisis y silla turca de aspecto normal. Tronco del encéfalo normal. Los ventrículos se ven normales en tamaño y posición, sin evidencia de hidrocefalia. Impresión diagnóstica: no hay anomalías intracraneales.
- TC de tórax, abdomen y pelvis: pulmones limpios, vías respiratorias centrales permeables. No se observa derrame pleural ni neumotórax. El corazón es de tamaño normal, sin derrame pericárdico. No hay linfadenopatía en el tórax. El hígado, la vesícula biliar, el bazo, el páncreas, las glándulas suprarrenales y los riñones son normales. No hay linfadenopatía en el abdomen ni obstrucción intestinal. Sin tumor pélvico. Impresión diagnóstica: no hay evidencia de neoplasias malignas en el tórax, el abdomen o la pelvis.
- EEG de rutina (fig. 80-1): el electroencefalograma en estado de vigilia es normal para la edad. No se identificaron anomalías de fondo ni epileptiformes.
- EEG de rutina adicional (fig. 80-2): la actividad de fondo contenía una excesiva actividad delta generalizada con predominio frontal, y carecía de los patrones normales de vigilia y de reactividad al estimular mediante pellizco. Estos hallazgos indican una disfunción cerebral generalizada moderada de cualquier etiología. Automatismos bucales periódicos presentes en el electroencefalograma.
- Análisis del LCR: células nucleadas: 2; eritrocitos: 0; linfocitos: 90%; proteínas: 15; Glu: 68; tinción de Gram y cultivo: negativos; bandas oligoclonales: 6; índice de IgG: normal; anticuerpos contra el receptor N-metil-D-aspartato (NMDA): positivos.

Diagnóstico

Encefalitis por receptores anti-NMDA.

Tratamiento/seguimiento

Se empezó a administrar risperidona para los síntomas psicóticos, pero se tuvo que suspender debido a sedación excesiva . Se inició con la administración de clonidina para la agitación. La encefalitis autoinmunitaria fue tratada con un total de 5 g de metilprednisolona intravenosa, cinco ciclos de plasmaféresis y rituximab. Fue dada de alta a su casa después de 1 mes de hospitalización, durante el cual participó en los servicios de rehabilitación, con la intención de continuar la terapia ambulatoria y la asesoría externa. Fue dada de alta a su casa con clonidina, zolpidem (para ayudar a dormir) y una reducción paulatina de los esteroides.

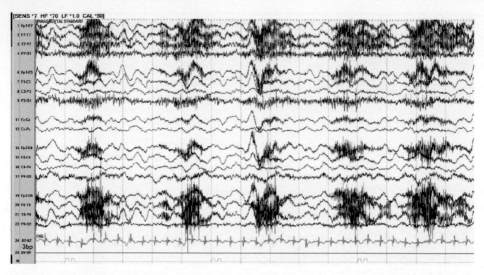

FIGURA 80-2 Electroencefalograma de rutina: disfunción cerebral generalizada moderada con automatismos bucales periódicos.

Se realizó una RM de tórax, abdomen y pelvis con y sin contraste 2 días después del alta y no se encontró evidencia de teratoma u otra malignidad. Fue vista en la clínica de neurología 2 meses después; para entonces, los datos obtenidos en su exploración física habían regresado a valores normales.

Puntos de enseñanza

La *encefalitis por receptores anti-NMDA* es una forma de encefalitis autoinmunitaria que provoca síntomas psiquiátricos, déficits cognitivos y de memoria, discinesias, convulsiones, disfunción del lenguaje y disfunción autonómica. El diagnóstico se confirma mediante la detección de anticuerpos IgG contra la subunidad GluN1 del receptor NMDA en el LCR o en el suero. Las pruebas de anticuerpos IgG del LCR son muy sensibles y específicas para la enfermedad. Alrededor del 50% de las mujeres mayores de 18 años tienen un teratoma ovárico asociado, mientras que menos del 9% de las niñas menores de 14 años lo tienen. Las mujeres afroamericanas, particularmente, presentan una mayor asociación entre la encefalitis por receptores anti-NMDA y el teratoma.

El tratamiento consiste en la inmunodepresión (metilprednisolona intravenosa, plasmaféresis o IgG intravenosa) y la resección del tumor si está presente. Si se sospecha una encefalitis por receptores anti-NMDA, la inmunoterapia puede iniciarse antes de recibir los resultados de los anticuerpos. Los criterios probables incluyen la aparición abrupta de un comportamiento anómalo, disfunción del lenguaje, convulsiones, trastornos del movimiento, disminución de la consciencia y disfunción autonómica; electroencefalograma anómalo o pleocitosis y bandas oligoclonales en el LCR; y exclusión de otros trastornos. Los tratamientos de segunda línea incluyen el rituximab o la ciclofosfamida. El seguimiento a largo plazo consiste en la rehabilitación física y el tratamiento psiquiátrico de los síntomas conductuales prolongados. La mayoría de los pacientes tendrán una resolución completa de los síntomas a los 24 meses. Puede haber recurrencias en el 15-24% de los pacientes.

Lecturas recomendadas

Dalmau J, Tüzün E, Wu HY, et al. Paraneoplastic anti-NMDA receptor encephalitis associated with ovarian teratoma. *Ann Neurol.* 2007;6(1):25.

Gable M, Glaser C. Anti-NMDA receptor encephalitis appearing as a new-onset psychosis: disease course in children and adolescents within the California Encephalitis Project. *Pediatr Neurol.* 2017;72:25-30.

Graus F, Titulaer M, Balu R, et al. A clinical approach to diagnosis of autoimmune encephalitis. *Lancet Neurol.* 2016;15(4):391-404.

Nichols T. Anti-NMDA receptor encephalitis: an emerging differential diagnosis in the psychiatric community. *Ment Health Clin.* 2016;6(6):297-303.

Pruetarat N, Netbaramee W, Pattharathitikul S, Veeravigrom M. Clinical manifestations, treatment, and prognostic factors of pediatric anti-NMDA receptor encephalitis in tertiary care hospitals: a multicenter retrospective/cohort study. *Brain Dev.* 2019;41(5):436-442.

81

Antecedentes sociales: contribuyentes

Andrew J. White

MOTIVO PRINCIPAL DE CONSULTA

«No ha ganado peso en 1 año».

ANTECEDENTES DE LA ENFERMEDAD ACTUAL

Niño de 26 meses de edad que durante los últimos 6 meses no ha ganado peso, a pesar de tener un apetito «excesivo». Lleva 13 meses al cuidado de la madre y el padrastro. Les preocupa que coma cantidades excesivas de comida «incluso más que un adulto» de una sola vez y que siga comiendo al tomar alimentos de los platos de los demás, si así se lo permiten. Tiene episodios de distensión abdominal (el abdomen se inflama con aire y quizá con comida), los cuales duran varios días y se resuelven sin intervención.

Bebe mucha agua. Se bebe toda el agua del inodoro, tira de la cadena y vuelve a beber. También toma agua de la bañera y agua del arroyo, de los charcos y del río. Mantienen la puerta del baño cerrada para controlar este comportamiento. Se le permite tomar grandes cantidades de jugo (zumo), refrescos y agua vitaminada.

Sus heces se describen como extremadamente malolientes y grasosas y se producen de cuatro a cinco veces al día. No hay vómito, melena o deposiciones sanguinolentas.

ANTECEDENTES MÉDICOS

* Nacimiento: gemelo A de 32 semanas de gestación, con oxígeno suplementario durante 2 días después del parto. Fue dado de alta de la unidad de cuidados intensivos neonatales al mes de edad, sin complicaciones. El gemelo B está creciendo bien.
* Neumonía: una vez a los 13 meses de edad; sin cuadros de neumonía o sinusitis recurrentes.

Antecedentes familiares/sociales

El gemelo está bien y no tiene estos problemas. El padre (homónimo de este niño) se suicidó poco después del momento de su concepción. Se disparó en la cabeza delante de los otros hijos de la mamá. Ella encontró a él y a sus hijos todos juntos cubiertos de sangre y llamó a una ambulancia, pero el padre fue declarado muerto a su llegada. Era la tercera generación masculina (él, su padre y su abuelo) que se suicidaban, y cuando se le preguntó, ella aceptó que su marido (y probablemente también los familiares de este) era alcohólico.

La madre se dio cuenta de su embarazo 1 día después del funeral del padre, y afirma que tuvo serias dificultades emocionales («me perdí») durante el embarazo e inmediatamente después del parto de los gemelos. Recibió psicoterapia o asesoramiento durante y después del embarazo, durante aproximadamente 1 año. Niega hospitalización o terapia electroconvulsiva.

El paciente, su gemelo y sus hermanos fueron retirados del cuidado de la madre cuando él tenía 3 meses de edad. El resto de los niños fueron devueltos a su cuidado cuando él tenía 14 meses. La madre y el padrastro lo describen como retraído y «parecido a su padre».

EXPLORACIÓN FÍSICA

Se trata de un niño observador y marasmático, con el clásico aspecto emaciado y desnutrido debido a la reducción de la masa muscular y a la ausencia o grave disminución de la capa de grasa. Peso: 9.8 kg (menos del 5%; percentil 50 a los 12 meses de edad), estatura: 87.5 cm (percentil 25) y perímetro occipitofrontal: 49.8 cm (percentil 50). Su cara es delgada y triangular, con pérdida muscular en los temporales y cabello delgado. No hay soplos ni crepitaciones; no se encuentran palpitaciones, palidez, ictericia o cianosis. El abdomen se encontraba ligeramente protuberante; no había hepatoesplenomegalia ni tumores. No tenía adenopatías inguinales ni axilares.

Se encontraba flácido cuando lo levantaron. Cuando no era movido por los exploradores, permanecía inmóvil excepto por los músculos ventilatorios y los movimientos oculares («vigilante»). Cuando fue movido o rodado por el explorador, aceptó la posición en la que se le colocó sin quejarse ni esforzarse por recolocarse. No tenía flexibilidad cérea. La hipotonía que se apreciaba al manipularlo incluía su musculatura troncal y apendicular. Cuando se le colocó de pie en el centro del suelo, tenía una marcha lenta, inestable y de base ancha. Los nervios craneales II-XII estaban intactos. La lengua era normal, sin fasciculaciones. En la parte dorsal de los brazos y el tronco había pelo similar al lanugo. Fondo ocular normal. Reflejos tendinosos profundos l+.

CONSIDERACIONES DIAGNÓSTICAS

- Enanismo psicosocial
- Otras consideraciones (poco probables pero que se evaluarán):
  - Fibrosis quística
  - Diabetes insípida central o nefrogénica
  - Enteropatía sensible al gluten, celiaquía poco probable
  - Síndrome diencefálico (tumor cerebral)

Estudios diagnósticos

1. BHC con fórmula leucocitaria, electrolitos.
2. Albúmina, fosfatasa alcalina, transaminasas.
3. Calcio, fósforo, amilasa y lipasa.
4. Vitamina A, tiempo de protrombina/tiempo de tromboplastina parcial y colesterol.
5. T_4, TSH y T_4 libre.
6. Prueba de sudor.
7. Examen general de orina.
8. Radiografía para determinar la edad ósea.
9. Radiografía de columna lumbar, en vistas posteroanterior y lateral.
10. Estudio de tránsito gastroduodenal con extensión al intestino delgado.
11. Serie ósea por radiografía/tomografía computarizada de la cabeza y anticuerpos antitransglutaminasa tisular para descartar la enfermedad celíaca.
12. Exploración física de los hermanos.
13. Obtención de información sobre la última valoración de la madre por parte de los Servicios Estatales.
14. Consulta con el área de servicio social y de protección a la infancia.
15. Denuncia de este hecho como probable abuso o negligencia al Departamento de Protección Infantil si las pruebas mencionadas son compatibles con el diagnóstico de enanismo psicosocial.

Tratamiento/seguimiento

Se explicó a la madre y al padrastro la causa más probable de la interrupción del crecimiento del paciente y algunas alternativas menos probables que se van a investigar. La madre dijo poco; el padrastro mantuvo la conversación, haciendo notar que han tenido muchas visitas del Departamento de Servicios Familiares y que el último trabajador social que los visitó mencionó que tenían un buen hogar. Protestó que ellos habían trabajado duro para conseguir establecer un hogar saludable para la familia. Dijo, de forma decidida pero no intimidatoria, que estaba enfadado. Le explicamos que nuestra principal responsabilidad es con el niño y que no podíamos faltar a esa responsabilidad, incluso si eso significaba decir cosas que quizá fueran inaceptables para la madre y el padrastro.

PUNTOS DE ENSEÑANZA

El deterioro grave del crecimiento que comenzó al volver al cuidado de su madre, el comportamiento extraño al comer y beber, la hipotonía, el retraso en el desarrollo, la malabsorción de las heces y el que no se halle evidencia de disfunción orgánica específica o de síndrome dismórfico o genético son los hallazgos clásicos de un niño con enanismo psicosocial, un fracaso profundo y potencialmente mortal del desarrollo del vínculo afectivo que debe existir entre el niño y la madre. Los niños con esta inusual forma de abuso infantil corren un gran riesgo de sufrir una discapacidad nutricional y de desarrollo permanente o la muerte si no se les coloca de forma definitiva con una familia que los cuide. En un hogar sano, o incluso en una institución de protección de menores, sin otro tratamiento específico, todos los hallazgos volverán a la normalidad, y se verá que el niño es práctica o completamente normal. El hecho de que otros niños (incluso el gemelo idéntico) crezcan con normalidad en el mismo hogar no solo es **compatible** con este diagnóstico, sino que ocurre con frecuencia. A menudo parece haber un problema especial entre el cuidador y la víctima. En otras ocasiones, como en este caso, el niño abusado lleva el nombre del padre biológico, quien de alguna manera ha victimizado a la madre.

Incluso en un hospital infantil de gran actividad, este tipo de niños son poco frecuentes, con la llegada de uno cada 1 o 2 años. Por lo general, no hay suficiente conocimiento sobre la naturaleza de este diagnóstico en los niños y sobre el tratamiento que necesitan. Además, los médicos y los trabajadores sociales, salvo los verdaderos expertos en abuso infantil o en evaluación del crecimiento, no logran transmitir la información y los argumentos necesarios a la familia, a las autoridades de menores, al personal de las agencias de protección y, sobre todo, al juez que debe decidir la abrogación de la patria potestad y la custodia del niño en nombre del Estado hasta que se le encuentre un hogar adecuado. Si se busca una segunda opinión, debe ser de un pediatra verdaderamente experimentado que forme parte de la plantilla de un centro de excelencia, donde se evalúan anualmente muchos niños con problemas de crecimiento.

Lecturas recomendadas

Accardo P, Caul J, Whitman B. Excessive water drinking: a marker of caretaker interaction disturbance. *Clin. Pediatr (Phila)*. 1939;28:416-418.

Blizzard RM, Bulatovic A. Psychosocial short stature: a syndrome with many variables. *Bailliere Clin Endocrinol Metabol*. 1992;6:687-712.

Buda FB, Rothney WB, Rabe EF. Hypotonia and the maternal-child relationship. *Arn.J.Dis.Child.*. 1972;124:906-907.

Demb JM. Reported hyperphagia in foster children. *Child Abuse Negl*. 1991;15:77-88.

Green WH, Campbell M, David R. Psychosocial dwarfism: a critical review of the evidence. *J Am Acad Child Psychiatry*. 1984;23:39-48.

Hopwood NJ, Becker DJ. Psychosocial dwarfism: detection, evaluation and management. *Child Abuse Neglect*. 1979;3:439-448

Hopwood NJ, Powell GF. Emotional deprivation. Report of a case with features of leprechaunism. *Am J Dis Child*. 1974;127:892-894.

Money J. The syndrome of abuse dwarfism (psychosocial dwarfism or reversible hyposomatotropism). *Am J Dis Child*. 1977;131:508-513.

Money J. *The Kaspar Hauser Syndrome of "Psychosocial Dwarfism"; Deficient Statural, Intellectual, and Social Growth Induced by Child Abuse*. Prometheus Books; 1994:1-290.

Munoz-Hoyos A, Molina-Carballo A, Augustin_Morales M, et al. Psychosocial dwarfism: psychopathological aspects and putative neuroendocrine markers. *Psychiatry Res*. 2011;188(1):96-101.

Powell GF, Brasel JA, Raiti S, Blizzard RM. Emotional deprivation and growth retardation simulating idiopathic hypopituitarism. II. Endocrinologic evaluation of the syndrome. *N Engl J Med*. 1967;276:1279-1283.

Whitten CF, Pettit MG, Fischhoff J. Evidence that growth failure from maternal deprivation is secondary to undereating. *J Am Med Assoc*. 1969;209:1675-1682.

82

Mejor usa un balde

Andrew J. White

MOTIVO PRINCIPAL DE CONSULTA

Adolescente de 14 años de edad, varón, con intensa cefalea.

ANTECEDENTES DE LA ENFERMEDAD ACTUAL

La familia comía sándwiches de pollo mientras el padre limpiaba algunas piedras de su pecera en el fregadero de la cocina. Había sacado estas piedras del acuario familiar (454 L de agua salada con peces y corales blandos) para limpiarlas con la intención de quitar del tanque los corales zoantidos que estaban creciendo en exceso (fig. 82-1). Ya que las tenía afuera, utilizó un pequeño soplete de propano (*piense en el crème brûlée, no en la soldadura industrial*) sobre ellas, y luego las colocó en un balde en el fregadero de la cocina con agua muy caliente. El paciente, la hermana y la madre estaban sentados a unos 2 m de distancia, y el padre se unió a ellos para almorzar, comiendo también un sándwich, el cual le pareció que tenía un sabor inusual. Treinta minutos más tarde, el chico sintió la necesidad de salir porque tenía una intensa cefalea y pensaba que iba a vomitar. No mejoró y volvió a entrar para tumbarse en el sofá y ver la televisión. Progresivamente, se sintió más sintomático con cefalea, escalofríos, tos y malestar general. El padre, la madre y la hermana también presentaron síntomas y acudieron al servicio de urgencias local. En el camino, buscaron en Google y dedujeron que se habían envenenado con el coral que estaba en el balde y no con los sándwiches.

En el servicio de urgencias, el chico estaba febril (39.1°C), hipotenso (80/39 mm Hg, por lo que se le empezó a administrar epinefrina) y persistentemente taquicárdico, con una FC de 127-153 lpm. Estaba saturando bien en el aire ambiente, pero al ingreso su SpO_2 era baja, del 89%. Esta mejoró con oxígeno suplementario por cánula nasal a razón de 2 L. Tenía una tos que se agravaba, pero no tenía disnea.

La madre y el padre fueron intubados por insuficiencia respiratoria. La hermana también fue ingresada.

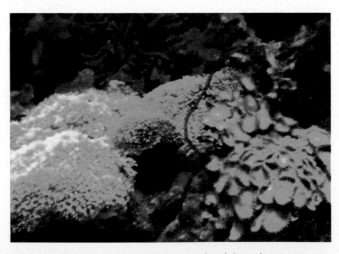

FIGURA 82-1   El acuario familiar con los corales zoantidos delineados en *rojo*.

ANTECEDENTES MÉDICOS

Trastorno por déficit de atención con hiperactividad.

Medicación

Dexmetilfenidato.

EXPLORACIÓN FÍSICA

- General: de buen aspecto, bien alimentado, con desarrollo adecuado pero con tos frecuente.
- Cabeza: normocefálica, atraumática.
- Ojos: conjuntivas claras, PIRL, MEOI.
- Nariz: sin secreciones.
- Bucofaringe: MMH.
- Pulmones: limpios bilateralmente a la auscultación, esfuerzo respiratorio normal, buen intercambio de aire, con mascarilla con reservorio de oxígeno de 10 L.
- CV: taquicardia regular; R_1 y R_2 normales; sin soplos, roces o ritmo de galope.
- Abdomen: blando; ruidos intestinales presentes; sin dolor, distensión, tumores u organomegalias.
- Extremidades: ambos brazos y piernas con movimiento activo, con sensibilidad al tacto ligero, calientes con un llenado capilar rápido.
- Pulsos: 2+ y simétricos, capricantes.
- Piel: sin exantemas ni lesiones, sin ictericia.
- Neurológico: alerta, rostro simétrico, PIRL, MEOI, con movimiento en todas las extremidades, tono normal.

Estudios diagnósticos y resultados

- Gasometría venosa: 7.42/48/37/31.
- Na: 137 mEq/L, K: 3.8 mEq/L, Cl: 100 mEq/L, CO_2: 26 mEq/L, BUN: 13 mg/dL, CR: 0.8 mg/dL, creatina-cinasa: 137 U/L, leucocitos: 13 300/mm^3, Hb: 12.4 g/dL, plaquetas: 304 000.
- Radiografía de tórax: opacidades intersticiales bilaterales.

DIAGNÓSTICO

1. Intoxicación por palitoxina, a partir de un coral zoantido
2. Lesión pulmonar, debido a intoxicación por palitoxina
3. Insuficiencia respiratoria debido a intoxicación por palitoxina y lesión pulmonar
4. Hipotensión, debido a intoxicación por palitoxina

Tratamiento/seguimiento

El adolescente fue ingresado en la unidad de cuidados intensivos pediátricos (UCIP), donde se trató la hipotensión con vasopresores y la hipoxemia con oxígeno suplementario.

No estaba intubado. En el transcurso de unos días, su PA mejoró y su hipoxemia se resolvió. Tras 1 semana en el hospital, todos los miembros de la familia mejoraron y fueron dados de alta, pero se quejaron de cefaleas residuales durante semanas.

PUNTOS DE ENSEÑANZA

La *palitoxina* es un potente vasoconstrictor que se encuentra en algunos corales. Los zoantidos son una familia de pequeñas anémonas formadoras de colonias, a veces llamadas *pólipos de botón*, que a menudo se mantienen en los acuarios marinos. La toxina es potente y se considera una de las sustancias químicas no proteínicas más venenosas que se conocen. Tiene 64 centros quirales, y para los químicos orgánicos fue un reto sintetizarla, hasta 1989 cuando lo consiguió Kishi, tras sintetizar previamente la tetrodotoxina (27 centros quirales), otra toxina marina famosa por su presencia en los peces globo.

La palitoxina no se inactiva con el calor, a diferencia de otros peligros marinos frecuentes, como el veneno del pez león. El papá, en su intento por destruir el coral con llamas y agua caliente, no eliminó la toxina, pero sí permitió su aerosolización. Se puede inhalar y también se absorbe fácilmente a través de la piel. No se conoce ningún antídoto, aunque los vasodilatadores tienen un beneficio teórico. Puede inactivarse con lejía y eliminarse del acuario con carbón activado. Las exposiciones son más frecuentes de lo que se puede suponer. Se notificaron un total de 171 casos al National Poison Data System de los Estados Unidos. La mayoría se trató de casos menores; sin embargo, en 10 de estas intoxicaciones, los pacientes fueron ingresados en unidades de cuidados intensivos. Los síntomas graves suelen incluir insuficiencia respiratoria, rabdomiólisis e isquemia cardiaca. En algunos casos puede ser mortal.

Los corales zoantidos son populares para los acuarios domésticos porque son atractivos y fáciles de conseguir y de mantener vivos. Sin embargo, no está claro si la mayoría de la gente conoce los riesgos que implican. El propietario de la tienda de animales local era muy consciente del problema cuando se pusieron en contacto con él; de hecho, cree que él mismo habría sufrido alguna intoxicación leve en el pasado al recibir nuevos ejemplares en la tienda. Ahora prefiere ya no manejarlos.

La cuestión que falta por resolver es: ¿cómo un vasoconstrictor produce hipotensión? La respuesta corta y demasiado simple puede ser que la palitoxina cuenta con otros mecanismos de acción.

Lecturas recomendadas

Armstrong RW, Beau JM, Cheon SH, et al. Total synthesis of palytoxin carboxylic acid and palytoxin amid. *J Am Chem Soc*. 1989;111:7530-7533.

Murphy LT, Charlton NP. Prevalence and characteristics of inhalational and dermal palytoxin exposures reported to the National Poison Data System in the US. *Environ Toxicol Pharmacol*. 2017;55:107-109.

Schulz M, Łoś A, Szabelak A, Strachecka A. Inhalation poisoning with palytoxin from aquarium coral: case description and safety advice. *Arh Hig Rada Toksikol*. 2019;70(1):14-17.

Tartaglione L, Pelin M, Morpurgo M, et al. An aquarium hobbyist poisoning: identification of new palytoxins in Palythoa cf. toxica and complete detoxification of the aquarium water by activated carbon. *Toxicon*. 2019;161:44-49.

Thakur LK, Jha KK. Palytoxin induced acute respiratory failure. *Respir Med Case Rep*. 2016;20:4-6.

Violand N. *Palytoxin and You: How and Why to Avoid a Deadly Zoanthid Toxin*. Tropical Fish Hobbyist; 2008.

83

A ver para cuándo

Andrew J. White

MOTIVO PRINCIPAL DE CONSULTA

Niño de 23 meses de edad que fue encontrado inconsciente por su hermana.

ANTECEDENTES DE LA ENFERMEDAD ACTUAL

Su papá llegó a casa del trabajo y estaba en el patio trasero tomando una cerveza con su hermano. Le pidieron a la hermana del niño, de 9 años de edad, que les llevara un insecticida; ella lo hizo y luego volvió al patio delantero a jugar con su hermano. Unos minutos después, el padre oyó que alguien lloraba, así que entró en la casa y vio a la hermana intentando despertar al paciente, quien yacía inconsciente en el sofá. La hermana dijo que estaba decorando un árbol en el patio delantero y el hermano estaba con ella. La niña cree que él podría haber comido una piedra o tal vez uno de los adornos del árbol. El padre pasó varios minutos intentando despertar al niño, pero no verificó el pulso. No sabía cómo realizar la reanimación cardiopulmonar y llamó a los servicios médicos de urgencia. El niño no presentaba sacudidas rítmicas, cambios de coloración, incontinencia urinaria o fecal ni se mordía la lengua.

Los servicios de urgencia llegaron unos 10 min más tarde y proporcionaron ventilación con ambú. El niño comenzó a llorar poco después de la llegada de los servicios de urgencia. Al auscultar sus pulmones, los paramédicos registraron que se encontraban bien ventilados. Tras recuperar la consciencia, el niño parecía hacer respiraciones profundas cada cierto número de respiraciones. No había vómito, tos o congestión.

Fue trasladado al hospital más cercano, donde se le realizaron tomografía computarizada de cabeza, radiografía de tórax, BHC, QS, prueba de VSG (22 mm/h) y de lactato (4.1 mmol/L), análisis de orina y examen toxicológico, todos los cuales fueron esencialmente normales o no llevaron al diagnóstico. En el electrocardiograma se encontró ritmo sinusal.

Se escuchó al niño «quejumbroso» en la sala de urgencias durante un largo periodo. En la casa no había más medicamentos que paracetamol e ibuprofeno. El papá tiene abono para su jardín, pero este se mantiene en un área cerrada del patio trasero. El insecticida estaba al lado del padre.

ANTECEDENTES MÉDICOS

No tiene alergias. Su esquema de vacunación está al día.

Antecedentes familiares/sociales

Nadie en la familia tiene convulsiones. Un hermano mayor tenía un soplo en el corazón.

EXPLORACIÓN FÍSICA

- Signos vitales: PA: 99/55 mm Hg, FC: 98 lpm, T: 37 °C, FR: 22 rpm, peso: 13.5 kg, SpO$_2$: 100%.
- General: alerta, con buen aspecto y tranquilo.
- Cabeza: normocefálica, atraumática.
- Ojos: conjuntivas claras, PIRL, MEOI.
- Nariz: sin secreciones.
- Bucofaringe: MMH, faringe posterior limpia, sin caries.
- Cuello: flexible y sin linfadenopatías.
- Espalda: columna vertebral recta y sin dolor en el ángulo costovertebral.

- Pulmones: limpios a la auscultación bilateralmente, esfuerzo respiratorio normal, buen intercambio de aire.
- CV: soplo sistólico II/VI, frecuencia y ritmo regulares, R_1 y R_2 normales.
- Abdomen: blando, sin dolor ni distensión.
- Extremidades: calientes y bien perfundidas; sin edema, dolor o inflamación articular.
- Pulsos: simétricos 2+.
- Piel: no se observan exantemas, lesiones ni ictericia.

CONSIDERACIONES DIAGNÓSTICAS

En un principio se pensó que este episodio de varios minutos de falta de consciencia se debía a una de estas razones:

- Espasmo del sollozo
- Asfixia por cuerpo extraño
- Ingesta de alguna sustancia tóxica
- Traumatismos no accidentales
- Convulsiones
- Arritmia

La repentina aparición de un estado mental alterado, en combinación con la preocupación de la hermana por la posible ingesta de un pequeño objeto decorativo, hace que la asfixia sea un probable motivo. También es posible que se tratara de un episodio de espasmo del sollozo, aunque aparentemente no hubo irritabilidad, gritos o llantos, sino hasta que estuvo en urgencias. Tiene un nuevo soplo, o al menos uno del que no se ha informado antes al papá. La electrocardiografía que le realizaron fuera del hospital es tranquilizadora en lo que respecta al potencial de su arritmia cardiaca para provocar un infarto repentino. El hecho de que crezca bien y corra y juegue con su primo y su hermana es tranquilizador desde el punto de vista cardiaco.

Estudios diagnósticos

Se ordenó una ecocardiografía para la mañana siguiente debido a la aparición del nuevo soplo.

Resultados

Ecocardiograma:

- Anatomía segmentaria normal
- **Estenosis aórtica valvular y supravalvular grave** (gradiente máximo de 90 mm Hg, gradiente medio de 52 mm Hg)
- Válvula aórtica tricúspide engrosada y displásica
- Unión sinotubular ligeramente hipoplásica
- Insuficiencia aórtica leve
- Leve aumento de la velocidad del flujo a través del arco aórtico, 2.4 m/s (normal < 2 m/s), sin patrón de continuación en la diástole
- Tamaño y función sistólica del ventrículo izquierdo normales

DIAGNÓSTICO

Estenosis aórtica.

Tratamiento/seguimiento

Se consultó a cardiología, que hizo las siguientes observaciones y comentarios:

«Precordio con actividad normal. R_1 y R_2 normales. No se escucha R_3/R_4/roces/ritmo de galope. Pulsos 2+ en las arterias radiales y femorales. Hay un soplo sistólico de eyección III/VI muy fuerte en el borde esternal superior derecho que se escucha en todo el precordio. El choque de la punta es normal.

Niño de 23 meses de edad, sin antecedentes médicos conocidos, que presenta un episodio de síncope. En el ecocardiograma se observa una estenosis valvular aórtica y una estenosis supravalvular aórtica. Hay un gradiente máximo de 90 mm Hg y uno medio de 52 mm Hg. Por lo general, se recomienda una valvuloplastia aórtica en el laboratorio de cateterismo para los pacientes con un gradiente medio mayor de 50 mm Hg.

Es inusual que el paciente nunca haya sido diagnosticado antes de este ingreso, ya que tiene un soplo cardiaco prominente. Es probable que haya tenido una válvula anómala desde el nacimiento, pero el gradiente a través de esta no era lo suficientemente significativo como para causar síntomas. No tiene hipertrofia o dilatación ventricular izquierda, lo que sugeriría que la gravedad de la estenosis valvular ha aumentado en un lapso breve. No presenta rasgos dismórficos en la exploración que sugieran una etiología genética, como el síndrome de Williams. Los familiares de primer grado deben ser examinados, ya que existe una mayor incidencia en los miembros de la familia».

Tratamiento: valvuloplastia aórtica (con balón) en el laboratorio de cateterismo.

Puntos de enseñanza

La estenosis valvular aórtica es una enfermedad poco frecuente que representa entre el 3 y 6% de los defectos cardiacos congénitos. Se observa más en los niños que en las niñas (4:1) y puede presentarse con otras afecciones, como el conducto arterioso persistente, el estrechamiento aórtico y la comunicación interventricular. Los lactantes con estenosis valvular aórtica pueden tener insuficiencia cardiaca o ser relativamente asintomáticos, dependiendo del grado de estenosis. Existen diversas variantes morfológicas de la estenosis valvular aórtica, las cuales a menudo implican diferentes anomalías valvulares (de ahí el término *estenosis valvular aórtica*); la más frecuente (que representa el 90% de los casos) se denomina *tipo I*. Estos casos comprenden válvulas bicúspides, las cuales pueden estar infraformadas o fusionadas, o ser anómalas, y degenerar con el tiempo. El hallazgo clásico en los recién nacidos es la ausencia de pulsos femorales, pero, si el grado de estenosis no es grave, este hallazgo físico puede estar ausente.

Cuando se es sintomático, las presentaciones clínicas pueden incluir aspecto pálido o moteado de la piel, hipotensión o disnea. Se escuchan soplos sistólicos de eyección. La falta de documentación del soplo en este paciente sugiere una documentación deficiente, una mala práctica en la auscultación o una lesión progresiva.

En los niños mayores, puede producirse disnea, angina de pecho o síncope, especialmente con el ejercicio. El riesgo de muerte súbita se sitúa entre el 1 y 10% entre los 5 y los 15 años de edad. Se desconoce la causa del síncope, aunque es probable que exista una disminución de la perfusión neurológica o cardiaca.

La valvuloplastia con balón sigue siendo la intervención principal, aunque suelen sucederse procedimientos adicionales; en ocasiones se realiza una valvuloplastia quirúrgica o de reemplazo.

Lecturas recomendadas

Hoffman JIE, Christianson R. Congenital heart disease in a cohort of 19,502 births with long-term follow-up. *Am J Cardiol.* 1978;42:641-647.
Singh GK. Congenital aortic valve stenosis. *Children (Basel).* 2019;6(5):69.

84

Basquetbolista caída

Rachel Zolno

MOTIVO PRINCIPAL DE CONSULTA

Piernas débiles.

ANTECEDENTES DE LA ENFERMEDAD ACTUAL

Adolescente de 17 años de edad, mujer, que se presentó con 1 mes de paresia y parestesias bilaterales en los miembros inferiores después de una enfermedad similar a la gripe. Describió que inicialmente tuvo 3 días de debilidad y entumecimiento constante de los miembros inferiores, así como fiebre, dolores musculares y vómito. Durante esta enfermedad, no podía caminar sin ayuda. Tuvo un episodio de incontinencia urinaria porque no alcanzó a llegar al baño con la suficiente rapidez, pero no ha tenido ninguna incontinencia intestinal o vesical. Estos síntomas se resolvieron por completo al cabo de 3 días, y la paciente retomó sus actividades normales.

Una semana más tarde, empezó a tener de nuevo debilidad paroxística bilateral y parestesias en los miembros inferiores. Estos episodios se producían unas cuatro veces al día con la actividad y duraban varios segundos cada vez. Se le doblaban las rodillas y tenía dificultades para caminar debido a una sensación de entumecimiento y hormigueo desde las rodillas hasta los tobillos. Tras caerse en la cancha de baloncesto durante uno de estos episodios, a la mitad de un partido en el colegio, fue llevada a urgencias.

ANTECEDENTES MÉDICOS

Dolor crónico en el cuello y en la parte baja de la espalda, para el que ha recibido fisioterapia.

Medicación

Ninguna.

Antecedentes familiares/sociales

Cursa el segundo grado del bachillerato y vive con sus padres y su hermano. Forma parte de un equipo de baloncesto y de voleibol. No consume alcohol, tabaco o drogas.

EXPLORACIÓN FÍSICA

- Signos vitales: T: 36.3 °C, FC: 72 lpm, PA: 122/78 mm Hg, FR: 16 rpm, SpO_2: 99% en el aire ambiente.
- General: tranquila, bien alimentada y cooperadora.
- Cabeza: normocefálica, atraumática.
- Ojos: conjuntivas claras bilateralmente.
- Cuello: flexible, sin linfadenopatías.
- CV: frecuencia y ritmo regulares, sin soplos, R_1 y R_2 normales.
- Pulmones: limpios a la auscultación bilateralmente, esfuerzo respiratorio normal, ruidos respiratorios regulares.
- Abdomen: blando, sin dolor o distensión, ruidos intestinales normales, sin organomegalia.
- Extremidades: calientes y bien perfundidas; sin edema, dolor o inflamación articular.
- Espalda: dolor a la palpación leve sobre la columna lumbar lateral bilateral, columna recta.
- Piel: no se observan exantemas ni lesiones.

- Neurológico:
  - Estado mental: alerta y orientada, sigue órdenes, habla fluida y articulada.
  - Nervios craneales: MEOI, PIRL, sin defecto pupilar aferente, sensibilidad facial sin alteraciones al tacto fino, rostro simétrico, no se produce ptosis al mirar de forma prolongada hacia arriba, audición intacta, paladar elevado simétricamente, lengua que sobresale en la línea media.
  - Sensitivo: sensibilidad sin afectación al tacto fino y a la temperatura en todas las extremidades; alteración de la propiocepción en los miembros inferiores; sensibilidad vibratoria alterada en los dedos gordos, los tobillos y las rótulas bilateralmente; signo de Romberg con balanceo en los tobillos y las rodillas.
  - Motor: volumen y tono musculares normales; flexión y extensión del cuello 5/5; fuerza en los miembros superiores e inferiores 5/5, a excepción de la flexión de cadera con fuerza 4+/5 bilateralmente; sin movimientos anómalos.
  - Reflejos: se hallaron reflejos rotulianos y calcáneos bilateralmente, reflejos bicipitales y braquiorradiales vigorosos 2+, sin clono en los tobillos, los dedos de los pies se elevan bilateralmente con la estimulación plantar.
  - Coordinación: no hay dismetría en la prueba de dedo-nariz-dedo.
  - Marcha: normal, capaz de caminar en puntas, con dificultad para caminar sobre los talones y con la marcha en tándem.

CONSIDERACIONES DIAGNÓSTICAS

Se deben considerar procesos desmielinizantes postinfecciosos, como el síndrome de Guillain-Barré, la encefalomielitis aguda diseminada y la mielitis transversa, dado el inicio de sus síntomas tras una infección viral. Los hallazgos en la exploración física relacionados con la motoneurona superior sugieren un proceso del sistema nervioso central. La disminución en la sensibilidad vibratoria y la propiocepción, con la sensibilidad sin alteraciones al tacto fino y a la temperatura, sugiere una enfermedad de la columna dorsal. Los diagnósticos que afectan la columna dorsal incluyen insuficiencia de vitamina B_{12}, sífilis o una lesión vascular de columna. Otras consideraciones para la debilidad paroxística son la miastenia grave, un tumor en el sistema nervioso central, un proceso autoinmunitario (como la esclerosis múltiple), la intoxicación por metales pesados o un síndrome funcional.

Estudios diagnósticos

Pruebas de laboratorio:

- BHC
- QS
- Concentración de magnesio
- Concentración de fósforo
- Calcio ionizado
- Creatina-cinasa
- CRP, VSG
- Fracción β de la gonadotropina coriónica humana en orina
- Análisis de orina
- Examen toxicológico en orina
- TSH, T_4 libre
- Vitamina B_{12}
- Reagina plasmática rápida, prueba para el virus de la inmunodeficiencia humana
- Ácido metilmalónico
- Homocisteína
- Concentración de ácido fólico
- Concentración de vitamina E
- Concentración de cobre
- Estudio de metales pesados
- Hemoglobina A_1c

Se realizó una resonancia magnética (RM) de la columna vertebral completa simple y contrastada, debido a la alta sospecha de afección medular. Se observó una posible lesión pontina. Por lo tanto, al día siguiente, se obtuvo una RM cerebral simple y contrastada, junto con una punción lumbar.

Resultados

- La valoración inicial de laboratorio estaba dentro de los límites normales.
- RM de la columna vertebral completa (fig. 84-1): hay una anomalía irregular y difusa de la señal de la médula en toda la columna vertebral, más prominente en la región cervical inferior, la región torácica media y cerca del cono medular. Existe una posible lesión pontina, aún no caracterizada por completo. Impresión diagnóstica: anomalías irregulares y difusas de la señal de la médula espinal central y dorsolateral en las columnas cervical, torácica y lumbar sin realce. El diferencial incluye una enfermedad desmielinizante frente a una causa parainfecciosa o periinflamatoria.
- RM cerebral (fig. 84-2): al menos 30 focos de hiperintensidad (FLAIR, imágenes en secuencia de recuperación de inversión atenuada por líquidos) y ponderadas en T2 dentro de la sustancia blanca periventricular, yuxtacortical, del cuerpo calloso, cerebelosa, talámica y del tronco del encéfalo. Aumento de la señal FLAIR dentro del segmento orbitario del nervio óptico derecho, sospechoso de múltiples lesiones. Impresión diagnóstica: múltiples lesiones de la sustancia blanca intracraneal compatibles con esclerosis múltiple.
- Análisis del líquido cefalorraquídeo: células nucleadas: 28, eritrocitos: 7, linfocitos: 97%, proteínas: 18, glucosa: 50, cultivo y tinción de Gram: negativos, bandas oligoclonales: 21, índice IgG positivo: 2.17, IgG contra la neuromielitis óptica (NMO): negativa y virus John Cunningham: negativo.
- IgG-NMO en suero negativa.
- IgG para la glicoproteína de la mielina de los oligodendrocitos (MOG, *myelin oligodendrocyte glycoprotein*) en suero positiva: 1:100.

DIAGNÓSTICO

Esclerosis múltiple recurrente-remitente. Aunque la MOG en suero era ligeramente positiva, la presentación y los hallazgos de la RM eran compatibles con la esclerosis múltiple.

Tratamiento/seguimiento

Fue tratada con un ciclo de 5 días de esteroides intravenosos a altas dosis mientras estaba ingresada y fue dada de alta con prednisona oral durante 2 semanas con esquema de reducción. En su cita de seguimiento, 2 semanas después del alta, la debilidad y las parestesias se habían resuelto y negaba tener nuevos síntomas. Su exploración ocular en oftalmología resultó normal. Para el tratamiento

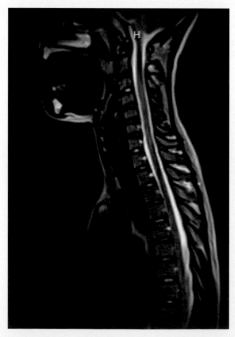

FIGURA 84-1   Resonancia magnética de la columna vertebral superior en T2, vista sagital.

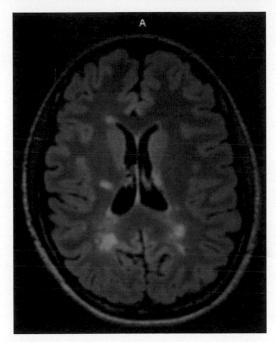

FIGURA 84-2 Resonancia magnética cerebral con recuperación de inversión atenuada por líquidos (FLAIR), vista axial.

a largo plazo, se le empezó a administrar fingolimod por vía oral, un modulador del receptor de esfingosina-1-fosfato.

PUNTOS DE ENSEÑANZA

De todos los casos de esclerosis múltiple de nueva aparición, solo entre el 2.0 y 4.0% ocurren en pacientes menores de 18 años. La gran mayoría de los diagnósticos de esclerosis múltiple pediátrica son recurrentes-remitentes (> 90%), en los que los pacientes tienen periodos de síntomas agudos, seguidos de periodos asintomáticos. En los pacientes pediátricos, las recaídas son más frecuentes y es más probable que se produzcan en las primeras fases de la enfermedad. La presentación clínica inicial es variable, pero puede incluir neuritis óptica, vértigo, ataxia, pérdida sensitiva en las extremidades, incontinencia urinaria, debilidad, fatiga o depresión. La neuritis óptica es la más común.

La fisiopatología de la esclerosis múltiple consiste en una respuesta autoinmunitaria mediada por células contra los oligodendrocitos. En la RM, esta desmielinización se presenta como focos ovoides. El diagnóstico de la esclerosis múltiple puede realizarse únicamente mediante estudios de imagen. Los criterios para el diagnóstico implican lesiones diseminadas en tiempo y espacio. Las lesiones típicas de la esclerosis múltiple se localizan en las regiones periventricular, yuxtacortical, infratentorial y en la médula espinal. El tratamiento inicial incluye dosis altas de corticoesteroides por vía intravenosa. También pueden utilizarse la inmunoglobulina intravenosa y la plasmaféresis. El tratamiento a largo plazo requiere de una terapia inmunomoduladora. El tratamiento de primera línea es el interferón β o el acetato de glatirámero. Las terapias de segunda línea incluyen el natalizumab, el fingolimod, la mitoxantrona, la ciclofosfamida, el rituximab y el daclizumab.

Lecturas recomendadas

Banwell B. Pediatric multiple sclerosis. *Handb Clin Neurol.* 2013;112(3):1263-1274.

Belman AL, Krupp L, Olsen CS, et al. Characteristics of children and adolescents with multiple sclerosis. *Pediatrics.* 2016;138(1):e20160120.

Brenton J, Banwell B. Therapeutic approach to the management of pediatric demyelinating disease: multiple sclerosis and acute disseminated encephalomyelitis. *Neurotherapeutics.* 2016;13:84-95.

Padilha I, Fonseca A, Pettengill ALM, et al. Pediatric multiple sclerosis: from clinical basis to imaging spectrum and differential diagnosis. *Pediatr Radiol.* 2020;50:776-792.

Waldman A, Ness J, Pohl D, et al. Pediatric multiple sclerosis: clinical features and outcome. *Neurology.* 2016;87(9 suppl 2):S74-S81.

85

1 mL por kilómetro y medio

David B. Wilson

Motivo principal de consulta

«Fatiga».

Antecedentes de la enfermedad actual

Adolescente de 16 años de edad, mujer, que acostumbra correr a campo traviesa (recorre unos 64 km a la semana) y que notó una disminución gradual de su resistencia. Su entrenador planteó la posibilidad de una anemia por insuficiencia de hierro, lo que motivó una valoración por parte de su pediatra y una remisión posterior a hematología. No ha presentado alopecia, dolor abdominal, hematoquecia, melena, hematuria ni menorragia; no tiene miedo a ganar peso ni una percepción distorsionada de su imagen corporal. Lleva una dieta variada, que incluye alimentos ricos en hierro.

Antecedentes médicos

Resección de cicatriz queloide, lóbulo de la oreja.

Medicación

Anticonceptivos orales combinados (estrógenos-progestágenos) para regular su periodo. No toma suplementos vitamínicos.

Antecedentes familiares/sociales

No hay antecedentes de anemia, lupus sistémico o drepanocitosis.

Exploración física

Los signos vitales fueron normales. Tiene una constitución física de corredora, delgada pero en forma. IMC 17.3 kg/m². En el resto de su exploración no se encontró otro dato digno de mención.

Consideraciones diagnósticas

- Anemia por insuficiencia de hierro
- Enfermedad celíaca
- Hipotiroidismo
- Lupus eritematoso sistémico

Estudios diagnósticos y resultados

Pruebas de laboratorio: leucocitos: 3 200-4 200/mm³, **Hb: 10.4 g/dL**, plaquetas 219 000, **reticulocitos: 1%**, **VEM: 99 fL**, **ferritina: 3**. El análisis de orina, los anticuerpos antinucleares, el ADN bicatenario, la QS, la LDH, la vitamina B_{12} y las concentraciones de folato fueron normales. Las pruebas de detección de hipotiroidismo y enfermedad celíaca fueron negativas.

Diagnóstico

Anemia del corredor (una forma de anemia hemolítica).

Puntos de enseñanza

La anemia del corredor es el resultado de una hemólisis mecánica por el golpeo repetitivo de los pies sobre el pavimento. Esta afección es similar a la *hemoglobinuria de la marcha*, una hemólisis causada por la lesión mecánica repetitiva de los eritrocitos durante las marchas de larga distancia. La pérdida de sangre digestiva oculta (por las sacudidas constantes) también puede contribuir a la anemia del corredor.

Un estudio de 113 corredores (hombres y mujeres) documentó una insuficiencia sistémica de hierro en el 56%, aunque el grado de anemia generalmente era leve. Las concentraciones séricas de haptoglobina, hierro y transferrina fueron bajas. A un pequeño subgrupo de los participantes en el estudio se les midieron las concentraciones de Hb libre en plasma inmediatamente después de una carrera larga: las concentraciones fueron notablemente elevadas.

Consejo diagnóstico: en esta afección puede verse una inusual combinación de *macrocitosis* (presumiblemente eritropoyesis por estrés), bajo recuento de reticulocitos y disminución de la ferritina sérica.

Un curso con suplementos de hierro por vía oral no alivió inicialmente sus síntomas (ni normalizó su ferritina sérica), pero los suplementos de hierro por vía parenteral sí lo lograron. De acuerdo con sus necesidades de infusión de hierro parenteral durante el último año, se considera que pierde ~40 mL de sangre por semana, lo que equivale a 1 mL por cada 1.5 km de carrera.

Lecturas recomendadas

Dang CV. Runner's anemia. *J Am Med Assoc*. 2001;286:714-716.
Hunding A, Jordal R, Paulev PE. Runner's anemia and iron deficiency. *Acta Med Scand*. 1981;209:315-318.

86

Bebé azul

Elizabeth A. Daniels

MOTIVO PRINCIPAL DE CONSULTA

«Mi bebé está azul».

ANTECEDENTES DE LA ENFERMEDAD ACTUAL

Lactante masculino de 7 meses de edad, nacido de término y con antecedente de cólicos, presenta cianosis. Hace 1 mes comenzó a estar más inquieto, lo que se atribuyó a la dentición. Sin embargo, en la última semana ha desarrollado progresivamente una coloración azulada en su piel, principalmente alrededor de la boca y en los lechos ungueales. Como síntoma adicional se ha observado una disminución reciente de su energía. No ha tenido fiebre ni síntomas respiratorios. Ha ganado peso adecuadamente y no presenta sudoración ni agravamiento de la cianosis con la alimentación. Fue revisado por su pediatra, quien midió su saturación de oxígeno y la encontró en 85 %; esta saturación no mejoró con el suministro de oxígeno mediante cánula nasal. Fue enviado inmediatamente al servicio de urgencias más cercano en ambulancia. Se pidió una gasometría y, al obtener las muestras para las pruebas de laboratorio, el personal de enfermería observó que la sangre era de color oscuro.

ANTECEDENTES MÉDICOS

Mientras permaneció en el cunero, al poco tiempo de haber nacido, se escuchó un soplo en su corazón; se realizó una ecocardiografía a los 2 días de vida y resultó normal.

Medicación

Ninguna.

Antecedentes familiares/sociales

Ningún miembro de la familia ha tenido cardiopatías congénitas, metahemoglobinemia o episodios de hemólisis. Vive con sus progenitores en una zona urbana. La casa no se abastece con agua de pozo, y los cuidadores niegan la presencia de productos químicos dentro de la vivienda, incluyendo anticongelantes.

EXPLORACIÓN FÍSICA

- General: lactante bien desarrollado y bien alimentado, con cianosis evidente, parece cansado pero se despierta fácilmente.
- CONGO: conjuntivas claras, fontanela anterior blanda y plana, sin rasgos sindrómicos.
- Pulmones: limpios a la auscultación bilateralmente, esfuerzo respiratorio normal.
- CV: frecuencia y ritmo regulares, R_1 y R_2 normales, no se aprecia ningún soplo.
- Abdomen: blando, sin dolor u organomegalia.
- Extremidades: calientes con un buen llenado capilar.
- Pulsos: simétricos, pulsos femorales 2+.
- Piel: pálida y azulada, principalmente alrededor de los labios y los lechos ungueales.
- Neurológico: alerta; rostro simétrico; reflejos de prensión, moro y succión intactos.

Consideraciones diagnósticas

El color oscuro de la sangre y el uso reciente de un producto para la dentición llevaron a los médicos a pensar inmediatamente en una metahemoglobinemia. Cuando se le preguntó de nuevo sobre la medicación, la madre volvió a decir que «ninguna», pero, al preguntarle de forma más específica, respondió que sí había estado aplicando un gel bucal para el dolor de la dentición. Lo llevaba en el bolso y, cuando lo examinó el médico, se confirmó que contenía benzocaína.

Estudios diagnósticos y resultados

Pruebas de laboratorio:

- Gasometría arterial con un valor de metahemoglobina del 17%
- BHC con hemoglobina normal
- Prueba de deficiencia de glucosa-6-fosfato-deshidrogenasa (G6PD) negativa

Diagnóstico

Metahemoglobinemia adquirida, secundaria a la benzocaína.

Tratamiento/seguimiento

Interrumpir la benzocaína y considerar un tratamiento con azul de metileno.

Puntos de enseñanza

La metahemoglobina es una forma de hemoglobina oxidada que no puede aportar oxígeno a los tejidos. Su presencia en la sangre tiene muchas causas, tanto congénitas como adquiridas. La pulsioximetría de rutina no puede detectarla; la sangre con una gran concentración de metahemoglobina siempre registrará una SpO_2 del 85% debido a la longitud de onda de la luz que absorbe.

La mayoría de los pacientes con metahemoglobinemia congénita lucen cianóticos, pero suelen ser asintomáticos. Esto se debe a que las personas con concentraciones de metahemoglobina crónicamente elevadas pueden desarrollar una eritrocitosis compensatoria, lo que les permite suministrar suficiente oxígeno a sus tejidos. Las causas de la metahemoglobinemia congénita incluyen insuficiencia de citocromo b5 reductasa (Cyb5R, la enzima que reduce el hemo férrico a ferroso en los eritrocitos), la enfermedad de la hemoglobina M (una afección en la que los pacientes tienen un porcentaje fijo de hemoglobina férrica debido a una estructura anómala de la hemoglobina) y la insuficiencia de citocromo b5 (el receptor de electrones en la reacción mediada por Cyb5R).

En cambio, la metahemoglobinemia adquirida puede ser grave e incluso mortal. Las causas de la metahemoglobinemia adquirida incluyen exposición a medicamentos como los anestésicos tópicos (especialmente la benzocaína), la dapsona, los antimaláricos como la cloroquina o la primaquina, el óxido nítrico inhalado, las sustancias que contienen altas concentraciones de nitratos y nitritos (incluida el agua de pozo), los tintes de anilina, otras sustancias químicas e incluso el jugo (zumo) de zanahoria. Debido al riesgo de metahemoglobinemia tóxica aguda, la Food and Drug Administration emitió en 2018 una advertencia contra los productos para la dentición que contienen benzocaína.

Una vez hecho el diagnóstico, el tratamiento incluye la interrupción del fármaco o sustancia desencadenante y los cuidados médicos necesarios. Dependiendo de la gravedad del caso, también se puede tratar con azul de metileno. Este es el tratamiento de elección para la metahemoglobinemia tóxica sintomática, pero no puede utilizarse en individuos con insuficiencia de G6PD. El ácido ascórbico, la exanguinotransfusión, el oxígeno hiperbárico y las transfusiones de sangre también son opciones terapéuticas.

Lecturas recomendadas

Da-Silva SS, Sajan IS, Underwood JP III. Congenital methemoglobinemia: a rare cause of cyanosis in the newborn—a case report. *Pediatrics*. 2003;112(2):e158-e161.

Keating JP, Lell ME, Strauss AW, Zarkowsky H, Smith GE. Infantile methemoglobinemia caused by carrot juice. *N Engl J Med*. 1973;288(16):824-826.

87

GMO
Kimberly Wiltrout

Motivo principal de consulta

Dolor ocular y pérdida de la visión.

Antecedentes de la enfermedad actual

Adolescente de 15 años de edad, varón, se presenta con dolor y pérdida de visión en el ojo derecho que se fueron agravando a lo largo de 3 semanas. Su curso clínico comenzó con dolor en el ojo derecho y varios días después este se generalizó. Tenía también visión borrosa en el ojo derecho y percepción deficiente del color. Su dolor ocular se agravaba al mover el ojo derecho en todas las direcciones. También tenía cefalea frontal derecha constante y aguda, la cual no mejoraba con el ibuprofeno. No tenía otros síntomas neurológicos o sistémicos asociados.

Antecedentes médicos

No ha tenido problemas de visión ni otras enfermedades neurológicas o autoinmunitarias.

Antecedentes familiares/sociales

No lo han vacunado ni ha viajado recientemente. No hay antecedentes de contacto con gatos ni de fiebre como para sospechar una enfermedad por arañazo de gato causada por *Bartonella henselae*. No tiene antecedentes familiares de pérdida de visión o enfermedad neurológica.

Exploración física

Su exploración neurológica y oftalmológica resultó significativa al encontrar una agudeza visual en el ojo derecho de 20/400+, con una agudeza visual de 20/20 en el ojo izquierdo. Presentaba un defecto pupilar aferente (DPA) derecho. Mostró desaturación del color rojo en el ojo derecho. Tenía edema del disco óptico con hemorragias en llama, el cual fue detectado en el examen fundoscópico. Sus campos visuales estaban intactos, así como los movimientos extraoculares, a pesar del dolor al movimiento. El resto de su exploración neurológica fue normal, incluyendo fuerza, sensibilidad, reflejos tendinosos profundos y coordinación.

Consideraciones diagnósticas

La anamnesis y la exploración física localizaron su deficiencia en el nervio óptico derecho y son compatibles con una neuritis óptica. Las causas de la neuritis óptica son múltiples: enfermedades desmielinizantes, como la esclerosis múltiple (EM) o la neuromielitis óptica (NMO); trastornos autoinmunitarios, como el lupus eritematoso sistémico o la sarcoidosis; enfermedades infecciosas/parainfecciosas, como la producida por *B. henselae*; o una reacción posvacunación. También se consideró una neuropatía óptica hereditaria, como la neuropatía óptica hereditaria de Leber (NOHL), aunque esta suele presentarse como una pérdida de visión subaguda e indolora. Las toxinas y las deficiencias nutricionales, como la insuficiencia de vitamina B$_{12}$, también pueden provocar neuropatía óptica.

Los antecedentes de movimientos oculares dolorosos, la pérdida aguda de visión y el edema del disco óptico en la exploración ocular de este paciente eran compatibles con una neuritis óptica más que con una NOHL o con una deficiencia nutricional. Su exploración física y su anamnesis también fueron negativas para otras características sistémicas que insinuaban causas infecciosas o inflamatorias y autoinmunitarias, como exposiciones a animales, viajes, fiebre, linfadenopatía o exantema. Para

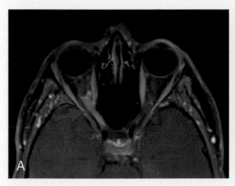
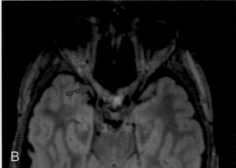

FIGURA 87-1 Resonancia magnética cerebral del paciente. **A.** Imagen axial en T1 poscontraste con una *flecha roja* señalando el realce de contraste en el nervio óptico derecho. **B.** Imagen axial ponderada en T2 y con recuperación de inversión atenuada por líquidos (FLAIR), con una *flecha roja* que señala hiperintensidad en el nervio óptico derecho.

ayudar a confirmar la presencia de neuritis óptica y diferenciar las distintas etiologías, a continuación se realizó una resonancia magnética (RM) cerebral y de columna cervical, pruebas serológicas en suero y una punción lumbar para el recuento de células, proteínas, glucosa y bandas oligoclonales en el líquido cefalorraquídeo (LCR).

Estudios diagnósticos y resultados

La valoración incluyó una RM cerebral y de columna cervical con y sin contraste en la que se encontró hiperintensidad en T2 y realce de contraste en el nervio óptico derecho, con un aspecto más distal del nervio preservado (fig. 87-1). La fóvea derecha mostraba edema, en consonancia con los hallazgos clínicos de edema del disco óptico.

En los estudios del LCR se encontró: cinco células nucleadas con un eritrocito, proteínas 33 mg/dL y glucosa 55 mg/dL. No presentaba bandas oligoclonales ni índice inmunoglobulina G (IgG) digno de mención. Sus anticuerpos IgG-NMO en suero fueron negativos. El anticuerpo de la glicoproteína de la mielina de los oligodendrocitos (GMO) en suero fue positivo, con un título de 1:1000. Su concentración de vitamina D era de 35 ng/mL. También tenía una CRP normal y pruebas de virus de la inmunodeficiencia humana y de reagina plasmática rápida negativas.

DIAGNÓSTICO

Neuritis óptica, debida al anticuerpo GMO.

Tratamiento/seguimiento

Fue tratado con 5 g de metilprednisolona intravenosa y esteroides orales con esquema de reducción durante 2 semanas tras el alta hospitalaria, con una mejoría significativa. En su exploración al alta hospitalaria se encontró una mejora de la agudeza visual en el ojo derecho (20/25) y de su prueba de percepción del color. Continuó con su DPA derecho. No tenía dolor con los movimientos extraoculares.

La repetición de los anticuerpos anti-GMO 6 meses después siguió siendo positiva, con un título de 1:100. Sin embargo, en sus consultas de seguimiento, su visión había vuelto a ser de 20/20 en cada ojo, sin más síntomas y con una exploración neurológica normal, a excepción de una leve palidez del nervio óptico derecho y un DPA derecho leve.

PUNTOS DE ENSEÑANZA

Como sucedió en este caso, la neuritis óptica en los niños y adolescentes tradicionalmente se presenta con un inicio subagudo de deficiencias de la agudeza visual en uno o ambos ojos, discromatopsia o desaturación del color rojo, dolor con los movimientos oculares y DPA con edema del disco óptico, observado durante la exploración ocular. En comparación con las presentaciones en adultos, los niños son más propensos a tener edema del disco óptico y pueden mostrar hemorragias peripapilares en llama, como este paciente. Sin embargo, es importante realizar una exploración neurológica completa, ya que esto podría brindar pistas para algunos diagnósticos alternativos, como un estado mental anómalo que nos haga pensar en una encefalomielitis aguda diseminada (EMAD) con neuritis óptica, o bien, otros déficits neurológicos que apunten a lesiones desmielinizantes adicionales, presentes o pasadas, que sugieran diagnósticos como EM o NMO.

Las causas de la neuritis óptica comprenden las de tipo desmielinizante, las inflamatorias sistémicas, las infecciosas y las parainfecciosas. La *neuritis óptica aislada* se define como un episodio único y aislado de neuritis óptica con evidencia de inflamación del nervio óptico en la RM, pero con imágenes del cerebro y de la médula espinal normales y estudios de laboratorio sin complicaciones. La neuritis óptica también puede ser la presentación inicial de una enfermedad desmielinizante en los niños. Entre las causas desmielinizantes están la neuromielitis óptica-neuritis óptica (NMO-NO), la neuritis óptica asociada con la EM y la neuritis óptica con anticuerpos anti-GMO positivos. Se han realizado múltiples estudios que evalúan el riesgo de desarrollar EM tras una primera presentación de neuritis óptica pediátrica. En estos estudios, el riesgo de desarrollar la enfermedad varía entre el 13 y 36%, en un seguimiento de 2-10 años. El riesgo aumenta en los niños mayores, en los que presentan anomalías en la RM cerebral al momento de la presentación y en los que tienen neuritis óptica bilateral secuencial o recurrente.

La GMO es una proteína situada en la superficie más externa de las vainas de mielina del sistema nervioso central y, por lo tanto, es una diana antigénica biológicamente accesible para los autoanticuerpos circulantes. En un análisis de evaluaciones seriadas de los anticuerpos anti-GMO, desde el inicio clínico y hasta los 13 años, los anticuerpos anti-GMO fueron positivos al inicio en el 30-50% de los casos de enfermedad desmielinizante aguda pediátrica, especialmente en los niños más pequeños y en los que presentaban neuritis óptica y EMAD. La GMO es útil para el pronóstico, ya que la ausencia de anticuerpos anti-GMO en un paciente con neuritis óptica aislada se asoció con una mayor probabilidad de resultado monofásico. Sin embargo, la presencia de anticuerpos anti-GMO no indica necesariamente un curso recidivante, ya que el 72% de los niños que dieron positivo a los anticuerpos anti-GMO al momento de la presentación tuvieron un curso clínico monofásico, lo que apoya la necesidad de realizar pruebas seriadas sin iniciar terapia de mantenimiento al inicio de la enfermedad. Los niños que tuvieron una recidiva de la enfermedad solían tenerla con un patrón clínico similar al de los trastornos del espectro NMO.

Un algoritmo de tratamiento aceptado para la neuritis óptica positiva para los anticuerpos anti-GMO consiste en administrar metilprednisolona intravenosa al inicio de la enfermedad, con una reducción paulatina de la prednisona. Si hay signos de enfermedad desmielinizante grave, se recomienda el intercambio de plasma o inmunoglobulina intravenosa (IgIV) de forma aguda. Tras recuperarse de la presentación aguda, se controla clínicamente a los pacientes y se hacen pruebas de los anticuerpos anti-GMO cada 6 meses. Si hay recurrencia de la enfermedad, se repite el tratamiento agudo y se inicia la terapia de mantenimiento con IgIV durante 12-24 meses. Entre los tratamientos alternativos se encuentran el rituximab, el micofenolato de mofetilo y la azatioprina; esto con base en un estudio realizado en más de 100 niños en los que se observó una disminución significativa de la tasa de recaídas anuales con el uso de estos inmunosupresores.

En resumen, la neuritis óptica pediátrica se presenta tradicionalmente con un inicio agudo o subagudo de deficiencias de la agudeza visual en uno o ambos ojos, pérdida de saturación del color rojo, dolor a los movimientos oculares con DPA y edema del disco óptico descubierto en la exploración. Las causas de la neuritis óptica incluyen las desmielinizantes, las inflamatorias sistémicas, las infecciosas y las parainfecciosas, aunque también puede tratarse de un acontecimiento único y aislado. Las causas desmielinizantes incluyen la NMO-NO, la neuritis óptica asociada con la EM y la neuritis óptica positiva para los anticuerpos anti-GMO. Las pruebas de anticuerpos anti-GMO en suero pueden ser útiles para el pronóstico de recurrencia de enfermedades desmielinizantes como la neuritis óptica. Actualmente, es aceptable esperar a que se produzca una recaída antes de iniciar el tratamiento de mantenimiento para la neuritis óptica con anticuerpos anti-GMO positivos, ya que en la mayoría de los niños posiblemente esto no suceda.

Lecturas recomendadas

Bonhomme GR, Waldman AT, Balcer LJ, et al. Pediatric optic neuritis: brain MRI abnormalities and risk of multiple sclerosis. *Neurology*. 2009;72(10):881-885.

Borchert M, Liu G, Pineles S, Waldman A. Pediatric optic neuritis: what is new. *J Neuroophthalmol*. 2017;37(suppl 1):S14-S22.

Hacohen Y, Wong YY, Lechner C, et al. Disease course and treatment responses in children with relapsing myelin oligodendrocyte glycoprotein antibody-associated disease. *JAMA Neurol*. 2018;75(4):478-487.

Hemmer B, Archelos J, Hartung H. New concepts in the immunopathogenesis of multiple sclerosis. *Nat Rev Neurosci*. 2002;3:291-301.

Lucchinetti CF, Kiers L, O'Duffy A, et al. Risk factors for developing multiple sclerosis after childhood optic neuritis. *Neurology*. 1997;49(5):1413-1418.

Petzold A, Wattjes MP, Costello F, et al. The investigation of acute optic neuritis: a review and proposed protocol. *Nat Rev Neurol*. 2014;10(8):447-458.

Waldman AT, Stull LB, Galetta SL, Balcer LJ, Liu GT. Pediatric optic neuritis and risk of multiple sclerosis: meta-analysis of observational studies. J AAPOS. 2011;15(5):441⊠446.

Waters P, Fadda G, Woodhall M, et al. Serial anti–myelin oligodendrocyte glycoprotein antibody analyses and outcomes in children with demyelinating syndromes. *JAMA Neurol*. 2020;77(1):82-93.

Wilejto M, Shroff M, Buncic JR, Kennedy J, Goia C, Banwell B. The clinical features, MRI findings, and outcome of optic neuritis in children. *Neurology*. 2006;67(2):258-262.

Zamvil SS, Slavin AJ. Does MOG Ig-positive AQP4-seronegative opticospinal inflammatory disease justify a diagnosis of NMO spectrum disorder? *Neurol Neuroimmunol Neuroinflamm*. 2015;2(1):e62.

88 Inténtalo de nuevo

Miriam Ben Abdallah

MOTIVO PRINCIPAL DE CONSULTA

Deposiciones sanguinolentas.

ANTECEDENTES DE LA ENFERMEDAD ACTUAL

Niño de 22 meses de edad que se presentó con hematoquecia indolora de 2 días de evolución. Hace un par de días comenzó a evacuar heces blandas y acuosas con sangre roja rutilante sin moco, varias veces al día. La sangre estaba mezclada con la diarrea. Llevaba una dieta variada de frutas y verduras, sin cambios recientes ni adición de alimentos o jugos (zumos) de coloración roja. No tenía antecedentes de estreñimiento. No se quejaba de dolor abdominal antes o después de los episodios de diarrea. No presentó ninguna variación en el apetito ni había cansancio, vómito, fiebre, exantema, cambios en la micción, hematuria, mialgias o artralgias. No se realizaron viajes recientes ni había exposición a nuevos alimentos o contacto con enfermos. No estaba asistiendo a la guardería ni la familia había ido a acampar recientemente. No tenía antecedentes recientes de uso de antibióticos.

La persistencia de la diarrea sanguinolenta motivó a los progenitores a llevarlo al servicio de urgencias, donde estaba afebril, ligeramente taquicárdico, con una frecuencia cardiaca de 130 lpm y una PA normal de 82/56 mm Hg. Respiraba cómodamente en el aire ambiente, con una FR y una SpO_2 normales. Lucía bien, se veía bien hidratado y presentaba un llenado capilar normal. El pañal más reciente mostraba heces acuosas mezcladas con sangre roja rutilante.

ANTECEDENTES MÉDICOS

Saludable.

Medicación

Ninguna.

Antecedentes familiares/sociales

No hay enfermedad inflamatoria intestinal en la familia inmediata.

EXPLORACIÓN FÍSICA

En la exploración abdominal se encontró un leve dolor periumbilical en la línea media, sin signos de rebote ni de defensa.

CONSIDERACIONES DIAGNÓSTICAS

Se consideró que lo más probable era un divertículo de Meckel (DM), aunque la colitis infecciosa también ocupaba un lugar destacado en el diferencial.

Estudios diagnósticos

Las pruebas iniciales incluyeron una prueba de sangre oculta en heces positiva y perfil de patógenos gastrointestinales (que analiza múltiples patógenos bacterianos y virales de aparición frecuente mediante PCR) negativo. Se envió a laboratorio una muestra para detección de huevos y parásitos en heces, que se devolvió el segundo día de hospitalización como negativa.

En la BHC se encontró un recuento normal de leucocitos, anemia normocítica leve (Hb de 10.8 g/dL) y un recuento normal de plaquetas. La QS inicial fue normal, con AST/ALT de 28 U/L y 32 U/L, respectivamente, CR de 0.3 mg/dL y potasio de 3.7 mmol/L. La LDH era de 72 U/L. La radiografía simple de abdomen y la ecografía fueron negativas en cuanto a la evidencia de vólvulo, intususcepción o apendicitis.

Se consultó a gastroenterología pediátrica, que recomendó iniciar cimetidina y un inhibidor de la bomba de protones (IBP), así como hacer una gammagrafía con pertecnetato de tecnecio-99m por la mañana para el diagnóstico de DM. Esta se realizó el segundo día de hospitalización y fue negativa.

Resultados

Los resultados negativos en la gammagrafía y en otras pruebas no diagnósticas, así como la continua diarrea sanguinolenta con disminución de las concentraciones de Hb, llevaron al equipo a consultar a cirugía pediátrica. Al tercer día de hospitalización, el paciente fue llevado a una laparoscopia diagnóstica durante la cual se identificó un divertículo de 4.8 cm, situado a 50 cm de la válvula ileocecal. El divertículo fue extirpado por vía laparoscópica, y el examen patológico constató la presencia de mucosa heterotópica pancreática.

DIAGNÓSTICO

DM con tejido pancreático.

PUNTOS DE ENSEÑANZA

El DM es la deformación congénita más frecuente del tubo digestivo y suele informarse como causa asidua de hemorragia digestiva indolora en los niños pequeños. Es un remanente del conducto onfalomesentérico, que conecta el intestino con el saco vitelino en la embriología temprana. La descripción clásica de un DM se conoce como la «regla de los dos»:

• Se presenta en el 2% de la población.
• Se presenta alrededor de los 2 años de edad.
• Tiene una proporción 2:1 de hombres a mujeres.
• Generalmente, mide alrededor de 2 pulgadas (5 cm) de largo.
• Se encuentra a menos de 2 pies (60 cm) de la válvula ileocecal.
• Dos tipos de mucosa: heterotópica (atípica o histológicamente desplazada) e intestinal nativa.

La mucosa gástrica es el tipo más frecuente de tejido heterotópico, pero también es posible hallar mucosa pancreática y colónica. Tanto la mucosa gástrica como la pancreática pueden provocar hemorragias digestivas debido a la ulceración causada por las secreciones producidas por estos tejidos.

La sospecha de un DM debe ser alta en cualquier niño menor de 10 años con hemorragia digestiva indolora, particularmente en los niños pequeños. Para cualquier niño con intususcepción, el DM debe ser considerado como una posible causa. Si un niño presenta signos de apendicitis, pero los estudios de apendicitis son negativos, debe considerarse la posibilidad de un DM con inflamación o infección (conocido como *diverticulitis de Meckel*) o un DM perforado.

El diagnóstico de DM suele hacerse mediante gammagrafía, arteriografía mesentérica o laparoscopia exploratoria. La *gammagrafía para el diagnóstico de DM* es una prueba de medicina nuclear en la que se administra pertecnetato de tecnecio-99m por vía intravenosa, un radiofármaco que tiene especial afinidad por la mucosa gástrica y que termina por ubicarse en zonas del cuerpo donde localiza este tipo de tejido. Se cree que tiene una sensibilidad de hasta el 97% para el DM y una especificidad del 95% en los casos pediátricos. Sin embargo, en los casos en los que el DM no contiene mucosa gástrica, esta exploración da un resultado falso negativo. La cimetidina, un antagonista de los receptores H2 de la histamina, puede usarse para aumentar la retención del tecnecio-99m en la mucosa gástrica y así incrementar la sensibilidad de la gammagrafía inicial o repetida en pacientes estables con alta sospecha.

El tratamiento inicial del DM depende de los síntomas que se presenten. En caso de haber anemia por pérdida aguda de sangre, se deben colocar vías intravenosas con reposición de sangre, líquidos y electrolitos, según la necesidad. Para la hemorragia digestiva debe iniciarse un IBP, para la protección gastrointestinal. La obstrucción como signo de presentación puede justificar una descompresión nasogástrica. Todos los pacientes con un DM sintomático necesitarán un tratamiento quirúrgico definitivo y deberán suspender la ingesta oral para realizar el procedimiento. En el caso de un DM encontrado incidentalmente en los estudios de imagen, no se recomienda la resección electiva en los niños. Sin embargo, el DM hallado incidentalmente de forma intraoperatoria debe ser resecado.

Lecturas recomendadas

Francis A, Kantarovich D, Khoshnam N, Alazraki AL, Patel B, Shehata BM. Pediatric Meckel's diverticulum: report of 208 cases and review of the literature. *Fetal Pediatr Pathol*. 2016;35:199.

Park JJ, Wolff BG, Tollefson MK, Walsh EE, Larson DR. Meckel diverticulum: the Mayo Clinic experience with 1476 patients (1950-2002). *Ann Surg*. 2005;241:529.

Sagar J, Kumar V, Shah DK. Meckel's diverticulum: a systematic review. *J R Soc Med*. 2006;99:501-505.

St-Vil D, Brandt ML, Panic S, Bensoussan AL, Blanchard H. Meckel's diverticulum in children: a 20-year review. *J Pediatr Surg*. 1991;26:1289-1292.

Sinha CK, Pallewatte A, Easty M, et al. Meckel's scan in children: a review of 183 cases referred to two paediatric surgery specialist centres over 18 years. *Pediatr Surg Int*. 2013;29:511.

Turgeon DK, Barnett JL. Meckel's diverticulum. *Am J Gastroenterol*. 1990;85(7):777-781.

Zani A, Eaton S, Rees C, Pierro A. Incidentally detected Meckel diverticulum: to resect or not to resect? *Ann Surg*. 2008;247(2):276-281. doi:10.1097/SLA.0b013e31815aaaf8

Índice alfabético de materias

Nota: los números de página seguidos por *f* y *t* indican figuras y tablas, respectivamente.

A

Absceso intraabdominal, 68
  primario por *Streptococcus pyogenes*, 69
Abuso infantil, 208
Acetazolamida, 246
Aciclovir, 55, 80
Ácido acetilsalicílico, 21
Ácido ascórbico, 176
Acondrogénesis, 256
Acrocianosis, 145
  postinfección viral, 192
Acrodermatitis enteropática, 134-136
ACTA2, mutación, 11-12
  midriasis congénita, 12
Actinomicosis, 200-201
Adams-Oliver, síndrome de (SAO), 11, 150
Adenoidectomía, 191
AEC, luxaciones. *Véase* Luxaciones de la
    articulación esternoclavicular (AEC)
Albendazol, 50-51
Albuterol, 1, 21, 24, 99-100
Alergias ambientales, 97
Alfa-gal, síndrome, 71-72
Alfafetoproteína, 74-75
Amigdalectomía, 191
Amlodipino, 21, 193
Amoxicilina, 222
Anemia
  hemolítica, 46-47
  hemolítica microangiopática, 64
  insuficiencia de hierro, 247
  insuficiencia de vitamina B_{12}, 163
  monocítica, 248
  normocítica, 248
Anemia del corredor, 277
Aneurismas de la aorta torácica (AAT), 11-12
Angiorresonancia magnética (ARM), 10*f*, 11
Anorexia nerviosa, 234
Ansiedad, 244
Anticuerpos antinucleares (ANA), 191
Antiinflamatorios no esteroideos (AINE), 15,
    106, 108
Apendicitis, 68, 216
  con signo de Murphy, 94
Apetito, 234-235
  excesivo, 263
Apgar, puntuación de, 7, 86, 123, 150
Apnea del sueño, 191
  obstructiva, 153
ARM. *Véase* Angiorresonancia magnética (ARM)
Artritis séptica, 28, 107-108

Artrosis, 123
Asma, 21
  exploración física, 169
  fiebre y respiración rápida, 168
Astrocitoma pilocítico, 185, 187
Ataxia-telangiectasia (AT), 74-75
Autismo, 70
  antecedentes de la enfermedad actual, 174
  antecedentes familiares/sociales, 174
  antecedentes médicos, 174
  estudios diagnósticos y resultados, 175
  exploración física, 174-175, 175*f*
  resonancia magnética (RM), 176
Azitromicina, 56, 252

B

Baclofeno, 174
Betametasona, 150
Biopsia de lengua, infección por *Actinomyces*, 74
Blau, síndrome de, 229
Bloqueadores de los canales de calcio (BCC), 194
Botulismo infantil, 8, 207
  bioanálisis de neutralización, 8
  inmunoglobulina botulínica (BabyBIG®), 9
Brandt, síndrome de, 134
Bronquiolitis, 219
  antecedentes familiares/sociales, 103
  antecedentes médicos, 103
  consideraciones diagnósticas, 103-104
  diagnóstico, 104-105
  estudios diagnósticos, 104
  exploración física, 103
  hemangioma en el labio, 104, 104*f*
  hemangioma subglótico circunferencial, 104, 105*f*

C

Cálculos biliares, 225
Candida, especies de, 23
Candidiasis bucal, 73
Cansancio, 1, 276-277
Carcinoma papilar de tiroides, 231, 233
Cardiopatía congénita, 38-39
Cataplejia, 154
Cefaleas
  antecedentes de la enfermedad actual, 147
  antecedentes médicos, 267
  celulitis, 147
  corales zoantidos, 266, 266*f*
  crónicas, 244
  estudios diagnósticos y resultados, 267
  exploración física, 147, 267